神经疾病康复治疗与护理

陈宏玲　姬广梁　杨健　李丙楠　王晓青　邱志安◎主编

吉林科学技术出版社

图书在版编目（CIP）数据

神经疾病康复治疗与护理/陈宏玲等主编.--长春：
吉林科学技术出版社，2024.5. -- ISBN 978-7-5744
-1387-0

Ⅰ.R741.09；R473.74

中国国家版本馆 CIP 数据核字第 2024BA4825 号

神经疾病康复治疗与护理

SHENJING JIBING KANGFU ZHILIAO YU HULI

主　　编　陈宏玲　等
出 版 人　宛　霞
责任编辑　张　楠
幅面尺寸　185mm×260mm
开　　本　16
字　　数　295 千字
印　　张　12.75
印　　数　1-1500 册
版　　次　2024 年 5 月第 1 版
印　　次　2024年12月第 1 次印刷

出　　版　吉林科学技术出版社
发　　行　吉林科学技术出版社
地　　址　长春市南关区福祉大路 5788 号出版大厦 A 座
邮　　编　130118
发行部电话/传真　0431-81629529　　81629530　　81629531
　　　　　　　　　　81629532　　81629533　　81629534

储运部电话　0431-86059116
编辑部电话　0431-81629510
印　　刷　三河市嵩川印刷有限公司

书　　号　ISBN ISBN 978-7-5744-1387-0
定　　价　80.00 元

编 委 会

主　编　陈宏玲（临沂市人民医院）

姬广梁（兖矿新里程总医院）

杨　健（宁津县人民医院）

李丙楠（宁津县人民医院）

王晓青（茌平区人民医院）

邱志安（高唐县人民医院）

目　　录

第一章 脑卒中的康复治疗

第一节 概述

一、定义

脑卒中又称脑血管意外(CVA)是一组急性脑血管病的总称,包括缺血性的脑血栓形成、脑栓塞、腔隙性脑梗死和出血性的脑出血、蛛网膜下腔出血。临床以起病急骤,出现局灶性神经功能缺失并且维持 24 小时以上为特征。脑卒中具有高发病率、高致残率的特点。虽然不同类型的脑卒中患者的临床特点、药物治疗等有所不同,但针对其各种障碍所进行的康复治疗措施大致相同,故把这些急性脑血管病的康复通常称为脑卒中康复。

二、流行病学特点

我国曾进行过六城市和二十一省区的神经流行病学调查。资料表明,脑血管疾病在人口死因顺位中居第 1 位。与西方发达国家相比,我国脑血管病的发病率和死亡率明显高于心血管病。我国城市脑卒中的年发病率、年死亡率和时间点患病率分别为 219/10 万、116/10 万和 719/10 万;农村地区分别为 185/10 万、142/10 万和 394/10 万。据此估算,全国每年新发脑卒中患者约为 150 万～200 万人;每年死于脑卒中的患者约 150 万人;存活的患者人数 600 万～700 万。因脑血管病而产生的医疗费用约在 200 亿元之上。

我国脑血管病的地理分布表明,除西藏自治区外,呈现北高南低、东高西低的发病趋势。据流调结果,黑龙江尚志市发脑血管病发病率最高,达到脑卒中每年新发 219/10 万,而广西最低,年发病率为 89/10 万。脑卒中发病具有明显的季节性,寒冷季节发病率高,尤其是出血性卒中的季节性更为明显。关于脑卒中发病的时间,医学研究发现:脑出血的发病高峰时间是上午 7 点—10 点,下午 5 点—9 点。这与血压的波动有显著关系。

脑卒中的发病率和死亡率男性显著高于女性,并且在 35 岁以后呈急剧上升趋势,随着社会的进步和人民生活水平的提高,以及人口的老龄化趋势,脑卒中的发病年龄有提前趋势,45 岁以下青年卒中患者占住院患者比例逐年提高,但高发年龄逐渐向后推迟。还有研究表明,脑血管病的分布与社会经济地位、职业及种族等有关。

脑卒中的危险因素可分为:可干预性和不可干预性两类,可干预性危险因素是脑卒中一级预防主要针对的目标,包括:高血压、心脏病、糖尿病、血脂异常、高同型半胱氨酸血症、短暂性脑缺血发作、吸烟、酗酒、肥胖、无症状性颈动脉狭窄、口服避孕药物、肺炎衣原体感染、情绪应激、抗凝治疗等，其中控制高血压是预防卒中发生的最重要的环节。不可干预性危险因素包括：年龄、性别、种族、遗传因素、季节和气候变化等。

三、脑卒中的类型及病因病理

脑卒中主要分缺血性和出血性两大类，病因病理有同有异，分别简述：

(一)缺血性脑卒中

主要发病原因有血管因素和血管外因素。血管因素有各种中枢神经系统的炎症，如与免疫有关的血管炎、多动脉炎，细菌、病毒、螺旋体感染引起血管病变；自身血管病变，如血管淀粉样变，高血压、糖尿病、高脂血症等致脑动脉血管硬化、脂质沉积，大动脉易损板块和心脏附壁血栓脱落、外伤后长骨骨折脂肪脱落；脑损伤后血管痉挛等致脑血管自身血栓形成、闭塞、栓塞，引起闭塞或梗死血管以远的脑组织供血中断，缺血缺氧，造成脑细胞坏死，导致其中功能性核团和传导神经纤维功能缺失，出现相应的临床症状和体征。

(二)出血性脑卒中

主要有各种原因引起的高血压、动静脉畸形、动脉瘤、白血病、血管淀粉样变等导致血管破裂，血肿压迫周围脑组织，以及脑水肿，致脑疝形成或病灶周围脑细胞缺血缺氧坏死，神经纤维联系中断，受损脑区支配的神经功能受损。

四、危险因素及预防

WHO 提出脑卒中的危险因素包括①可调控的因素，如高血压、心脏病、糖尿病、高脂血症等；②可改变的因素，如不良饮食习惯、大量饮酒、吸烟等；③不可改变的因素，如年龄、性别、种族、家族史等。

通过早期积极地、主动地控制各种危险因素，改变不健康生活方式，可以达到使脑卒中不发生或者推迟发生的目的，即脑卒中的一级预防，它是指脑卒中发病前的预防措施。主要包括防治高血压、心脏病、糖尿病、血脂异常、戒烟、限酒、控制体重、防治高同型半胱氨酸血症、降低纤维蛋白原水平以及适度的体育锻炼和合理膳食等。二级预防是针对发生过一次或多次脑卒中的患者，寻找卒中事件发生的相关原因，可对已发生卒中的患者选择必要的影像学检查或其他实验室检查以明确患者的卒中类型及相关危险因素。针对所有可干预的危险因素如高血压、糖尿病、血脂异常、高同型半胱氨酸血症等进行干预，以降低卒中复发的风险。

五、临床表现与功能障碍

不同类型的脑卒中起病有不同的特点。脑血栓形成起病较缓慢，多于清晨或夜间醒来发现偏瘫、失语等。多数患者发病时意识清楚，或有轻度的意识障碍，恢复亦较快，血压改变不大。脑栓塞可发生在任何年龄，但以中青年居多，起病急骤，多于数秒或几分钟症状达高峰。

脑出血一般起病急骤,多在活动状态下发病,特别是在情绪激动、过度用力排便等血压骤升的情况下易于发生。

无论是何种脑卒中,临床表现都取决于发生脑卒中时脑损伤的部位、大小和性质。急性期患者可有突发肢体乏力、麻木、口角歪斜等,可出现头痛、呕吐、意识障碍、大小便失禁等。临床病情稳定后可遗留有各种功能障碍,临床上常见的功能障碍如下:

(一)感觉功能障碍

表现为偏身感觉(浅感觉和深感觉)障碍、一侧视野缺失(偏盲)等。

(二)运动功能障碍

偏身运动障碍(偏瘫)、平衡能力下降、共济失调等。

(三)交流功能障碍

表现为失语、构音障碍等。

(四)认知功能障碍

表现为记忆力障碍、注意力障碍、思维能力障碍、执行能力障碍、失认等。

(五)吞咽功能障碍

表现为饮水呛咳、咀嚼乏力、误吸等。

(六)心理障碍

表现为焦虑、抑郁等。

(七)其他功能障碍

如二便失控、性功能障碍等。

六、治疗原则

脑卒中的治疗应根据不同的病因、发病机制、临床类型、发病时间等确定治疗方案,实施以分型、分期为核心的个体化和整体化的治疗原则,康复治疗应贯穿于疾病的全程。

脑卒中急性期主要在神经内科或神经外科住院。首先是一般支持治疗,其主要目标为维持生命体征平稳,防止并发症发生;在此基础上,可酌情采用改善脑循环、脑保护、抗脑水肿、降颅压等措施。脑梗死发生在合适的时间窗(发病后 3～6 小时内)、有适应证者可行溶栓治疗,通过及时恢复血流和改善组织代谢就可以抢救梗死周围仅有功能改变的组织,避免坏死形成。抗血小板聚集、抗凝治疗、外科及介入治疗也可根据病情选择性使用。有条件的医院,应该建立卒中单元,卒中患者须收入卒中单元治疗。

康复治疗对脑卒中整体治疗的效果和重要性已被国内外公认。在急性期,脑卒中患者病情稳定(即生命体征平稳,病情无进展)即可开展早期、规范的康复治疗,称为一级康复。康复训练应以循序渐进的方式进行,强度要考虑到患者的体力、耐力和心肺功能情况。在条件许可的情况下,开始阶段进行每天至少 45 分钟的康复训练,能够改善患者的功能,适当增加训练强度是有益的。然而发病 24 小时内的高强度、超早期功能锻炼可能会降低患者 3 个月内获得良好预后的可能性。

二级康复是指脑卒中恢复早期在康复科进行的康复治疗,尽可能使脑卒中患者受损的功能达到最大限度的改善,提高患者日常生活活动能力。康复治疗的同时应兼顾脑卒中二级预防方案、对症处理及预防相关并发症。

三级康复是指脑卒中恢复中期和后遗症期在社区及家庭开展的康复治疗,此阶段重点在于防止功能退化及并发症的发生,代偿性功能训练,适应日常生活的节奏,提高患者参与社会生活的能力。

七、影响预后的因素

(一)年龄

随着年龄的增加,人体器官功能会发生退行性改变,易合并多种慢性疾病。且神经功能恢复的潜力也会随着年龄的增加而减少。

(二)合并症与继发性功能损害

合并有心脏病的脑卒中患者,由于心功能受限,可影响原发病造成功能障碍的改善;继发于原发病的吞咽困难、失语、认知障碍,感觉障碍、二便失禁和抑郁,也可延长脑卒中患者的住院时间,影响其受损功能恢复的速度,从而使其生存质量下降。

(三)病灶部位与严重程度

脑损伤体积的大小表明神经系统破坏的程度,体积和破坏程度大的后果更严重。同样大小和同样性质的脑损害如果发生在内囊后肢等关键部位,引发的偏瘫更难恢复。一般来说,脑卒中后受损功能程度越重,持续时间越长,其功能结局越差。

(四)早期与综合康复治疗

大量的临床实践表明,规范康复治疗可以促进脑卒中患者的功能恢复,早期康复治疗不仅可以预防并发症的发生,还能缩短住院日,加快恢复时间,其功能恢复效果也会更好。

(五)家庭与社会的参与

在脑卒中患者的功能恢复过程中,家庭成员的积极配合和社会相关因素的参与,都对其功能结局产生积极的影响。

为了最大限度的改善脑卒中患者的预后,须通过临床医生、治疗师、家庭及社会的共同努力,以提高患者的生活质量、促进其回归社会为最终目标。

第二节　康复评定

一、评定内容

（一）脑卒中的危险因素、医学并发症的评定

高血压、高血脂、糖尿病、吸烟、缺乏运动、肥胖、心脏病史等是脑卒中的危险因素,其中高血压和高血脂是最重要的两个危险因素,吸烟、饮酒、肥胖、运动不足、三餐不定、暴饮暴食、熬夜、失眠、睡眠呼吸暂停等都是脑卒中的高危因素。而高颅压、血压异常、肺炎与肺部水肿、血糖异常、吞咽困难、上消化道出血、尿失禁与尿路感染等都是脑卒中的医学并发症。

（二）昏迷程度评定

临床路径推荐昏迷程度选用 Glasgow 昏迷量表评定。Glasgow 昏迷指数的评估有睁眼反应、语言反应和肢体运动三个方面,三个方面的分数总和即为昏迷指数。

1.睁眼反应(E)

为 1~4 分。

4 分:自然睁眼:靠近患者时,患者能自主睁眼,术者不应说话、不应接触患者。

3 分:呼唤会睁眼:正常音量呼叫患者,或高音量呼叫,不能接触患者。

2 分:有刺激或痛楚会睁眼:先轻拍或摇晃患者,无反应后予强刺激,如以笔尖刺激患者第 2 或第 3 指外侧,并在 10 秒内增加刺激至最大,强刺激睁眼评 2 分,若仅皱眉、闭眼、痛苦表情,不能评 2 分。

1 分:对于刺激无反应。

C 分:如因眼肿、骨折等不能睁眼,应以"C"表示。

2.语言反应(V)

为 1~5 分。

5 分:说话有条理:定向能力正确,能清晰表达自己的名字、居住城市或当前所在地点、当年年份和月份。

4 分:可应答,但有答非所问的情形:定向能力障碍,有答错情况。

3 分:可说出单字:完全不能进行对话,只能说简短句或单个字。

2 分:可发出声音:对疼痛刺激仅能发出无意义叫声。

1 分:无任何反应。

T 分:因气管插管或切开而无法正常发声,以"T"表示。

D 分:平素有言语障碍史,以"D"表示。

3.肢体运动(M)

为 1~6 分。

6 分:可依指令动作:按指令完成 2 次不同的动作。

5分：施以刺激时,可定位出疼痛位置;予疼痛刺激时,患者能移动肢体尝试去除刺激。疼痛刺激以压眶上神经为金标准。

4分：对疼痛刺激有反应,肢体会回缩。

3分：对疼痛刺激有反应,肢体会弯曲;呈"去皮质强直"姿势。

2分：对疼痛刺激有反应,肢体会伸直;呈"去脑强直"姿势。

1分：无任何反应。

昏迷程度以三者分数相加来评估,得分值越高,提示意识状态越好,用 Glasgow 昏迷评分法来判断患者的意识情况,比较客观。格拉斯哥昏迷评分法最高分为 15 分,表示意识清楚;12～14 分为轻度意识障碍;9～11 分为中度意识障碍;8 分以下为昏迷;分数越低则意识障碍越重。选评判时的最好反应计分。注意运动评分左侧右侧可能不同,用较高的分数进行评分。改良的 GCS 评分应记录最好反应/最差反应和左侧/右侧运动评分。

（三）脑卒中严重程度评定

临床路径推荐脑卒中严重程度通常选用美国国立卫生研究院卒中量表(NIHSS)评定(表1-1)。

NIHSS 评分用于评估卒中患者神经功能缺损程度。基线评估可以评估卒中严重程度,治疗后可以定期评估治疗效果。

表 1-1　美国国立卫生研究院卒中量表(NIHSS)

1.意识与定向力	
(1)意识水平	
清醒	0
嗜睡	1
昏睡	2
昏迷	3
(2)定向力问题(现在的月份和患者的年龄。回答必须正确,接近的答案不给分)	
两个问题都回答正确	0
一个问题回答正确	1
两个问题都回答不正确	2
(3)定向力命令(睁眼闭眼,健侧手握拳与张开)	
两个任务执行均正确	0
一个任务执行正确	1
两个任务执行均不正确	2
2.凝视(只测水平凝视功能)	
正常	0
部分凝视麻痹	1

完全性凝视麻痹	2
3.视野	
没有视野缺失	0
部分偏盲	1
完全偏盲	2
双侧偏盲	3
4.面瘫	
正常	0
轻度瘫痪	1
部分瘫痪	2
完全性瘫痪	3
5.上肢的运动(如果坐位,上肢前屈至90°,手掌向下;如果卧位,前屈45°,观察上肢是否在10秒内跌落)	
保持10秒	0
不到10秒	1
不能抗重力	2
直接跌落	3
截肢或关节融合	9
6.下肢的运动(下肢抬高30°,常常在卧位检测下肢是否在5秒内跌落)	
保持5秒	0
不到5秒	1
不能抗重力	2
直接跌落	3
截肢或关节融合	9
7.肢体共济失调(指鼻试验和足跟膝胫实验)	
无共济失调	0
上肢或下肢共济失调	1
上下肢体均共济失调	2
截肢或关节融合	9
8.感觉	
正常	0
部分缺失	1
明显缺失	2

9.语言	
没有失语	0
轻中度失语	1
重度失语	2
完全性失语	3
10.构音障碍	
正常	0
轻度至中度障碍	1
重度障碍	2
11.忽视	
没有忽视	0
存在一种类型的忽视	1
存在一种以上类型的忽视	2

基线评估>16 分的患者很有可能死亡,而<6 分的很有可能恢复良好;每增加 1 分,预后良好的可能性降低 17%。

评分范围为 0~42 分,分数越高,神经受损越严重,分级如下。

0~1 分:正常或近乎正常;1~4 分:轻度卒中/小卒中;5~15 分:中度卒中;15~20 分:中-重度卒中;21~42 分:重度卒中。

(四)运动能力评定

1.Brunnstrom 评定法

Brunnstrom 评定法(表 1-2)将上肢、下肢和手分别按照这六期进行评测。这种评测法简单实用,在以前的康复评测中曾经得到了广泛的应用。但是该方法只分了等级,没有将其量化,评测治疗效果的敏感性较差。因此,虽然在临床康复中仍然广泛使用着,但显然不能满足现代偏瘫康复研究的需要。

表 1-2 Brunnstrom 评定法

	上肢	手	下肢
1 期	弛缓,无随意运动	弛缓,无随意运动	弛缓,无随意运动
2 期	开始出现共同运动或其成分,不一定引起关节运动	无主动手指屈曲	最小限度的随意运动,开始出现共同运动或其成分
3 期	痉挛加剧,可随意引起共同运动,并有一定的关节运动	能全指屈曲,钩状抓握,但不能伸展,有时可由反向引起伸展	1.随意引起共同运动或其成分 2.坐位和立位时,髋、膝、踝可屈曲

	上肢	手	下肢
4 期	痉挛开始减弱,出现一些脱离共同运动模式的运动: 1.手能置于腰后部; 2.上肢前屈 90°(肘伸展); 3.屈肘 90°,前臂能旋前、旋后	能侧方抓握及拇指带动松开,手指能伴随着、小范围地伸展	开始脱离共同运动的运动 1.坐位,足跟触地,踝能背屈; 2.坐位,足可向后滑动,使屈膝大于 90°
5 期	痉挛减弱,基本脱离共同运动,出现分离运动: 1.上肢外展 90°(肘伸展,前臂旋前); 2.上肢前平举及上举过头(肘伸展); 3.肘伸展位,前臂能旋前、旋后	1.用手掌抓握,能握圆柱状及球形物,但不熟练; 2.能随意全指伸开,但范围大小不等	从共同运动到分离运动: 1.立位,髋伸展位能屈膝; 2.立位,膝伸直,足稍后前踏出,踝能背屈
6 期	痉挛基本消失,协调运动正常或接近正常	1.能进行各种抓握; 2.全范围的伸指; 3.可进行单个指活动,但比健侧稍差	协调运动大致正常。 1.立位髋能外展超过骨盆上提的范围; 2.坐位,髋可交替地内、外旋,并伴有踝内、外翻

2.Fugl-Meyer 评定法

Fugl-Meyer 评定法(FMA)详见表 1-3。

评分范围为 0～99 分,分数越低运动障碍越严重,分级如下。

0～49 分:Ⅰ级,严重运动障碍;50～84 分:Ⅱ级,明显运动障碍;85～95 分:Ⅲ级,中度运动障碍;96～99 分:Ⅳ级,轻度运动障碍。

表 1-3　Fugl-Meyer 评定法

检查项目及检查方法	评分标准
一、上肢(最高分 66 分)	
A.肩/肘/前臂(最高分 36 分)	
Ⅰ.反射活动(最高分 4 分):评测肱二头肌、肱三头肌与指屈肌反射	0—未引出反射活动 2—屈肌与/或伸肌反射活动引出
Ⅱ.屈肌共同运动与伸肌共同运动(最高分 18 分):细心地向患者说明,用动作向患者演示,可以先让患者用健侧上肢作要求的动作。	
屈肌共同运动:患者坐位,主动患侧上肢触摸同侧耳朵,前臂完全旋后,肘完全屈曲,肩关节至少外展 90°,外旋、后缩与抬起	0—具体部位完全不能完成 1—具体部位部分完成 2—具体部位充分完成

检查项目及检查方法	评分标准
伸肌共同运动：患者坐位，如果患者不能主动达到该位置，可以被动地将患者的上肢置于该位置，患者用患侧上肢触摸健侧膝部，肩关节内收/内旋，伸肘，前臂旋前。注意避免患者借助重力替代主动运动。有一些患者会过于热心合作，比如旋转胸部或摆动患肢。为了评价患者是否主动运动，或许有时有必要触摸胸大肌和(或)肱三头肌桡侧腱	0—具体部位完全不能完成 1—具体部位部分完成 2—具体部位充分完成
Ⅲ.结合屈肌共同运动与伸肌共同运动的随意运动(最高分6分)	
手触腰椎	0—完成不能完成； 1—在不借助于任何重力的帮助，手越过髂前上棘； 2—充分完成
单纯性的肩关节屈曲90°：在整个屈曲过程中，肘关节必须保持完全伸直，前臂保持在旋前与旋后的中间位	0—肩关节一开始作屈曲运动，肩关节立即外展或屈肘； 1—在肩关节开始屈曲运动后的过程中出现肩关节外展或屈肘； 2—完全完成
主动屈肘至90°左右，肩关节处于0°位，前臂旋前旋后	0—不能主动将肩关节与肘关节置于正确的位置或前臂完全不能旋前旋后； 1—能够主动将肩关节与肘关节置于正确的位置并且前臂可以作有限的旋前旋后的活动； 2—完全完成
Ⅳ.不依赖于或极少依赖共同运动的随意运动(最高分6分)	
单纯性的肩外展90°，肘关节完全伸直，前臂旋前	0—肩关节一开始外展即出现肘关节屈曲或前臂的旋前位发生偏移； 1—肩关节只能部分外展，或在外展过程中出现肘关节屈曲或前臂不能保持在旋前位； 2—完全完成
单纯性的肩关节从90°位屈曲至180° 在整个屈曲过程中，肘关节必须保持完全伸直，前臂保持在旋前与旋后的中间位	0—肩关节一开始作屈曲运动，肩关节立即外展或屈肘； 1—在肩关节开始屈曲运动后的过程中出现肩关节外展或屈肘； 2—完全完成
肩关节保持在30°至90°之间，肘关节完全伸直，前臂旋前旋后	0—不能主动将肩关节与肘关节置于正确的位置或前臂完全不能旋前旋后； 1—能够主动将肩关节与肘关节置于正确的位置并且前臂可以作有限的旋前旋后的活动； 2—完全完成
Ⅴ.正常的腱反射活动(最高分为2分)	

检查项目及检查方法	评分标准
肌腱反射可以引出,评测肱二头肌、肱三头肌与指屈肌反射	0—至少2个肌腱反射明显亢进; 1—一个肌腱反射明显亢进或至少2个肌腱反射活跃; 2—至多可有一个肌腱反射活跃并且没有肌腱反射亢进。 只有在Ⅳ的评分得6分的情况下,该评分才计入总分中
B.腕(最高为10分) 评测腕部肌肉的三个不同的功能,其中两个功能是在腕关节不同的姿势下评测	
评测:腕关节背屈15°左右的腕关节稳定性 位置:肩关节0°位,肘关节90°屈曲位,前臂完全旋前;如果肘关节不能主动屈曲至该位置并且保持在该位置,检查者可以协助患者	0—患者关节不能屈伸至要求位置; 1—患者腕关节可背屈至要求的位置但不能抵抗任何阻力; 2—患者腕关节可背屈至要求的位置且能在该位置抵抗一点阻力
评测:腕关节反复圆滑地轮替地做完全的背屈与掌屈 位置:肩关节0°位,肘关节90°屈曲位,前臂完全旋前;如有必要检查者可以协助患者保持在该位置	0—没有随意运动; 1—腕关节可以主动背屈与掌屈,但主动运动不能达到的关节活动范围; 2—完全完成
评测:腕关节背屈15°左右的腕关节稳定性 位置:肩关节稍微屈曲和(或)外展,肘关节完全伸直位(0°位),前臂旋前;如有必要,可以协助患者保持在该位置	0—患者腕关节不能背屈至要求的位置; 1—患者腕关节可背屈至要求的位置但不能抵抗任何阻力; 2—患者腕关节可背屈至要求的位置且能在该位置抵抗一点阻力
评测:腕关节反复流畅地轮替地做完全的背屈与掌屈 位置:肩关节稍微屈曲和(或)外展,肘关节完全伸直位(0°位),前臂旋前;如有必要,可以协助患者保持在该位置	0—没有随意运动; 1—腕关节可以主动背屈与掌屈,但主动运动不能达到关节活动范围; 2—完全完成
评测:腕关节的环转运动 位置:无特殊要求	0—不能做环转运动; 1—跳动性的运动或不完全的环转运动; 2—流畅的完全的环转运动
C.手(最高分为14分) 评测7种手部运动,其中5种是抓握。如果有必要评测者可以协助患者的肘部至90°位,但不能给予腕关节任何帮助	
集团屈曲:让患者屈曲手指	0—不能屈曲; 1—可以部分屈曲; 2—完全屈曲(与健侧比较)

检查项目及检查方法	评分标准
集团伸展:起始位为手指完全屈曲位(可主动或被动至该位置),让患者伸所有的手指	0—不能伸; 1—可以部分伸直; 2—完全伸直(与健侧比较)
抓握 A(钩状握):让患者的Ⅱ～Ⅴ指的掌指关节伸直,近端与远端指间关节屈曲,按抗阻能力进行评测	0—不能达到要求的位置; 1—力弱; 2—能够抵抗相对大的阻力
抓握 B(侧捏):单纯性的拇指内收,拇指的腕掌关节与指间关节均在0°位	0—不能达到要求的位置; 1—拇指与第二掌骨之间可以捏住一张纸,但轻轻地一拉就可以拉出; 2—可以捏住一张纸,不易拉出
抓握 C(笔握):拇指与示指相对,在之间放一支铅笔	0—不能达到要求的位置; 1—可以捏住铅笔,但轻轻地一拉就可以拉出; 2—不易拉出
抓握 D(筒握):患者握住一个圆柱体,拇指与示指的指腹相对	0—不能达到要求的位置; 1—可以捏住铅笔,但轻轻地一拉就可以拉出; 2—不易拉出
抓握 E(球握):让患者抓住一网球	0—不能达到要求的位置; 1—可以握住,但轻轻地一拉就可以拉出; 2—不易拉出
D.协调/速度(最高分为6分) 　用指鼻试验评测,闭眼后连续做5次 震颤	0—明显震颤; 1—轻度震颤; 2—没有震颤
辨距不良	0—明显的或非系统性的辨距不良; 1—轻度的系统性的辨距不良; 2—没有辨距不良
速度(运动的速度是与健侧进行比较):	0—重复5次,至少比健侧慢6秒; 1—重复5次,比健侧慢2～5秒; 2—重复5次,与健侧相差不到2秒
二、下肢(最高分为34分) E.髋/膝/踝(最高分为28分) 　Ⅰ.反射活动(最高分为4分) 　　患者仰卧位,评测膝反射、膝屈肌腱反射和踝反射	0—未引出反射活动; 2—屈肌与(或)伸肌反射活动引出

检查项目及检查方法	评分标准
Ⅱ.屈肌共同运动与伸肌共同运动(最高分为 14 分) 屈肌共同运动: 　　患者仰卧位,让患者最大程度地屈髋、屈膝与屈踝,与此同时髋关节将会外展与外旋。在屈曲过程中,应该用手触摸膝屈肌的远端肌腱以判断膝屈肌的主动活动	0—具体部位完全不能完成; 1—具体部位部分完成; 2—具体部位充分完成
伸肌共同运动 　　患者仰卧位,起始位为完全的屈肌共同运动的位置,患者伸髋、伸膝与伸踝,施加阻力以消除重力的易化作用,髋关节内收也施加阻力,髋关节内收可以与伸髋结合在一起评价	0—具体部位完全不能完成; 1—有一点力量; 2—正常或近似正常的肌力
Ⅲ.坐位下的膝屈踝背屈(最高分为 4 分) 　　患者坐位,膝部在床边或椅子边 屈膝	0—没有主动活动; 1—在一定程度的伸膝位,膝关节可以主动屈曲但没有超过 90°(同时触摸腘绳肌肌腱); 2—屈膝 90°
踝背屈	0—没有主动活动; 1—主动屈曲不完全; 2—正常背屈(与健侧比较)
Ⅳ.立位下的膝屈踝背屈(最高分为 4 分) 　　患者站立位,髋关节 0°位或过伸位 屈膝	0—在髋关节不同时屈曲的情况下,膝关节一点也不能屈曲; 1—膝关节不能充分屈曲至 90°和(或)在屈膝过程中出现屈髋; 2—膝关节屈曲至 90°或 90°以上并且没有出现屈髋
踝背屈	0—没有主动活动; 1—主动屈曲不完全; 2—正常背屈(与健侧比较)
Ⅴ.正常的腱反射活动(最高分为 2 分) 　　肌腱反射可以引出,评测膝反射、膝屈肌腱反射和踝反射	0—至少 2 个肌腱反射明显亢进; 1—个肌腱反射明显亢进或至少 2 个肌腱反射活跃; 2—至多可有一个肌腱反射活跃并且没有肌腱反射亢进 只有在Ⅳ的评分得 4 分的情况下,该评分才计入总分中

检查项目及检查方法	评分标准
F.协调/速度(最高分为 6 分) 患者仰卧位,以患侧足跟碰健侧的膝盖 5 次,尽可能地快的速度与连续性完成	
震颤	0—明显震颤; 1—轻度震颤; 2—没有震颤
辨距不良	0—明显的或非系统性的辨距不良; 1—轻度的系统性的辨距不良; 2—没有辨距不良
速度(运动的速度是与健侧进行比较):	0—重复 5 次,至少比健侧慢 6 秒; 1—重复 5 次,比健侧慢 2~5 秒; 2—重复 5 次,与健侧相差不到 2 秒

3.Rivermead 移动指数

Rivermead 移动指数(表 1-4)包含了从床上的移动到跑步等一系列的移动功能,共有 15 个项目。每一个项目每一个项目均给予"0 分"或"1 分",总分为 0~15 分。该指数的信度和效度均经过检测,而且已经在脑卒中患者中应用过,是一个较好的用于脑卒中移动功能评测方法。

表 1-4　Rivermead 移动指数

问患者下列问题,并且观察患者。如果回答"是"则给 1 分,回答"否"就给 0 分
床上翻身
你在没有帮助的情况下可以从仰卧位翻身至侧卧位吗?
登梯
你可以独自越过一阶阶梯吗?
由卧到坐
当你躺在床上时,你可以起床并且坐到床边吗?
屋外步行(平地)
你可以在屋外附近的人行道上步行吗?
坐位平衡
你不扶任何东西的情况下,可以在床边坐 10 秒吗?
屋内步行,不使用辅助性器械
在不使用弯脚器、夹板或辅助性器械,并且没有保护性帮助的情况下,你可以步行 10 米吗?
由坐到站
你可以在少于 15 秒的时间内站起来并且保持站立位 15 秒(如果有必要可以使用手或辅助性器械)吗?

问患者下列问题，并且观察患者。如果回答"是"则给 1 分，回答"否"就给 0 分

从地板上拣东西

如果你有东西掉在地上，你可以步行 5m，将东西捡起来，然后步行回来吗？

无支持站立位

在不使用任何辅助性器械的情况下，保持站立位 10 秒。

屋外步行（不平坦的地面）

在没有帮助的情况下，你可以在不平坦的地面，如草地、沙砾地面、泥土、雪地、冰面等上步行吗？

转移

在没有任何帮助的情况下，你可以在床和椅子之间来回移动吗？

洗澡

在没有保护的情况下，你可以进出浴室并且可以自己洗澡吗？屋内步行，必要时可以使用辅助性器械

在没有一旁帮助的情况下，如有必要可以使用辅助性器械，你可以步行 10m 吗？

上下 4 阶阶梯

在可以使用辅助器械的情况下，你可以成功上下 4 阶没有扶手的阶梯吗？

跑步

你可以在 4 秒内以没有跛行的步态跑 10 米吗（如果快跑，跛行是可以接受的）？

二、康复预后的评定

由于大部分患者偏瘫手功能的恢复在病后 3 个月以内，3 个月以后恢复较为困难；而步行能力的恢复主要在病后 6 个月。所以，正确地评估手和步行恢复的状况，有利于指导治疗。偏瘫后手和步行功能的预后预测方法，如表 1-5、1-6。

表 1-5　脑卒中偏瘫后手功能恢复的预测

手指能在全 ROM 内完成协调的屈伸的时间	手功能恢复程度
发病当天就能完成	几乎可以全部恢复为实用手
发病后 1 个月之内完成	大部分恢复为实用手，小部分为辅助手
发病后 1～3 个月之内能完成	小部分恢复为辅助手，多数为废用手
发病后 3 个月仍不能完成	多为废用手

表 1-6　脑卒中患者偏瘫后步行恢复预测法

发病初期仰卧位可完成的试验	将来步行恢复的可能性%			
	独立步行%	辅助下步行%	可以步行（共）%	不能步行%
1.空中屈伸膝：先仰卧伸直下肢，屈患髋 45°，然后将膝在 10°～45°之间来回伸屈	60～70	20～30	90	10

发病初期仰卧位可完成的试验	将来步行恢复的可能性%			
	独立步行%	辅助下步行%	可以步行(共)%	不能步行%
2.主动直腿抬高:仰卧位作患侧直腿抬高	44~55	35~45	90	10
3.保持立膝:仰卧位,屈膝90°,保持下肢立于床上,不向左右偏倒	25~35	55~65	90	10
4.上述1、2、3项试验均不能进行	33	33	60	33

第三节　康复治疗

一、康复目标

采用一切有效的措施,预防脑卒中后可能发生的残疾和并发症(如压疮、坠积性肺炎或吸入性肺炎、泌尿系感染、深静脉血栓形成等),改善受损的功能(如感觉、运动、语言、认知和心理等),提高患者的日常生活活动能力和适应社会生活的能力,即提高脑卒中患者的生活质量,重返家庭和工作岗位,最终成为独立的社会人。

二、康复治疗的时机

脑卒中的康复应从急性期开始,只要不妨碍治疗,康复训练开始得越早,功能恢复到正常水平可能性越大,预后越好。一般认为康复治疗开始的时间应为患者生命体征稳定,神经病学症状不再发展后48小时可开始,应尽可能地减轻失用(包括健侧)。脑卒中康复治疗包括偏瘫肢体综合训练、平衡功能训练、手功能训练、言语功能训练、吞咽功能训练、作业治疗、理疗等。

三、康复治疗原则

(1)选择合适的康复时机。

(2)康复评定贯穿于脑卒中治疗的全过程,包括急性期、恢复早期(亚急性期)、恢复中后期和后遗症期。

(3)康复治疗计划是建立在康复评定的基础上,由康复治疗小组共同制订,并在治疗方案实施过程中逐步加以修正和完善。

(4)康复治疗注意循序渐进,要有脑卒中患者的主动参与及其家属的配合,并与日常生活和健康教育相结合。

(5)采用综合康复治疗包括物理治疗、作业治疗、言语治疗、心理治疗、传统康复治疗和康复工程等。

(6)常规的药物治疗和必要的手术治疗。

四、康复治疗措施

(一)急性期康复治疗

脑卒中急性期通常指发病后 1~3 周,相当于 Brunnstrom 分期的 1~2 期。此期患者从患侧肢体无主动活动到肌肉张力开始恢复,并有弱的屈肌与伸肌共同运动。本期康复治疗目标:是瘫痪肢体肌力促进,维持一定的肌张力和关节活动度,预防可能出现的压疮、关节肿胀、下肢深静脉血栓形成、泌尿系和呼吸道的感染等。

1.良肢位摆放

良肢位是一种从预防和治疗角度出发而设计的一种临时性体位。可以防止或对抗痉挛模式的出现,维持功能性体位,为以后康复治疗打下良好基础。

仰卧位时:患者仰卧时,头部枕在枕头上,不要使胸椎屈曲;患侧肩胛骨下方垫一个枕头,使肩前伸,肘部伸展,腕背伸,手指伸开;患侧下肢伸展位,在患侧臀部及大腿下面放置一个枕头,防止患腿外旋,踝关节于中立位,摆放时顺手托起足跟,防止足跟韧带萎缩而引起足下垂,不在床尾足部堆放物品压双足。当患肢处于弛缓期时,可用足托维持患肢踝关节于中立位,以防踝跖屈内翻。患者须仰卧位与其他体位交替。

健侧卧位时:有利于患侧的血液循环,可减轻患侧肢体的痉挛,预防患者浮肿。健侧卧位时,头仍由枕头支持,以确保患者舒适。躯干与床面保持直角,不要向前成半卧位;患侧上肢由枕头在前面垫起,上举约 100°;患侧下肢向前屈髋、屈膝,并完全由枕头垫起,足不能悬在枕头边缘;健侧肢体放在床上,取舒适位置。

患侧卧位时:可以增加对患侧的刺激,并使患侧被拉长,从而减少痉挛,此时健手可以自由活动。正确的患侧卧位是:头部稍前屈,躯干稍向后倾,后背用枕头稳固支持,患侧上肢前伸,与躯干的角度不小于 90°,手心向上,手腕被动背伸;患侧下肢伸展,膝关节稍屈曲。训练者可将一只手放在患者肩后,使肩胛骨前伸。如果前伸不够充分,患者常主诉肩痛或不舒适。

2.体位转移

体位转移是指人体从一种姿势转移到另一种姿势的过程,包括翻身法,起床法,移向床头法,从卧位到坐位、从坐位到站位、轮椅与床、轮椅与坐便器之间的转移等。在急性期,主要的体位转换就是翻身。定时翻身(2 小时一次)是预防压疮的重要措施,开始以被动为主,待患者掌握翻身要领后,由患者主动完成。

3.被动活动

目的是防肌肉萎缩、关节挛缩及变形等,促进全身功能恢复。早期开始,一般可在病情平稳后 2~3 天进行。患者应取仰卧位。两侧均要进行训练,先做健侧,后做患侧。一般每日 2~3 次,每次 5 分钟以上。活动某一关节时,近端关节必须予以固定,手法要轻柔适度,避免产生疼痛。速度要缓慢有节奏,一般一个动作需要 3~5 秒。各关节运动方向均要进行训练,每个运动 3~5 次为宜。一般在无疼痛状态下完成各关节正常活动范围,不得出现超关节活动范围的运动,尤其是要防止肩部软组织损伤。对伴有疼痛的关节,训练前可进行热敷等物理疗法。

4.床上活动

目的是使患者独立完成各种床上的早期训练后达到独立地完成从仰卧位到床边坐位的转换。

上肢自助被动运动:摆肩、夹腿、摆髋、翻身、起坐。

桥式运动:仰卧位,上肢放于体侧,双下肢屈髋屈膝,足平踏床面,伸髋并将臀部抬离床面,维持此姿势5~10秒。

5.物理因子治疗

常用的有局部的机械刺激(如用手拍打肌肉表面)、冰刺激、神经肌肉电刺激等。

6.传统疗法

常用的有中医推拿及中医针灸等。

(二)恢复早期康复治疗

脑卒中恢复早期(亚急性期)是指发病后3~4周,相当于Brunnstrom分期的2~3期。本期康复治疗目标:除前述的预防常见并发症以外,应减轻患肢肌痉挛的程度和避免加强异常运动模式(上肢屈肌痉挛模式和下肢伸肌痉挛模式),促进分离运动恢复,加强患侧肢体的主动活动并与日常生活活动相结合。

1.床上与床边活动

①上肢上举运动:Bobath握手进行上肢自助或主动运动;②床边坐与床边站:患者从健侧坐起时,患侧腿先跨过健侧腿,用健侧前臂支撑自己的体重,同时头、颈和躯干向上方侧屈,接着用健侧腿将患侧腿移到床缘下,改用健手支撑,使躯干直立。患者从患侧坐起时,自己侧移至床边,将健侧腿插入患侧腿下,用健侧腿将患侧腿移于床边外,患膝自然屈曲;然后头向上抬,躯干向患侧旋转,健手横过身体,在患侧用手推床,把自己推至坐位,同时摆动健侧腿下床。必要时治疗师给予帮助;③双下肢交替屈伸运动,休息时,尽量避免足底刺激,防止跟腱挛缩与足下垂;④桥式运动。

2.坐位训练

①坐位平衡训练:坐位静态平衡训练时让患者坐于椅子上或床边,双足平放于地上,双手放于膝部,保持稳定,如有困难可稍加帮助调整部位。训练时,患者前面可放一面镜子,以弥补位置觉障碍的影响,使患者能通过视觉不断调整自己的体位。坐位静态平衡完成好后,即可进行坐位自动平衡训练,即自行躯干腰部活动。训练动态下的平衡,可让患者去取不同方向、高度的目标物或转移物品,由近渐远增加困难程度。也可以由治疗者从前后左右各个不同方向给患者施加推力,打破静态平衡,以训练患者继续保持躯体平衡的能力。在给予推力的同时应注意保护患者以防止摔倒。通过平衡训练不断增强躯干肌的控制能力,提高平衡反应水平,为站立行走做好准备;②偏瘫上肢负重训练:上肢于体侧伸肘,腕背伸90°,伸指,重心稍偏向偏瘫侧。可用健侧手帮助伸肘姿势;③四肢功能活动:上肢肩肘关节(包括肩胛骨前伸运动)、双手中线活动、下肢髋膝关节活动、双足交替或患足背屈运动。

3.站立训练

①站立平衡训练:方法基本同坐位平衡。此时利用姿势镜仍是必要的。②偏瘫下肢负重训练:在站位静态平衡的情况下,可以继续训练患侧下肢持重:两足稍分开,让患者将重心渐移向患侧,可以利用磅秤或感知承重的生物反馈仪进行训练,逐渐提高持重训练的目标。

4.平行杠内行走

如果患者能够完成患侧单腿支撑时,可进行平行杠内行走训练。

5.物理因子治疗

此期可用功能性电刺激、肌电生物反馈治疗。上肢重点是伸肌,下肢重点是屈肌。

6.传统康复疗法

常用的是针灸治疗,按照针灸学理论选取穴位并给予治疗。

7.作业治疗

主要是日常生活活动训练:包括主动移动、进食个人卫生、更衣、洗澡等基本日常生活活动的训练以及做家务、使用交通工具、认知与交流等应用性日常生活活动训练。可选用一些适用的装置以帮助训练,如便于进食的特殊器皿、改装的牙刷、各种形式的器具及便于穿脱的衣服。

(三)恢复中期康复治疗

脑卒中恢复中期是指发病后4~12周,相当于Brunnstrom分期的3~4期。此期患者患侧肌肉痉挛减轻,开始出现选择性肌肉活动。本期康复治疗目标是加强协调性和选择性随意运动为主,并结合日常生活活动进行上肢和下肢实用功能的强化训练,同时注意抑制异常的肌张力。

1.上肢和手的治疗性活动

在偏瘫侧上肢和手的治疗性活动中,尤要重视"由近到远、由粗到细"的恢复规律,近端关节的主动控制能力直接影响到该肢体远端关节的功能恢复。可运用反射性抑制模式(RIP)降低患侧肢体的屈肌张力。

2.下肢的治疗性活动

降低偏瘫侧下肢肌张力,方法主要包括:主动腰椎旋转,偏瘫侧躯干肌的持续牵伸,跟腱持续牵拉等方法。在此期通过步态分析,适配AFO、辅助支具,输入正确步行模式,强化训练下肢步行能力。

3.作业性治疗活动

针对患者的功能状况选择适合的功能活动内容,如书写练习、画图、下棋、粗线打结;系鞋带、穿脱衣裤和鞋袜;操持简单家务活动,社区行走,使用交通通信工具等。

4.认知训练

认知功能障碍有碍于患者受损功能的改善,因此,认知功能训练应与其他功能训练同步进行。

(四)恢复后期康复治疗

脑卒中恢复后期是指发病后4~6个月,相当于Brunnstrom分期的5~6期。此期患者患侧肢体能自主活动,分离运动平稳,协调性良好,但速度较慢。本期康复治疗目标:是改善运动控制能力,促进精细运动,提高运动速度和实用性步行能力,掌握日常生活活动技能,提高生存质量。此期根据差异化的障碍,有针对性地进行康复治疗内容有:①上肢和手的功能训练;②下肢步行速度和耐力训练;③日常生活活动能力训练;④言语治疗;⑤认知功能训练⑥支具和矫形器的应用。训练方法同上。

(五)后遗症期的康复治疗

脑卒中后遗症期是指脑损害导致的功能障碍经过各种治疗,受损的功能在相当长的时间内不会有明显的改善,此时进入后遗症期,多数在发病后半年基本定型。本期康复主要是加强残存和已有的功能,即代偿性功能训练,以及环境改造和必要的职业技能训练。同时,注意防止异常肌张力和挛缩的进一步加重。避免废用综合征、骨质疏松和其他并发症的发生,帮助患者下床活动和适当的户外活动,注意多与患者交流和必要的心理疏导,激发其主动参与的意识,发挥家庭和社会的作用。

五、脑卒中后继发障碍的康复治疗

脑卒中患者由于疾病造成的功能障碍及在治疗中的废用、误用,可引起多种继发障碍,如骨质疏松、肩痛、肩手综合征、压疮、下肢深静脉血栓、抑郁等。

(一)肩关节功能障碍

1.肩手综合征

临床上主要表现为疼痛、感觉异常、血管功能障碍、水肿、出汗异常及营养障碍。可采用适度抬高患肢并配合被动活动,同时联合应用中频电刺激、激光疗法、微波、超短波、中药熏药治疗等措施。对于肩痛、手肿胀明显的患者,可采取局部应用类固醇激素注射治疗,冰水交替刺激患手、手指缠绕线绳等物理方法都可配合应用。

2.肩关节半脱位

对于严重肌肉无力、有发生肩关节半脱位危险的脑卒中患者,使用电刺激联合传统运动疗法,降低肩关节半脱位的发生率;对于肩关节半脱位患者,建议使用牢固的肩托防止恶化;肩关节周围肌群叩击,有助于肌力促进,改善肩关节半脱位的程度。

3.肩痛

脑卒中后肩痛有很多原因,具体机制仍不明确。可能的原因有:肩关节半脱位、异常的肌张力、患肢的不恰当的体位保持和处理、反射性交感神经营养不良综合征、臂丛神经和周围神经损伤、肩袖撕裂、粘连性关节囊炎、丘脑痛等。脑卒中早期避免用力牵拉肩关节,局部经皮电刺激、持续肩关节松动训练、保护肩关节等措施可以预防和治疗肩痛;应避免肩部过度屈曲、外展运动和双手高举过头的动作,这些活动很难控制肩部外展范围而导致肩痛;低频电刺激可提高肩关节无痛性活动范围,减轻疼痛程度;对痉挛造成的肩痛,局部注射 A 型肉毒毒素可减轻肩痛,必要时局部注射类固醇激素,口服盐酸乙哌立松对渗出、痉挛、疼痛均有明显缓解作用。

（二）骨质疏松

脑卒中偏瘫后长期卧床，负重减少会造成继发性骨质疏松，加之大部分绝经后女性及老年男性集中此时患病，老年本身骨量减少，病后少动，迅速加重骨质疏松，常见的症状有关节肿痛、背痛。脑卒中后定期进行骨密度检查，早期康复训练中，站立负重有抗骨质疏松的作用；另外，骨质疏松治疗仪和音波振动治疗仪均有助于减轻骨质疏松的危害；一、二、三线抗骨质疏松药物的择机使用是预防和治疗骨质疏松的重要措施。

（三）压疮

中风后意识不清，或大面积梗死、中等以上出血量、老年患者肢体功能障碍较重，卧床期如果不能及时翻身拍背减压，均可产生骶尾部、脚跟部的压疮。可采用标准的评价方法，如Braden 量表对脑卒中患者进行压疮危险性评估，至少每天检测一次，以预防压疮的发生。压疮的干预措施包括：适当的体位、定时翻身（2 小时一次），减轻局部，压力充气垫应用，清洁床面和皮肤护理，及时清理大小便，改善全身营养状况，可以预防压疮的发生。对已出现的压疮的部位，应及时解除压迫，进行疮面处理，紫外线治疗和增加营养，必要时考虑外科治疗。

（四）下肢深静脉血栓

是脑卒中后数周内非常严重的并发症。因此，所有脑卒中的患者均应评价深静脉血栓的风险，以早期采取预防措施，防止其发生。早期预防常用方法有：①下肢主动运动和被动运动；②抬高下肢（卧床时）和穿压力长筒袜；③下肢外部气压循环治疗；④对主动活动差者，进行下肢肌肉低频脉冲电刺激。对已出现下肢深静脉血栓者，可采用华法林或低分子肝素抗凝治疗、血管外科手术取栓治疗或介入治疗。

（五）抑郁

是脑卒中后以持续情感低落、兴趣减退为主要特征的心境障碍。常用的有心理辅导治疗，药物治疗。药物方面可选择较多，如以情绪低落为主，可给予盐酸氟西丁；伴有焦虑的可给予盐酸帕罗西汀片；厌食或情绪淡漠的，可给予奥氮平片，胃肠道副作用大的，可给予舍曲林治疗。无论哪种药，服用后一周以上才能起效。

（六）坠积性肺炎

患者长期卧床，或吞咽功能障碍，可以引起吸入性肺炎和坠积性肺炎，前者可以通过治疗原发病和吞咽功能训练预防，后者可以通过呼吸功能训练、主动咳嗽和体位排痰减少其发生。

（七）其他

脑卒中还伴有其他临床病症，如呃逆、呕吐、癫痫、精神障碍、夜尿频繁，应分别给予中西医结合药物、针灸等等治疗，以免妨碍肢体功能的恢复。呃逆可给予口服或注射甲氧氯普胺，也可用中药旋复代赭汤治疗；呕吐常常属于原发的胃肠功能障碍，可给予胃动力药，否则中医辨证施治调理；癫痫往往是继发的，无论是破坏性病灶还是刺激性病灶，均常规给予抗癫痫药，常用丙戊酸钠片 0.6～1.2g 口服。持续癫痫状态，给予适量安定注射液或咪达唑仑注射液控制；精神障碍无论语无伦次，还是攻击行为、消极淡漠，均可给予奥氮平 5mg，每晚口服；夜尿频繁的多是慢性前列腺炎或前列腺增生,可给予非那雄安、坦索罗辛各 1 片,分早晚口服。

六、脑卒中康复的预后及影响因素

(一)脑卒中康复的预后

脑卒中后一般有三种结局,其一是受损功能完全恢复,回归社会;其二是仍有不同程度的功能障碍,需要继续进行功能锻炼和适应,一部分回归家庭,一部分选择合适的工作继续就业,回归社会;其三是死亡。

一般认为,本病运动功能的恢复可从发病后数日开始,6 个月内 90% 的患者运动功能的恢复达到顶点。恢复的顺序一般为:先近端后远端,如能及时且坚持足够长时间的康复治疗,肢体功能和日常生活能力将会有不同程度的恢复。据 WHO 发表的资料,脑卒中患者经康复后,第一年 80%～90% 的患者可恢复步行,60% 患者日常生活可完全自理,20% 需部分帮助,15% 需要较多的帮助,5% 需要完全帮助,约 30% 在工作年龄的患者可恢复工作。

(二)影响预后的因素

在功能预后的预测方面,由于预后与许多因素有关,预测的方法亦有多种,在临床实际运用中,应综合、全面的,并结合患者的实际情况和需求来判断。脑卒中患者最终残疾的程度,与病变的部位、梗死的范围和出血的量有密切关系,而患病后开始康复的时机和采用的方法是否得当、患者本身要求康复的欲望和参与治疗训练的态度如何,是能否获得最佳康复效果的决定性因素。

1.有利因素

(1)随意运动有一些改善。

(2)没有持续的视觉缺失或知觉丧失。

(3)没有明显的感受性言语困难。

(4)有完好的认知能力。

(5)没有抑郁或虽抑郁但对治疗反应良好。

(6)有良好的家庭支持。

2.不利因素

(1)严重的、持续的弛缓性麻痹。

(2)特别是左侧的、明显的视觉和皮肤觉丧失(对右利手的人),合并有疾病失认。

(3)明显的感受性言语困难。

(4)病前有明显的认知能力衰退或卒中后严重的认知能力衰退。

(5)明显的抑郁症。

(6)没有家庭的支持或现有家庭无能力支持。

(7)病前有严重的全身性疾病,特别是心脏病。

第四节　失语症的康复

一、失语症的分类

20世纪60年代，国外学者提出了对失语症可以描述为流利型和非流利型。流利型失语症是指发音流畅，不费力，语句较长，语法正常，韵律正常。非流利型失语症是指发音费力、缓慢、不清楚或笨拙。一般来讲，皮质运动前区的损伤可以产生非流利型失语症，因此称作前部失语症，外侧裂后部的损伤可产生流利型失语症，因此称作后部失语症。失语症的分类根据解剖部位分为皮质失语症和皮质下失语症两大类。常见的皮质失语症有运动性失语症、感觉性失语症、传导性失语症、经皮质运动性失语症、经皮质感觉性失语症、经皮质混合性失语症、命名性失语症和完全性失语症8大类型失语症。

（一）运动性失语症

运动性失语症也称作Broca失语症。患者的言语输出是非流利型的，复述差，但听理解相对较好，能够理解一般对话，但理解复杂句法结构的句子有困难。言语缓慢、费力，音韵很差，字词的始发和音素选择损害，以及音素的替代、重复或延长。辅音群的产生比单个辅音困难，辅音比元音的产生困难，起始辅音和不常用词的辅音更困难。错误表现为接近目标音，可见发音位置和发音方法的错误，即言语失用症。大多数患者伴有口面失用症，不能按指令执行涉及口面舌等运动的动作，但患者在自发的活动中可以完成这些活动，如咳嗽、吹气、鼓腮、舔嘴唇等。自发言语的语法结构简单，常常表现为电报式言语，即只限于实义词，没有连接词和虚词等语法方面的词汇，甚至缺乏动词，而且表示抽象概念的词很少。书写一般与言语输出差异不大，书写缓慢而费力，缺乏语法功能词，句法简单，甚至不能写出完整的语句。阅读理解类似听理解，有困难，但比口语表达要好。这类患者通常在大脑前部有较大的病灶，影响到Broca区，也可向下影响到邻近的皮质下结构。

（二）感觉性失语症

感觉性失语症也称Wernicke失语症，其特点是言语流利，但听不懂他人的话语。患者的听觉是正常的，完全能够听到声音，但不理解词语的意思，严重的患者只能理解简单的少量日常用语。轻者对复杂的句子理解出现困难。一些患者存在音素感知障碍，不能鉴别语音相似的音素及字词，但患者可以完成部分词-图匹配任务，音素辨别困难与理解损害水平可以不一致。自发言语中实义词较少，有些患者滔滔不绝地说，但始终不能清楚地表达自己的意思。说话中夹有数量不等的自造词即新词、语义性错语、无关语词错语、音素性错语等。当患者的错语较多，没有信息或信息较少，则称作杂乱语（也被称为"词汇色拉"）。患者的发音是好的，语句保持正常长度和韵律，说话不费力，不能正确说出物体的名称，复述中错语较多。书写可与言语输出类似，是错语性的，并显示对名词和动词的找词困难，内容空洞，可使用利手书写，保留原笔体。阅读理解有时可优于听理解。感觉性失语症患者较少有偏瘫。

（三）传导性失语症

传导性失语症的突出特点是复述与自发言语、书写、听理解相比更为困难。这些患者的自发言语是偏流利的或相对流利，有词语和音素替代以及找词、命名困难，音素替代较为多见，可以有音素遗漏、音素赘加、音素位置置换等。在自发性言语中，患者常因试图自我纠正及找词而言语相对缓慢。听理解相对较好，阅读理解好于听理解。复述出现明显困难，尤其是词组和语句复述，困难更大，重者甚至出现复述单个辅音也十分困难，但在自发言语中可说出由这些辅音组成的词语。可以伴有口面失用症，且持久。

传导性失语症的病变位于左半球外侧裂后部，主要累及缘上回或皮层下白质——弓状束，可累及 Wernicke 区本身。由于左额下回是言语运动编码区，左颞叶是听觉言语解码区，弓状束的病变破坏两者之间的连接，导致言语分析器到言语运动编码区的听觉信息精确解码的传递受损，而听理解损害较轻。

国外研究发现弓状束有三种连接方式：一种是位于中间的长纤维，即经典的弓状纤维束，连接额叶和颞叶；第二种，连接颞叶和顶叶的后侧纤维；第三种，连接额叶与顶叶的前侧纤维。因此，在临床上，我们可以看到类似 Broca 失语症的传导性失语症，多由病灶靠前使弓状纤维的前侧与长纤维同时受损引起。当病灶靠后，使弓状纤维的后侧与长纤维同时受损，则引起像 Wernicke 失语的传导性失语。

近年来，国外学者在临床上观察到两种传导性失语症的表现，一个是再产生传导性失语症，反映了语音编码的初级缺陷；另一个是复述传导性失语症，主要涉及言语工作记忆缺陷。功能影像学研究提示，缘上回与词语工作记忆有关。再产生传导性失语症是左颞上回听觉区的损害造成的音位水平的加工障碍，而复述传导性失语症是顶叶下部结构损害造成的词语工作记忆障碍。这两种类型的传导性失语症与经典的联系中断学说是不同的。

（四）经皮质运动性失语症

经皮质运动性失语症的特点是复述语句、朗读与命名的能力较好，但自发言语的量减少，言语简单，不流利。对话和叙述性言语明显地限制在一两个词内。听理解和阅读理解相对较好。复述能力与发音相对较好，这些不同于运动性失语症。经皮质运动性失语症的书写缺陷与说话能力相似。一些短的应答性书写是可能的，但自发的记叙性书写则有困难。因皮质损害造成这类综合征，常由 Broca 区前部和上部或辅助运动区皮质邻近的中、上额叶运动前区损伤引起。但是，皮层下损害也可产生类似症状。

（五）经皮质感觉性失语症

经皮质感觉性失语症的特点是，复述相对较好，言语流利，但听理解有困难。尽管言语流利，但在自发言语中常因找词困难而言语中断，有时出现音素和词语替代。这类患者具有感觉性失语症的特点，但有明显的复述能力。模仿性言语也是其主要特征，当问患者问题时，他们往往不回答问题，而是重复检查者的问话。患者可有部分朗读能力，阅读理解能力相对较差。书写往往比自发言语更差，为错语性流畅类型，在听写时可有改善。偏瘫或明显的感觉异常并不常见。病变部位常位于 Wernicke 区后部或上部，但常不侵犯角回和缘上回。

Wernicke区可能存储着词的表征,在Wernicke区周边的上部和下部皮层存储着语义表征。当这些区域受到损伤,听到的词不能通达词义,因此造成理解困难。

(六)经皮质混合性失语症

经皮质混合性失语主要临床表现特点是经皮质运动性失语和经皮质感觉性失语并存。突出特点为系列语言及复述好,其他语言功能均严重障碍或完全丧失。口语表达困难,语量少,找词困难,口语理解不能或严重障碍。被认为是损伤了分水岭区的较大范围,影响了表达和理解,但保留了外侧裂的重要语言中枢及复述功能。

(七)命名性失语症

命名性失语症的突出特征是在自发言语中和视物命名时,有明显的找词困难。这类患者在传递信息时常有累赘语,过多地描述一件物品而说不出物品的名称。他们常能够意识到自己需要的词,意思是知道的,但是说不出名字。听理解、阅读理解、朗读和复述相对较好。

尽管在自发言语中有严重的找词困难,但言语是相对流利的。在皮质语言区或语言区附近的损害,均可造成命名性失语症。常见的病变位于左颞中回和角回。感觉性失语症的患者在恢复期也可表现为这类失语症的特征。

(八)完全性失语症

完全性失语症也称作球性失语症,语言功能的各个方面受到严重损害。在自然环境中,患者可理解一些关于个人情况的语言信息,但没有交际性言语。在治疗师的帮助下,可数1～10。可保留一些序列言语和刻板言语或咒骂言语。一般患者常伴有失用症、偏瘫、偏身感觉障碍。虽然患者的面部表情和声调常可传递情感信息,但应用示意动作如手势、点头、摇头等进行交际的能力丧失。通常皮质大面积损伤侵及前、后语言区,以及深部白质的损害均可造成完全性失语症。

(九)皮质下失语症

皮质下失语症主要分为两类:一类是丘脑性失语症;另一类是由苍白球与尾状核和内囊,尤其是内囊前肢的损害引起的失语症,也被称为基底节性失语症。

丘脑性失语症患者的言语是偏流利的,声调低、音量小,有时有非流利的频繁的词替代、语义性错语和新词。理解能力损害较轻,找词有轻至中度的困难,复述正常或稍差,可有持续言语,有的患者症状类似经皮质感觉性失语症。

内囊、基底节区病变引起的失语症,常见主要特征类似经皮质运动性失语症,即自发言语受阻,复述相对完整,轻度命名困难,听理解相对较好。根据损伤的范围和部位,症状可不同,靠前部的损伤,发音差,听理解障碍轻,或出现口吃,甚至可见短暂的缄默。后部的损伤,发音较好,听理解障碍重。较大面积的损伤,可出现完全性失语症的症状。

皮质下失语症有丘脑性失语症和基底节性失语症这两个相对独特的失语症类型,皮质下的损害还可以导致上面提到的8种类型的失语症。

二、失语症治疗相关问题

(一)失语症恢复机制及预后

1.恢复机制

对于失语症语言功能恢复机制的认识有以下几种。

(1)神经可塑性：是指未损伤的大脑神经组织有能力承担损伤的语言功能。这种理论与年龄相关，低龄儿童神经可塑性更大，较大儿童和年长者神经可塑性较差。

(2)功能重组：是指对语言成分处理的再组织。语言功能重组可以是系统间重组，即平时不参与受损功能的组织被用来协助受损功能的实现；也可以是系统内重组，是指为受损功能系统寻找新的神经组织。

(3)功能替代：功能替代经常被用来解释语言功能的恢复。其假设某一个功能由多个子系统控制，当一个子系统受损时，另一个平时不参与调节该功能的子系统承担起受损子系统的功能。

(4)再学习和促进机制：是指通过具体语言课题的选择性训练来促进语言功能的恢复。失语症治疗中的许多任务都是采用了再学习理论的原则。这种恢复不只局限于所训练过的语言课题范围内，还可以推广到相似原则的语言课题上。促进机制是指失语症患者会产生焦虑、抑郁和易受挫折等心理障碍，从而使未受损的语言能力受到抑制。再学习和促进机制强调了外在学习和自身心理环境对于语言康复的作用，对失语症的治疗有一定意义。

以上几种恢复机制有相通之处，可能会同时起作用，但是在不同的语言功能方面其重要性不同。

2.预后

影响失语症预后的因素有很多，包括：

(1)利手：左利手失语症患者其自然恢复较右利手者稍好。

(2)发病年龄：发病年龄越小，完全恢复可能性越大；年龄越大，恢复程度越低。

(3)病因与病灶部位：一般来说，脑外伤引起的失语症患者预后最好，脑出血患者要比脑梗死患者恢复要好。

(4)性格、文化程度：一般认为文化程度越高，其治疗效果越佳，但文化程度高的患者容易有心理障碍，反而不利于治疗的进行。外向性格恢复一般较好。

(5)开始治疗的时间：发病6个月内接受治疗的恢复程度优于6个月以上开始治疗者。语言治疗越早，效果越好。

(6)失语类型：非流畅性失语预后好于流畅性失语。

(7)合并障碍：合并有认知障碍、心理障碍及严重基础疾病等的患者预后较差。

另外患者对于自身疾病的认识、自我纠错能力以及家属的支持都会影响失语症患者的预后。

（二）失语症治疗的策略

失语症的恢复是一个长期的过程，不同的医院患者接受治疗的周期也不同，要结合医院、患者、治疗师人力条件等为患者安排恰当的训练计划。

1.康复目标

在开始治疗前要根据患者的语言功能情况、训练周期、家属及患者的需求制订治疗目标。语言治疗的最终目标是恢复语言功能，回归家庭，回归社会；短期目标则是患者听、说、读、写某一方面功能的进步。

2.治疗师与患者的相互作用

治疗开始前，最好能通过与患者及家属的交谈了解患者的性格、兴趣、爱好、职业、个人情况等，以便于选择患者熟悉、感兴趣的内容作为训练的课题。同时，语言治疗师要尊重患者，尽量避免一些不恰当的用语，要获得患者的信任更好地开展治疗工作。

语言治疗过程中，要密切注意患者的反应，治疗师要随时根据患者的反应调整提示语。当患者完成治疗课题正确率达到 60%～70% 时，治疗师可以逐步增加治疗项目的难度，同时，在增加治疗难度的开始阶段要尽量减少患者回答错误引起的挫败感，因此治疗项目的难度应为中等水平。

三、失语症治疗方法

（一）语言康复治疗

1.Schuell 刺激法

(1)定义：是对损害的语言符号系统应用强的、控制下的听觉刺激为基础，最大促进失语症患者的语言恢复和重建。

(2)治疗原则：①利用强的听觉刺激：是刺激疗法的基础，因为听觉模式在语言过程中居于首位，而且听觉模式的障碍在失语症中也很突出。②适当的语言刺激：采用的刺激必须恰当，能输入大脑。因此，要根据失语症的类型和程度，选用适当的控制下的刺激难度，使患者感到有一定难度但尚能完成。③多途径的语言刺激：多途径给予患者言语刺激，如给予听刺激的同时给予视、触、嗅等刺激（如实物），这样的相互作用可以促进治疗效果。④反复利用感觉刺激：当单一刺激得不到正确反应时，通过反复刺激可能提高其反应性。⑤刺激应引出反应：一个刺激应引出一个反应，这是评价刺激是否恰当的唯一途径，它能为治疗师提供重要的反馈，从而使治疗师能正确调整下一步的刺激。⑥正确反应要强化以及矫正姿势：当患者对刺激反应正确时，要鼓励和肯定（正强化），得不到正确反应的原因多是刺激方式不当或不充分，要修正刺激。

(3)治疗注意事项：在给予患者一个刺激时，患者应给予反应，当部分回答或无反应时须进行提示，提示的内容和程度要根据失语严重程度有所不同。在进行具体治疗时，治疗师要对患者的反应作出评价，要客观记录一定刺激标准和条件下患者的反应，同时治疗师要积极给予患者反馈：正确的反应要强化及矫正刺激，正强化可巩固患者的正确反应，负强化减少错误反应。

(4)治疗课题选择:按照失语症类型选择治疗课题(表1-7)。

表 1-7　治疗课题选择

失语症类型	训练重点
Broca 失语	口语及文字表达、发音训练
Wemicke 失语	听理解、复述、情景会话
经皮质运动性失语	口语表达,以 Broca 失语课题为基础
经皮质感觉性失语	听理解,以 Wemicke 失语课题为基础
命名性失语	执行口头指令、口语命名、句子复述
传导性失语	复述、听写
完全性失语	手势、视觉理解、听觉理解、交流板应用

2.交流效果促进法(PACE)

是促进实用交流能力训练的主要方法。

(1)训练目的:使失语症患者最大限度地利用其残存功能(言语的或非言语的),以确定最有效的交流方法,使其能有效与周围人发生有意义的联系,尤其是促进日常生活中所必需的口语交流能力。

(2)治疗原则:重视常用、传递性、交流和调整交流策略的原则。治疗师与患者、患者与患者之间要积极交换新的未知信息,彼此可以选择交流的方式,尽量实现会话的平等,根据交流信息传递的成功度进行适当的反馈。

(3)适应证:各种类型和程度的语言障碍患者。

(4)注意事项:选材应适合患者的水平,对较为严重的言语障碍患者应增加图片的数量;对于需要示范代偿方法者,可进行姿势语言、手语、绘画等代偿手段的训练;在交流策略的训练时,要考虑患者的哪些交流策略可以强化利用,哪些需要再训练和调整;在实行各种言语训练的过程中,可与交流策略相结合,进行统一训练;还要注意家属指导及环境调节,做好心理辅导工作。

(5)停止训练的标准:经过一段时间的综合训练,患者的语言功能已经超过应用此方法训练的水平,就应停止 PACE 训练。

(6)PACE 评分法。

见表1-8。

表 1-8　PACE 评分法

首次尝试即将信息传递成功	5 分
首次尝试未能令接受者理解,再次传递即获成功	4 分
通过多次询问、借助手势、书写等代偿手段将信息传递成功	3 分
通过语言治疗师多次询问的方法,可将不完整的信息传递出来	2 分
虽多次努力,但信息传递仍完全错误	1 分

不能传递信息	0分
评价不能	U

3.功能性交际治疗

该疗法应用与日常活动有关的信息,提高患者的接收和表达能力,以满足日常生活、工作和心理的需要,侧重于患者日常的交际活动和信息交流。

4.小组治疗

是治疗师根据患者的语言功能情况和性格等因素,选择合适的患者共同完成语言训练课题的一种训练方法。此治疗方法提供了患者之间接触的机会,能够提高患者表达的兴趣,同时能够改善患者的不良心理情绪,增强了语言康复的信心。课题选择方面可根据不同的治疗目的进行设定,包括以心理调整为目的的、以社会交往为目的的和以语言治疗为目的的小组治疗。

(二)药物治疗

1.神经递质替代疗法

研究表明,中枢胆碱能系统与记忆学习关系密切,胆碱能突触受体是学习记忆的基础,乙酰胆碱是促进学习记忆等语言认识神经心理功能的神经递质。临床使用最多的是多奈哌齐,其可改善多种原因引起的失语症患者的临床症状。

2.脑细胞代谢增强剂

脑细胞代谢增强剂能促进大脑神经细胞对氨基酸、磷脂和葡萄糖等的利用。临床应用较广泛的为吡咯烷酮类药物,代表药物为脑复康、吡拉西坦、茴拉西坦,另外还有二氢麦角碱类。

3.改善脑循环药物

改善脑循环的药物能提高大脑组织对氧和能量的摄取,提高大脑组织区域的血流量。临床使用较多的有钙离子拮抗剂如脑益嗪片、尼莫地平、盐酸氟桂嗪等等。

4.抗氧化自由基药物

抗氧化剂能保护中枢神经系统免受氧化自由基的损伤,能改善神经系统变性疾病的症状。自由基清除剂主要有:维生素类、酶类以及银杏叶制剂等抗氧化剂。

(三)计算机辅助治疗

计算机平台上的失语评估和治疗软件能大大提高语言治疗师的工作效率,同时治疗师可以根据患者的情况对治疗内容进行控制。如改变字体的大小、图形的位置、物体呈现的时间、声音的大小、指导语重复的次数、背景噪声等等。同时在语言治疗过程中,还可以记录患者的反应时长和速度,计算患者的平均反应时间和标准差,实现对于语言和认知功能的定量评估。

多年来,国内外学者开发了很多失语症治疗程序,包括言语分析、语音分析、听觉辨认、发音训练、言语表达训练、阅读理解训练、计算机辅助视觉交流系统等等。国内使用较多的有北京康和公司研发的失语症评估和训练软件、广州三甲医疗公司研发的ZM系列语言障碍训练软件等。

第五节　构音障碍的康复

脑卒中后最常见的言语障碍是构音障碍。构音是指自胸腔呼出的气流经过声带的振动，再经唇、舌、腭和咽等构音器官的摩擦或阻断等动作以发出语音的过程。当发音器官的运动力量、运动协调性、运动方向等出现异常就可表现出构音障碍。

一、构音障碍的分类

许多疾病都可造成构音障碍，根据不同疾病的不同病变部位，而产生不同的一组症状，通常将构音障碍分为以下 6 种类型。

（一）迟缓型构音障碍

迟缓型构音障碍由下运动神经元损伤，如脑神经核、脑神经、周围神经纤维病变，或肌病的构音肌群迟缓无力、软瘫、肌萎缩造成。其特点是说话时鼻音过重，可听到气体自鼻孔的逸出声及吸气声。呼气发音时因鼻腔漏气而语句短促，低音调，音量减弱，字音不清，主要由于咽肌软腭瘫痪，呼气压力不足，使辅音发音无力和舌下神经、面神经支配的舌、唇肌肉活动受损而不能正确地发出语音。伴发症状可有舌肌颤动与萎缩呈束状。舌肌与口唇动作缓慢及软腭上抬不全，并可见咽肌软腭瘫痪的代偿性鼻翼收缩和扮怪样面部动作。吞咽困难，进食易呛，食物常从鼻孔流出。唇闭合差，唇外展异常，流涎，舌抬高困难或不能提高，舌在休息状态异常，两侧运动差。

（二）痉挛型构音障碍

痉挛型构音障碍由上运动神经元损伤后构音肌群的肌张力增高及肌力减退（如双侧内囊血管病变、痉挛性脑瘫、运动神经元性疾病、多发性硬化等）所致，常伴有吞咽困难和强哭强笑等情绪控制失调。言语特征是说话缓慢费力，字音不清，鼻音较重，缺乏音量控制，音调低、单音调、音质嘶哑，常有用力挤压声，可由声带过分紧张而振动不规则所致。舌交替运动减退，说话时舌运动、唇运动差，软腭抬高减退。可出现吸吮反射、下颌反射。

（三）运动失调型构音障碍

运动失调型构音障碍是因小脑或脑干内传导束病变所致。造成构音肌群运动范围、运动方向的控制能力差。通常在下面的两种言语异常中表现其中的一种：一是间歇性的发音障碍，表现为言语无节奏，音高、音量无规律，字音常突然发出；另一种情况是间歇停顿不当，声音延长，音节重音均等，字词之间的间歇延长，言语速度减慢。

（四）运动过少型构音障碍

运动过少型构音障碍系锥体外系病变所致，如帕金森病，可见构音肌群的不自主运动和肌张力改变，主要是构音肌群强直造成发音低平、单调，可有颤音及第一字音的重复似口吃。语音语调差，言语速度加快，在有限范围内的快速言语运动，音量控制差，音量小，发声时间缩短，舌抬高差,说话时舌运动不恰当,流涎。

(五)运动过多型构音障碍

运动过多型构音障碍是由于锥体外系病变所致,如舞蹈病、肝豆状核变性、手足徐动症、脑瘫,造成发音高低、长短、快慢不一,可突然开始或中断,类似运动失调型构音障碍,实为构音肌不自主运动造成。嗓音发哑紧张,音量变化过大,元音歪曲。因言语速度减慢,音调、音量变化降低,词之间的停顿延长,以及不恰当的沉默造成韵律异常。有的学者将运动过多与运动过少型构音障碍合为一型,称为运动障碍型构音障碍。

(六)混合型构音障碍

混合型构音障碍由上下运动神经元病变,如肌萎缩性侧索硬化、多发性卒中造成。舌抬高、舌交替运动减弱,低音调,声音嘶哑,用力挤压声,明显的鼻音,唇运动差,发声时间缩短,言语速度缓慢。由于病变部位不同,可出现不同类型的混合型构音障碍。

二、言语构音障碍常用治疗方法

构音障碍治疗包括三部分:口部运动治疗、构音运动治疗、构音语音治疗。口部运动治疗,是构音障碍治疗的生理基础,掌握目标音位是最终目的,所以构音障碍治疗过程中,构音语音训练是主线,根据患者的具体情况辅以口部运动治疗和构音运动治疗。

(一)口部运动治疗

口部运动治疗主要是指下颌运动障碍、唇运动障碍和舌运动障碍的治疗,主要是针对下颌、唇以及舌的运动范围、运动速度、运动控制、精细运动分化等运动障碍进行治疗,促进控制它们运动的肌张力正常化,抑制异常的口部运动模式,促进正常的口部运动模式产生。口部运动治疗遵循治疗思路:增强感知觉→改善肌张力和肌力→针对性治疗。

1.下颌运动治疗

下颌运动治疗分为三步骤,首先,增强下颌感知觉,然后,采用促进治疗技术提高咀嚼肌肌力,再利用针对治疗技术阻断下颌的异常运动模式,建立正常的运动模式,为下颌的构音运动等奠定生理基础。采用手掌控制法、指尖控制法来提高下颌感知觉,增加患者下颌的自主控制能力。采用深压咬肌法、敲打咬肌法、拉伸咬肌法、振动咬肌法等方法,提高或降低咬肌肌力。针对性治疗采用下颌促进治疗技术和自主运动技术治疗下颌运动障碍,如采用咀嚼法、高位抵抗法等方法治疗下颌运动受限;采用低位抵抗法、侧向控制法、前位控制法等方法治疗下颌运动过度;采用低位控制法、大半开位控制法、小半开位控制法、高位控制法等方法促进下颌分级控制;采用高位——低位运动交替等方法促进下颌转换运动。

2.唇的运动治疗

唇运动治疗分为三步骤,首先,增强唇部感知觉,然后,采用促进治疗技术提高唇肌肌力,再利用针对治疗技术促进唇各种运动模式产生,为唇的构音运动等奠定生理基础。采用协助指压法、自助指压法、振动法、吸吮法等方法增加感知觉。针对性治疗采用下颌促进治疗技术和自主运动技术,促进唇各种运动模式产生,如采用按摩面部法、减少上唇回缩、减少唇侧向回缩、减少下唇回缩等方法,降低面部和唇肌肌张力,采用抵抗法、唇部拉伸法、脸部拉伸法等方法提高面部和双唇的肌张力。采用吸管进食法、夹住吹哨管、吹泡泡、拉纽扣法等方法增加圆唇运动;采用杯子进食法、模仿大笑、咧开嘴角发/i/等方法促进展唇运动;采用/i,u/交替发音促进唇的圆展交替运动。

3.舌运动治疗

舌运动治疗分为三步骤,首先,增强舌感知觉,然后,采用促进治疗技术提高舌肌肌力,再利用针对治疗技术阻断舌的异常运动模式,建立正常的运动模式,为舌的构音运动等奠定生理基础。通过对舌尖、舌面、舌两侧缘等部位间歇性地施以适当的机械刺激,来提高舌触觉灵敏性,以及提高舌内肌感受自身运动的感知觉。采用推舌法、挤舌法、侧推舌尖法、下压舌尖法、上推舌体法、侧推舌体法、下压舌体法、左右两半上抬法等方法提高舌肌肌力。针对性治疗,采用下颌促进治疗技术和自主运动技术治疗舌运动障碍,建立正常的运动模式,如采用舌前伸运动治疗法、舌尖向下、向上伸展、舌尖舔嘴角、舌尖洗牙面、舌尖顶脸颊、舌尖上卷等方法提高舌向前运动能力;采用咀嚼器刺激法、深压舌后部法、后位音法如发/u、ou/音等方法提高舌向后运动能力;采用舌前伸后缩交替运动法等方法提高舌前后转换运动能力;采用舌与上齿龈吸吮、舌尖发音、压舌板刺激法、吸管刺激法、按摩刷刺激法、勺底压舌法、敲击舌中部法等方法建立马蹄形上抬运动模式;采用敲击舌中线刺激法、舌后位运动训练器、发舌根音提高根(后部)上抬运动能力;采用舌侧缘刺激法、向中线压舌法、向下压舌侧缘、刺激上腭法、食物转送法、臼齿咀嚼法等方法促进侧缘上抬运动;采用舌尖上下运动、舌尖舔物法、舌尖运动训练器提高舌尖上抬与下降运动能力;采用舌前部拱起、舌前位运动训练器提高舌前部上抬运动能力。

(二)构音运动治疗

构音运动治疗是通过重读治疗法将口部运动与语音结合,将口部运动模式转化为声母和韵母所需要的构音运动模式,进一步提高下颌、唇和舌的精细分化运动能力的综合运动训练,是连接口部运动与构音语音训练的桥梁。训练内容包含下颌韵母运动训练、唇韵母运动训练、舌韵母运动训练、唇声母运动训练、舌声母运动训练。

1.下颌韵母运动训练

主要针对下颌上位韵母/i/、下位韵母/a/、半开位韵母/e/、/o/以及由它们组成的复韵母进行训练。

2.唇韵母运动训练

主要针对圆唇韵母/o/、/u/,展唇韵母/i/、/e/等以及由它们组成的复韵母进行训练。

3.舌韵母运动训练

主要针对舌前位韵母/i/等,舌后位韵母/e/等以及由它们组成的复韵母进行训练。

4.唇声母运动训练

主要针对双唇音/b/、/p/、/m/等,唇齿音/f/开头的音节进行训练。

5.舌声母运动训练

主要针对除唇声母外的其他17个声母开头的音节进行训练。

(三)构音语音治疗

构音语音训练包括韵母构音训练、声母构音训练、声调训练。

1.韵母构音训练

韵母音位构音训练遵循单元音/a/→/u/→/i/、/ü/→/e/、/o/→复元音后响韵母→前响韵母→中响韵母→前鼻韵母→后鼻韵母的训练原则。训练时应遵循发音认识→口部运动治疗→构音运动治疗的流程。如进行/i/的构音训练,首先进行发音认识:发/i/时下颌微闭合,舌前伸,处于高位,唇展开,声带振动,气流从口腔出;其次进行口部运动治疗,促进舌体前伸,唇展开;最后通过发含有/i/的单音节词和双音节词,进行构音运动训练,在构音运动训练中,可加入重读治疗,综合提高唇舌的灵活性和协调性,使构音都更有力,更清晰,更准确。

2.声母构音训练

训练时先进行声母音位的构音错误分析(包括发音方式和发音部位的错误),再按音位诱导→音位习得→音位对比→音位强化的流程进行声母训练。

声母构音错误分析:若声母遗漏或歪曲,说明发音方式、发音部位尚未习得,须进行发音方式和发音部位训练。若声母替代,要分清替代部分,如发音部位替代(如/d/→/g/),说明发音方式已习得,发音部位尚未习得,则须通过口部运动进行发音部位训练;如发音方式替代(如/m/→/b/),说明发音部位已习得,发音方式未掌握,则须通过触觉、视觉、听觉等提示方式建立正确的发音方式;如发音部位和发音方式替代(如/h/→/n/),说明发音部位和发音方式都未习得,则须进行发音部位和发音方式训练。

声母音位诱导训练:音位诱导训练是构音语音训练中最为重要的一个阶段,它的主要目的就是帮助患者诱导出本被遗漏、替代或者歪曲的声母音位,是从无到有的过程。首先进行音位感知和发音教育,认识该音位的发音部位和发音方式,其次根据错误的方向,进行针对性训练,找出正确的发音部位,建立正确的发音方式,掌握送气与不送气的特征。

声母音位习得:音位习得训练促进患者初步地习得该音位,将在诱导阶段诱导出的音位进行类化。通过大量的训练材料巩固发音,使患者能够正确发出声韵组合词,这些材料主要有:单音节(/音位+单韵母/、/音位+复韵母/、/音位+鼻韵母/)、双音节(前)、三音节(前)、双音节(后)、三音节(后)和三音节(中)。

声母音位对比:当患者新习得的目标音位没有到达一定的熟练程度时,极易与该目标音位相关的最小音位对存在混淆。对于混淆的最小音位对,进行区分练习,掌握二者的不同点,可以帮助患者进一步巩固和强化新习得的声母音位。

声母音位强化:声母音位治疗的最终目的是在生活中能够准确地用该音位进行交流,所以必须通过音位强化训练模仿各种日常情景中对于该音位的运用,在日常的情境中强化目标音位,可以帮助患者将所习得的目标音位更快地迁移到日常生活的使用中去。治疗师可以通过讲故事、生活对话、情景模拟等方式进行。

3.声调训练

声调训练时遵循从易到难的原则,首先习得第一、第四声调,其次习得第二、第三声调,训练过程中,可通过视觉、触觉、听觉等方式给予提示,帮助患儿理解,声调作为超声段部分,训练材料可先选择韵母,其次声韵(单、双、三)结合进行训练,最后可加入重读治疗,综合提高构音的灵活性和协调性,使构音更有力,更清晰,更准确。

第六节 吞咽功能的康复

脑卒中可以引起吞咽障碍。吞咽障碍是指由于下颌,双唇,软腭,咽喉,食管括约肌及食管功能受损,不能安全有效地将食物由口送到胃内以取得足够营养和水分。由神经系统疾病导致吞咽困难,称为神经性吞咽障碍。主要表现为流涎、食物在口中残留、呛咳,甚至不能咽下等等。

一、临床表现

吞咽障碍分为认知期、准备期、口腔期、咽期、食管期,各期表现如下:

(一)认知期吞咽障碍

主要表现为对食物的认知、正常的摄食程序及进食动作的障碍。患者无进食欲望;或出现吞咽失用,口部吞咽器官运动处于无序状态;或含住食物,无咀嚼动作;或注意力不集中导致呛咳等。

(二)准备期吞咽障碍

共同特征是流涎、食物在患侧面颊堆积或食物贴于硬腭上、食物咀嚼不当或有呛咳。伴发的征象有经鼻反流、构音障碍,或口腔内味觉、温度觉、触觉和实体觉减退或丧失。

(三)口腔期吞咽障碍

患者舌前 2/3 运动异常,舌来回作无效运动,可导致食团的形成和推进困难,而不能将食物送到口腔后部,表现为反复做咀嚼的动作;或食物滞留于一侧口腔或提前溢出;咽启动延迟或困难,或分次吞咽。

(四)咽期吞咽障碍

由于参与该期的肌肉运动的有效性和准确性的损害,造成吞咽时呼吸短暂停顿及气道保护出现障碍。最常见的症状是呛咳,并可伴有经鼻反流、误吸、气喘、吞咽启动延迟、咽喉感觉减退或丧失、音质沙哑、咽反射减退或消失、构音障碍等等。

(五)食管期吞咽障碍

患者食管上括约肌(环咽肌)不能适当松弛,食团在输送过程中停滞,患者主诉吞咽时食物堵塞于上颈部。另外,食管蠕动是食团移动的主要动力,当这种运动因各种疾病变得软弱无力,食管平滑肌蠕动障碍或痉挛,食物沿食管向下输送困难,可引起胸部堵塞感;或由于环咽括约肌不恰当松弛,咽下的食物会发生反流,导致误咽。

二、病因及发病机制

(一)病因

吞咽障碍的发生除由于吞咽器官肌肉纤维萎缩、感觉反馈和运动反射功能下降等生理性因素外,多由中枢神经系统及末梢神经系统障碍、肌肉病变等病理因素所致。常见病因包括脑卒中、痴呆、帕金森病、多发性硬化、吉兰-巴雷综合征、运动神经元病、重症肌无力等。

(二)发生的机制

1.吞咽的神经生理机制

吞咽神经控制包括:皮层和皮质下区域、脑干以及周围神经。吞咽神经系统皮层区域主要控制吞咽运动过程的意愿、编程、执行、启动,同时也控制认知、意识和运动协调(感觉功能)。皮质下区域主要控制吞咽辅助动作的启动、纠正和抑制。12对脑神经中有三叉神经、面神经、舌咽神经、迷走神经、副神经和舌下神经共6对脑神经参与吞咽反射活动。这些神经支配上消化道、呼吸道和发声器官的肌肉(包括口腔、咽、喉及食管),共同协调正常的吞咽过程。

2.吞咽过程的生理病理分期

(1)准备期:口腔内的机械刺激感受器是判断食团大小的重要感觉区域。若口腔感觉差或运动无力,即有可能出现唇闭合无力、咀嚼肌无力、鼓腮不能、口腔内食物残留、食物控制无力致提前溢出等。

(2)口腔期:此期软腭抬高,舌根部下降,咽后壁向前隆起,食团被挤压入咽,完成时间少于1~1.5秒。一旦食团到达舌后部并通过咽弓,吞咽动作变为非自主性活动,不再受意识控制。此期的功能障碍表现为咀嚼无力,口腔期持续时间延长;舌推进动作无效,食物残留于口腔内(舌面上、硬腭上、两侧颊沟口腔底部);食物向咽部提前溢出或从口内流出等。

(3)咽期:即食团由吞咽启动点运送到食管的阶段。其源于吞咽启动,舌根与下颌骨相交的任意一点可视为吞咽启动点。此期运动为不受随意控制的非自主性运动,一旦启动,则不可逆。同时,口内要有唾液或食物才能诱发吞咽启动点产生吞咽,如连续多次干吞咽后,很难再继续启动吞咽。正常的咽期吞咽需要主动吞咽意识与启动咽期吞咽共同参与,两者缺一不可,否则无法产生正常经口进食过程中所出现的规律与即时的吞咽动作。咽期是吞咽的重要阶段,仅持续0.8~1秒,需要完好的喉保护机制,否则很容易发生误吸。

吞咽启动后,可启动一系列生理活动,包括:①喉部复合体向上向前移动:向上可关闭呼吸道入口,始于声带,继而至喉前庭,可将漏入喉部内的食物由喉前庭推至咽,预防误吸的发生。正常人单次吞咽,呼吸暂停时间0.3~0.6秒;前移使食管上括约肌(环咽肌)打开,使食团进入食管。环咽肌在生理状态下保持连续张力性收缩,其作用是关闭食管入口,防止食物由食管反流入咽;而在咽期末呈正常生理性放松状态,有助于食物的通过。同时喉部复合体向上向前的移动使会厌基部增厚以协助喉前庭闭合,并在下咽腔产生真空,促进食团的推进。②软腭抬高与后缩、与咽后壁向前运动共同使腭咽闭合,防止食物进入鼻腔;咽缩肌由上到下规律地推动食团向下运动。③舌根下降和后缩与前突的咽后壁接触,闭锁上咽腔,增加了食团的推动力,防止食物重新进入口中。同时会厌折返,覆盖喉前庭,称为气道的第一道防线;折返的会厌形成"滑道"使食团向下滑落。

(4)食管期:食团通过食管蠕动进入胃。此期是食物通过时间最长的一个期,起于喉部下降,继而环咽肌开放,食物经贲门进入胃内结束,持续 6～10 秒。整个过程是由食管肌肉的顺序收缩实现的。食管下段是一高压区,源于组成括约肌的平滑肌紧张性收缩,括约肌压力的增加有助于防止食物从胃部反流入食管。

三、康复治疗

(一)吞咽障碍的非手术治疗

1.吞咽器官的力量及运动练习

包括唇部、下颌、面部及颊部、舌、软腭和声带闭合、喉上抬的力量练习,具体如下:

(1)唇部运动练习:主要包括唇部的几个基本动作,如抿唇、撅唇、闭唇动作的反复练习、重复交替以及抗阻练习。

(2)下颌、面部及颊部运动训练:下颌的基本动作主要是张口、闭口、下颌的左右两边移动和维持,在此基础上设计动作、抗阻维持。如把口张开至最大,维持 5 秒,然后放松,重复做 10 次,等等。还可以进行咬牙胶训练,应用一套不同厚度的专用牙胶,咬合运动有单侧、双侧、横咬合,以增加下颌骨稳定性及张口的能力。

(3)舌、软腭的力量及运动训练:舌的基本动作有伸舌、缩舌、舌尖沿硬腭后卷、舌向后接触软腭、舌尖沿唇角舐动、舌对食物的控制等,并在此基础上设计抗阻、交替、轮替、协调的动作训练,可通过发相应的辅音促进舌尖、舌体的相应动作完成,或给以食物、纱布来练习舌对食物的搅拌和控制,或吸管的分级训练,或运用压力和温度刺激、促进感觉。

(4)声带闭合、喉上抬练习:声门关闭是防止误吸的一项重要措施。当声门不能关闭时,误吸的危险性增加。我们在发声、屏气时声门是关闭的,在此原理基础上,可通过以下方法练习:①练习腹式呼吸,作咳嗽训练:腹式呼吸维持 5～10 秒,作一次咳嗽。按循序渐进原则,视患者的体力及动作的领悟能力来确定需要练习的总次数;②通过声门开始发声,通过发元音,音调由低音,逐渐延长发高音调,以促进声带最大程度的闭合,并努力延长发音的时间;③运用各种音调进行持续性发声,训练声带的向前关闭以及喉上抬运动;④患者坐在椅子上,双手支撑椅面做推压运动和屏气;然后,突然松手,声门大开、呼气发声。

2.Masake 训练法

Masake 吞咽训练法又称为舌制动吞咽法。吞咽时,通过对舌的制动,使咽壁向前突运动与舌根部相贴近,增加咽的压力,使食团推进加快。具体方法为:吞咽时,将舌尖稍后的小部分舌体固定于牙齿之间或治疗师用手拉出一小部分舌体,然后让患者做吞咽运动,使患者咽壁向前收缩。此方法主要运用于咽后壁向前运动较弱的吞咽障碍患者。但该方法可造成吞咽后食物残留增加,使咽吞咽启动更加延迟,增加渗漏或误吸的危险,所以不能直接运用于进食过程中。

3.Shaker 训练法

Shaker 训练法即头抬升训练。该方法有助于上食管括约肌(UES)开放,可减少改善吞咽后食物残留和误吸。可适用于上食管括约肌放开欠佳的患者,但不宜用于颈部运动受限及有认知功能障碍的患者,具体方法为:患者仰卧于床上,尽量抬高头,但肩不能离开床面,眼睛看自己的足趾,重复数次。

4.呼吸训练

提高呼吸控制能力有助于改善吞咽障碍。呼吸训练内容包括:学会腹式呼吸;强化腹肌、能迅速随意的咳嗽;缩口呼吸。以上方法能提高呼吸肌的力量,从而缓解颈部肌肉的紧张,呼气吸气的过程能控制得更为自如,能通过有效咳嗽去除咽喉部的食物残留。

5.感觉刺激训练

感觉的恢复有利于运动功能的恢复,感觉反馈的增加亦有助于吞咽功能的恢复,感觉刺激训练则是基于以上原理,增加患者口腔、咽部的多种感觉刺激,提高患者对食团的敏感度,对进食吞咽的注意力,以及诱发反射性咽部活动。刺激源包括压力、运动、冷刺激、气味和味道等。具体方法有:①把食物送入口中时,增加汤匙下压舌部的力量;②给予需要咀嚼的食团,借助咀嚼运动提供最初的口腔刺激;③鼓励患者自己动手进食;④给以冷食团或咽部给以冰刺激;⑤给以嗅觉刺激;⑥舌体上放置黑胡椒、薄荷、酸味食物刺激等。

6.呼吸道保护法

有一些具体的策略和方法,在吞咽过程中使用,可以关闭在吞咽时的呼吸道,或者增加环咽肌的开放及舌根后缩,从而使吞咽后食物在局部的残留减少,最后的结果就是减少了误吸的机会,起到呼吸道保护作用。这些方法包括:声门上吞咽法、超声门上吞咽法、用力吞咽法和门德尔松吞咽法。但这些方法只能短期使用,患者生理性吞咽恢复后即可停止使用。具体方法分述如下:

(1)声门上吞咽法:该方法具体步骤如下:①深吸一口气后屏住气;②将食团放在口腔内吞咽位置;③保持屏气状态,同时做吞咽动作(1~2次);④吞咽后吸气前立即咳嗽;⑤再次吞咽。完成这些步骤前,须先让患者做吞口水练习,患者在没有食物的情形下,能正确遵从上述步骤成功练习数次后,再给予食物练习。

该方法的作用在于在吞咽前及吞咽时关闭呼吸道,防止食物及液体误吸,吞咽后立即咳嗽,清除残留在声带处食物,而起呼吸道保护作用。如在此方法练习前,患者已经学习和掌握有关呼吸肌训练、声门闭合和喉上抬练习,则效果更好。但此法可产生咽鼓管充气效应,可能导致心脏猝死、心律失常,冠心病患者禁用。

(2)超声门上吞咽法:方法如下:吸气并且紧紧地屏气,用力将气向下压。当吞咽时持续保持屏气,并且向下压,当吞咽结束时立即咳嗽。

该方法的作用在于让患者在吞咽前或吞咽时,将构状软骨向前倾至会厌软骨底部,并让假声带紧密闭合,使呼吸道入口主动关闭,并通过吞咽后的咳嗽清除残留在声带处食物。它和声门上吞咽法的区别在于吞咽前用力屏气的程度不同。声门上吞咽法只需要用力屏气,而超声门上吞咽法需要用尽全力屏气,确保声门闭合。声门上吞咽法主要由声带的内收运动关闭呼吸道,而超声门上吞咽法不仅有声带的内收,还有杓状软骨带动假声带紧密闭合,呼吸道保护作用更强。适用于呼吸道入口闭合不足的患者,特别适合做过喉声门上切除术的患者;同时该方法可增加喉上抬的速度,对于颈部做过放射治疗的患者特别有帮助。禁忌证同声门上吞咽法。

(3)用力吞咽法:具体方法包括 2 个内容,即强力吞咽和多次干吞。强力吞咽即吞咽时,所有的咽喉肌肉一起用力挤压。多次干吞即每次食物吞咽后,反复几次空吞唾液使食团全部咽下,然后再进食。此方法的主要目的是减少吞咽后的食物残留。

(4)门德尔松吞咽法:门德尔松吞咽法可以增加喉部上抬的幅度和时间,并借此增加环咽肌开放的时间与宽度。具体方法如下:①对于喉部可以上抬的患者,当吞咽唾液时,努力上抬喉部并同时保持数秒;②对于上抬无力的患者,治疗师用手上推喉部来促进吞咽。即只要喉部开始抬高,治疗师即可用置于环状软骨下方的示指与拇指上推喉部并固定。

(5)呼吸道保护手法比较:①声门上吞咽法,在吞咽前或吞咽时,用来关闭真声带处的呼吸道;②超声门上吞咽法,做吞咽前或吞咽时,用来关闭呼吸道入口;③用力吞咽法,在咽吞咽时用来增加舌根部后缩力量,可以把咽部残留食物清除干净;④门德尔松吞咽法,用来增强喉部上抬的幅度与时间,借此增加环咽肌开放的程度与时间。

7.吞咽姿势改变

包括身体姿势的调整和头部姿势的调整。

(1)身体姿势调整:其机制主要是改变重力方向,减少吞咽过程中或吞咽后的残留。如偏瘫患者,最好是采用健侧侧卧的半坐卧位,即健侧在下,患侧在上,这是利用了重力作用使食团(或食物残留)在健侧咽吞咽。食管反流者及胃管进食者,建议吞咽时及吞咽后端坐体位或半坐位,减少反流。但对于依从性不佳的患者不建议使用。

(2)头部姿势调整:吞咽头部姿势改变法操作简便,效果迅速。包括仰头吞咽、低头吞咽和转头/头旋转吞咽。

仰头吞咽:仰头吞咽时能使口咽的解剖位置变宽,会厌谷变得狭小,从而增快口咽期的食物运送,减少会厌谷的食物残留。对口咽腔运送慢的患者是一项很有用的代偿技术。但不适用于呼吸道保护功能欠佳或咽食管段功能障碍的患者。

低头吞咽:低头吞咽指吞咽时下颌与胸骨柄部接触。低头吞咽能使口咽解剖结构变窄,使舌骨与喉之间的距离缩短;同时会厌软骨被推到接近咽后壁,使它们之间距离缩小,会厌软骨与杓状软骨之间的距离也减小,从而使呼吸道入口变窄。适用于延迟启动咽期吞咽、舌根部后缩不足、呼吸道入口闭合不足患者。但不适用于咽功能差的患者。同时建议结合其他治疗方法和策略,如改变体位法或改变食团大小等方法。

转头或头旋转吞咽:转头吞咽主要应用于单侧咽部功能减弱的患者,将头转向患侧吞咽。主要作用是使头转向侧变得狭窄或关闭。头旋转吞咽可清除梨状窦残留物。如左侧梨状窦残留食物,采用向右侧转头吞咽,反之亦然。

8.理疗

主要包括低频和中频电刺激,以及气脉冲刺激治疗。

(1)低频电刺激:常用的有下列几种类型:神经肌肉电刺激疗法、电肌肉刺激疗法和经皮神经电刺激疗法。神经肌肉电刺激疗法、电肌肉刺激疗法主要治疗目标是强化无力肌肉,延缓肌肉萎缩,改善局部血流,帮助恢复运动控制。Vitalstim 是神经肌肉电刺激疗法的一种类型。目前在临床有较广泛的应用。经皮神经电刺激疗法一般为便携式刺激器,应用于体表,主要用于疼痛治疗,可用于吞咽时疼痛的治疗。

(2)中频电刺激治疗:中频电流具有可调制的特点,可通过不同的波形、调制频率交替出现,克服机体对电流的适应性;能克服组织电阻,作用到更深层的肌肉;对正常神经支配的肌肉和失神经支配的肌肉都能起到较好的刺激作用。电极放置部位和低频电刺激方法类似。

(3)气脉冲刺激治疗:使用具有一定压力的气泵发生器,对口腔舌咽神经支配的扁桃体周围区域给予气脉冲刺激的治疗方法称为气脉冲刺激治疗。气脉冲刺激后,食物的吞咽次数与吞咽欲望明显增加。

与电刺激治疗相比,气脉冲刺激治疗简单、安全,被认为是吞咽障碍创新性治疗方法之一,尤其适合儿童吞咽障碍患者。

9.针灸治疗

针刺风府、人迎、百劳、廉泉。刺法:风府穴向喉结方向进针 1.0～1.2 寸,使针感到达咽喉部;人迎直刺 1.5 寸,使有窒息样针感;百劳直刺 12 寸,使局部酸胀;廉泉用 3 寸长针向咽喉部直刺;软腭抬举无力者点刺软腭 3～5 次。针刺局部穴位对球麻痹所致的口唇、舌、软腭和咽喉的真性麻痹或是假性球麻痹导致的痉挛性麻痹,具有兴奋或抑制的双向调整作用,从而改善吞咽功能障碍。

(二)吞咽障碍的手术治疗

从手术目的来说,吞咽障碍的手术治疗可以分为 4 类:改善营养的手术、改善呼吸道防护的手术、口腔修复手术和彻底性外科手术。改善营养的手术包括鼻饲、胃造瘘术、空肠造瘘术和静脉置管术,是通过改变营养物质进入的通路来改善患者的营养状况,但须注意手术后可以置管保留的时间;改善呼吸道防护的手术包括气管切开术、改善声门关闭的手术(声带注射术、喉成型术、杓状软骨内收术)、喉悬吊、口腔底重建及会厌成形术和环状软骨部分切除术。口腔修复手术包括口腔的矫形和修复手术,其目的是为部分或完全丧失口腔结构的患者提供合适替代治疗。最后,彻底性外科手术使呼吸道和食管彻底分开,喉的发声和呼吸功能丧失,呼吸改道,经气管造瘘口呼吸,此类方法仅适用于顽固性严重误吸,威胁生命,而且经前述各种方法均无效者。包括喉腔喉模填塞术、喉腔关闭术、喉气管离断术、喉切除术、环咽肌切断术和食管替代手术。

第七节 认知功能的康复

一、注意力障碍的康复

在确定意识清醒的状态下,首先进行的认知功能检查的项目就是注意力的检查。在评定记忆、语言、抽象思维、定向、空间结构等复杂的功能前,必须要清楚知道患者注意的可持续时间。注意力涣散的患者在检查中很难正确理解测试中的指令,无法得到正确的评价结果。

注意力是指不被其他的内部刺激和外部环境刺激所干扰,对特异刺激产生注意的能力。注意力必须是在清醒的状态下才能建立。注意力集中是指对某种刺激能保持较长时间的注意,这是非常重要的。

(一)解剖定位

注意力主要是由脑干的上行激活系统和边缘系统及皮质间相互作用而产生的。它使人能排除干扰而集中到特定的课题上。排除干扰的能力是由大脑皮质完成的,注意过程的统合部分是由边缘系统完成的,网状激活系统的功能目前还不是很清楚。脑的很多部位的损伤都会引起注意力障碍。一般认为丘脑、内囊后肢及其他的皮质下结构的损害往往会引起注意障碍。对注意力的影响,右半球病变比左半球病变要大得多。否认、半侧空间忽视及双侧刺激消失,均以右半球损伤为明显。

(二)注意力四大特征

1.警觉水平

对刺激的一般接受性和对应答的准备性,是注意力强度水平的特性。

2.集中功能

即在多个刺激中将注意力集中在特定刺激上的能力。

3.分散功能

即自然而然地将注意力转移到其他方面的特性,在同时进行几个作业时,能将注意力合理分配的能力。

4.持续性

评价注意力的持续能力。

(三)注意障碍的分类

为了对注意能力进行分类,有必要首先描述那些经常被报道的由于脑功能障碍引起的注意障碍。基本注意能力障碍的简单分类:①警觉水平;②集中注意;③分散注意;④持续注意。这种简单分类应该从属于特定的补偿策略。需要承认的是上述区分是人为的,并且有重叠。其优点是十分简单,从而有利于被专家和其他相关人员理解。

1.警觉水平

障碍可以表现为经常打哈欠、嗜睡、觉醒或者警醒困难,患者显得对任务没有兴趣、缺乏动机。患者不能对内部或外部的提示线索增加他们唤醒的水平,表明他们对此类需要不能适当地增加应答行为。患者不能对警告做出应答(例如:一个扔过来的球);不能为应付较高的注意要求付出相应的注意努力。

2.集中注意

指个体对某一刺激集中注意而忽视其他非相关的内部或外部刺激的能力。集中注意障碍可以被最简单地描述为分心能力问题。许多脑功能障碍的患者常常不报告他们存在集中注意障碍的问题,而他们常常会报告他们有高度分心的问题。具体一点说,他们在有其他声音、形象或动作干扰时,不能将注意力集中于某一特定的任务或谈话中。脑功能障碍的成人可能会报告分心的问题,他们在自己的孩子过于吵闹或过于活泼时不能读报纸或看电视。高度的分心表明保持注意力并将之集中于感兴趣的刺激(如教师的讲课或电视节目)的能力下降,也可能是抑制、延迟和停止应答以及抵抗无关事件干扰的能力下降的表现。患者在所处环境中每次有新的刺激,甚至很细小的无关刺激,也会使患者的注意力被干扰,出现中断。

3.分散注意

简单地说是指一个人在某一时间同时注意多个事情的能力,也就是说在多个任务、刺激、注意等之间切换注意力的能力。例如,患者常常会诉说不能同时注意在准备一顿饭过程中涉及的所有事情(如什么时候烧土豆、什么时候把肉放在烤架上等),不能同时完成多项的工作职责(如在看一份报告的同时往电脑中录入数据),或者不能在听报告的同时记笔记。脑功能障碍的患者经常声称他们不能在同一时间做不同的事情,他们往往要求把他们所要做的事情列出来(如工作任务、家务杂事、学术活动等),然后一个一个地去做。需要注意的是,分散注意障碍和集中注意障碍可能独立存在。就是说,有些患者当他们的孩子在厨房吵闹时他们仍然可以做饭,但他们不能同时做多个任务(如同时煮粥、炒菜和布置餐桌)。相反,其他一些患者有可能同时做多个任务(如准备一顿饭),但不能有孩子们在厨房中吵闹。

4.持续注意

持续注意指的是个体对给定刺激的注意力保持的时间长度。脑功能障碍的患者经常报告他们不能在整个一堂课、一个电视节目或特定的工作任务过程中保持注意力。为了维持注意力,这些患者需要更频繁地休息或经常更换简短的任务。持续注意的问题在日常生活的各个方面可能体现得更明显(如工作、学校、家庭和休闲方面),并且相对于其他人来说,这种障碍对某些职业可能有影响(例如空中交通管制人员,质控人员和工厂精细组装人员等)。

(四)康复评定

1.警觉水平的检查

(1)行为观察:警觉水平多数通过观察获得,例如:受试者是否走神以至睡着?他们是否对受试环境感兴趣,表现为四处张望和询问?在患者与临床医生初次会面时是否唤醒注意增加?警告提示能否提高他们的警觉?

(2)等速拍击试验:要求被试者在5分钟内以每秒1次的速度进行连续拍击的试验。让患者用健侧手拿铅笔敲击桌子练习10秒钟,测验时检查者记录每个10秒钟内的敲击数量,5分钟共 30 个记录量,通过 30 个时段的平均敲击数和其标准偏差就是该测验的反应倾向度、反应不稳定程度。

2.集中功能的检查

(1)行为观察:患者是否常常被环境的刺激所干扰(如噪声、事物的移动)? 或者他们是否走神?

(2)听运动检查法:是将 5 种类似音以不规则形式排列,如"啪、它、呀、哈、啦"等五个类似音,并以每秒一个音的速度读出。受试者听到目的音做出一个反应,敲桌子或者按键。要求每分钟有 10 个目的音,共测 5 分钟,算出正答率和命中率。正答率=正答数/50;命中率=正答数/总反应数,与正常人对照。

3.分散功能检查

(1)行为观察:康复训练时,从一个动作转换到另一个动作是否有困难? 能否同时做多件事情,例如一边听一边做笔记。

(2)字母划消试验:字母划消试验是检查用纸上无规律地排列着 36 个文字,其中有 10 个大写文字。其他均是小写,字和字间大多是空一个间隔,只有 4 个地方是空两个间隔,测试 A 是将大写文字划掉。测试 B 是将大写文字和空两个间隔的前面的一个文字划掉。针对其速度、误反应以及正反应的漏掉次数进行评价。

4.持续性检查

(1)行为观察:患者是否难以在较长的一段时间范围内保持静坐? 他们的思维是否看起来经常走神?

(2)划消测验:给受试者一支笔,要求其以最快的速度,准确地划掉指定的数字或字母。例如划去下列数字中的"3"和"5":

816509129812766539821587764576898763532519851

327432321873276455987265845874219834318431 9

7843219873276532987532985329876376953280976 9

记录正确的划消数字与错误的划消数字,并记录划消时间。根据下列公式计算持久性或稳定性指数

指数=(总查阅字符数/划消时间)×(正确划消数-错误划消数)/应划消数

(3)连减或连加 7 的测验:可以用 100 减 7,也可以用 7 连加。在测试中测试语很重要,应该说 7 加 7 等于几,再加 7 呢,再加 7……,而不是 14 加 7 呢,21 加 7 呢……。连减 7 也是一样。本测验受智力、教育程度、计算能力、记忆力等多方面因素的约束,特异性不强。但对情报处理能力的判定却是非常敏感的,它可以为患者的社会回归提供参考。

(五)康复训练

1.改进注意障碍的一般方法

制订康复计划应根据下面几个因素进行调整:第一,应该考虑患者工作环境的任务要求,分清轻重主次,以及所处社会关系。例如让患者做"较简单"文件分选工作,这对分散注意要求

低,但是有时间要求,尽管表面上看可以,实际上可能不合适。因为这种患者信息加工速度慢,应该安排没有时间限制的工作。第二,应该对患者的障碍进行分析,对不同的注意障碍,应给予不同策略。当然,患者其他障碍(如记忆力、洞察力)也可能会影响到患者的康复效果。如果康复措施没有明显效果,需要考虑更换策略。第三,对患者的个性、动机以及洞察力加以考虑,这对患者能够多大程度地利用康复策略也非常重要。

干预措施包括:①外部因素,如改变周围环境,对重要相关人员的专门培训。②内部因素,如试图提高或恢复注意能力,传授补救措施。就改进日常注意功能来说,康复措施的潜力是有限的。但注意康复措施具有重要的作用,它有利于患者认清自己的注意方面的障碍。可以帮助他们做出适当的日常决定,避免做出错误的选择。

2.改进注意障碍的专门策略

(1)改进警觉水平的方法:警觉障碍一般先用药物治疗。心理治疗可提高注意的药物治疗效果,也有可能改善集中注意。可以降低警觉水平的药物须避免。

①根据警觉水平安排活动(如经常休息、小睡),以保证患者得到充足的休息。

②每日记录治疗所能维持的时间长度,可以对患者的任何进步予以赞扬。在有信息,特别是新的信息进入时提醒患者。鼓励患者以直立姿势工作。

③房间中(以及治疗者衣着)避免使用单调的颜色。用大量照片装饰患者房间也可能有帮助。

④鼓励患者在警觉水平最高时安排高警觉要求的任务,如在警觉水平最高时安排"最不感兴趣的"工作。

⑤任务可以经常更换,对于新的刺激给予患者暗示。

(2)提高集中注意的方法

视觉注意训练:在训练过程中,要求患者与治疗人员保持目光接触,训练患者注视固定和追视移动的目标。另外,也可以采用形状或数字划消作业。按照要求划消指定的形状或数字。随着症状的改善,选择要求注意保持时间较长的作业进行训练。类似地,可以进行听觉注意训练。

改善集中注意障碍的最有效的策略可能是重新安排环境,以减少干扰因素(如噪声、人员拥挤等)。这样的策略可以包括将精力不集中的患者安排在安静的环境中进行康复训练。使用耳塞,住小卧室,使用消除噪声机器。当干扰即将来临时提醒患者,要求他们尝试忽视这种干扰,这对他们可能会有帮助。在与他们交谈时客气地要求他们集中注意,这也可能有帮助。赞扬和奖励集中注意的行为,并尝试减少注意力不集中的行为。

(3)改善分散注意的方法:对于分散注意障碍的患者,基本的训练方法,就是准备两种不同的作业,当治疗人员发出"变"的指令时,患者就要停止当前的作业而改做另一项作业。例如,可以转换划消奇数或偶数作业。

改善患者在分散注意方面的障碍,最简单的补偿策略一次只完成一个任务,从而最大限度地减少改变注意的要求。

总的来说,多个活动不应该同时进行。应该给这方面有障碍的患者提供书面的指导,将康复任务或工作打断成各个部分来完成。

(4)改善持续注意的方法:为提高注意技巧,在康复的过程中间应给患者提供足够的休息时间。在工作环境中,也应该给有持续注意障碍的人安排足够的中途休息以提高效率。

①可以由其他人(如家庭成员、教师、导师)来监视患者的工作效率。如果发现患者的注意力发生漂移,可以提示其回到相关的任务中来。

②将活动的持续时间安排得短一些。将有趣的和无趣的活动交错安排,这样有助于延长患者保持注意力的时间。

③应对持续活动方面的进步加以赞扬。

二、记忆障碍的康复

(一)一般策略

1.恢复记忆法

练习一些实践性的任务,例如学习数字串、通过分组或分类来记忆项目等,即通过对记忆进行锻炼来加强。

2.重新组织记忆法

(1)固定系统:是指把言语刺激的图像与数字或者可想象的位置相关联。这种方法可以维持 30 分钟。

(2)视觉意象:包括想象一个和言语刺激相对应的视觉刺激。例如:想要记住"手套"和"猫"这一对单词,可以通过想象一个戴着手套的猫来促进对这一对单词的记忆。

(3)无差错学习法:通过提示来增强记忆。例如先给患者呈现一个单词的前两个字母,然后在患者猜测之前给出整个单词。

(4)逐渐减少提示法:即通过在学习中逐渐减少提示来训练患者的记忆能力。

3.行为补偿法

(1)个人环境提示:运用患者的穿着或者携带的东西作为提示物来提示重要的事件或任务。

(2)邻近环境的提示:指应用外部记忆手段或房间内器具的摆放变化促进记忆信息。

(3)外部记忆辅助:例如:采用与患者需要相关的笔记本记录已发生的事情和要做的事情,或者用闹钟进行提示等;给房间里的抽屉和橱柜贴标签以增加患者的定位能力;将家庭用具与声音联系在一起,以便提醒可能会忘记关掉用具的患者。

(4)远的环境提示:是指家庭以外的场所的设计能够提示患者周围环境中各种场所可能在什么地方。如彩色的标示箭头等。

(二)特定策略

根据记忆不同阶段的损伤制定策略。

1.改善编码和巩固损伤的策略

(1)为患者提供一个外部刺激最小的环境以使患者的精力分散最小化。对特定的患者可以提供理想的声音。

(2)帮助患者集中注意力,要求患者一次只做一件事。

(3)为编码困难的患者提供信息时,要用眼睛注视他们。

(4)要求患者记录重要的谈话内容,对需要做的事情进行列表。

(5)鼓励患者提问。

(6)多为患者提供他们感兴趣的信息。

(7)多为患者提供重复的信息,以使有巩固缺陷的患者获益。

2.改善提取损伤的策略

(1)提供简单的言语提示。

(2)采用外部提示,如笔记、列表、闹钟、贴标签等方式,使用这些方式时,把它们融入到日常生活中是很重要的。例如,单独的闹钟的响声也许不足以提醒患者吃药,但是如果把闹钟放到每天要吃的药物旁边,就可以对患者进行提示了。

3.掌上电脑

也可以尝试用于记忆损伤的患者。

三、知觉障碍的康复

知觉是发现信息的能力,是认识过程的第一步。知觉包括所有的感觉功能,如视觉、听觉、空间觉、触觉等,同时依赖于感知者的经验和知识水平。知觉障碍最常见的是失认证、单侧空间忽略(USN)和失用症。

(一)视觉失认

视觉失认是指在没有以失语症为首的言语障碍、智力障碍、视觉障碍等情况下,不能认知、肯定眼前的视觉对象为何物的一种状态,表现为通过视觉可以看到物体,却不知道物体是什么,而通过触觉听觉等视觉以外的感觉可以感知物体的特征,视觉失认可分为颜色失认、面容失认、物体失认。

1.适应证与禁忌证

(1)适应证:各类脑血管意外、颅内肿瘤、颅内感染、脑外伤、痴呆、脑瘫、中毒性脑病等各种脑部损伤的患者。

(2)禁忌证:不能配合训练者,如意识障碍、严重失语理解和表达障碍、拒绝训练或无训练动机者;不能耐受训练者,如病情严重、全身状态差等情况;不宜进行训练者,如病情不稳定者。

2.设备与用具

照片、颜色图片、日常用品、拼板等。

3.训练方法与步骤

(1)了解患者的疾病史、个人史、生活环境及认知情况。

（2）选择安静的房间，根据患者功能水平选择训练内容和方法，备好用具。

（3）对患者和家属说明训练的目的、要求及内容。

（4）让物体失认者进行相同物品配对、按物品用途分组、指物呼名、按口令指物和按指令使用物品练习。

（5）让面容失认者反复识别家人、亲属、名人等照片，可以借助语言提示。

（6）用颜色卡片对颜色失认者分别进行颜色匹配、颜色命名和按指令指出颜色练习，并对没有颜色的图片进行着色（如对没填颜色的香蕉图片涂相应的颜色）。

（7）教会患者使用视觉外的正常感觉进行代偿。

（8）调整生活环境。如在物品上贴标签，或把不能识别的人物名字写在照片上。

4.注意事项

进行识别训练时注意感觉的输入方式，以保证训练效果。

（二）触觉失认

触觉失认是指在、触觉、温度觉、本体感觉以及注意力均无障碍的情况下，不能通过触摸来识别从前早已熟悉的物体的意义，如不能命名，不能说明该物体的用途等。

1.适应证与禁忌证

同视觉失认。

2.设备与用具

各种质地的材料、砂纸、日常用品等。

3.训练方法与步骤

（1）了解患者的病史、个人史、生活环境及认知情况。

（2）选择安静的房间，备好用具。

（3）对患者和家属说明训练的目的、要求及内容。

（4）辨识训练：让患者闭目，用手感觉、分辨和识别不同质地的材料，如砂纸。

（5）感觉刺激：如用粗糙的物品沿患者的手指向指尖移动进行触觉刺激。

（6）利用视觉或健手的感觉帮助患肢进行感知，重视对物体的形状、材料、温度等特质的体验。

（7）让患者反复触摸须辨认的物体，然后将此物和其他几个物体放入不透明的箱中，让患者从中取出先前辨认过的物体。

4.注意事项

（1）让患者了解其在日常生活中的潜在危险性，避免损伤。

（2）进行识别训练时注意感觉的输入方式，以保证训练效果。

（三）单侧空间忽略

单侧空间忽略（USN）是脑卒中后最常见的行为认知障碍，表现为对大脑损伤灶对侧身体或空间物品不能注意以及对该侧身体或环境所发生的变化不能做出响应或反应迟缓。

1.适应证与禁忌证

同视觉失认。

2.设备与用具

硬币、积木、涂色图画、拼图、训练用纸、笔、轮椅、计算机辅助训练等。

3.训练方法与步骤

(1)了解患者的病史、个人史、生活环境及认知情况。

(2)选择安静的房间,备好用具。

(3)对患者和家属说明训练的目的、内容及要求。

(4)进行各种视觉搜索训练,如面对镜子自画像,梳洗等。

(5)在日常生活中尽量给予忽略侧各种感觉刺激,对于浅感觉,可对忽略侧进行冷、热、触觉刺激,对于深感觉,可对忽略侧进行被动或主动活动。

(6)用患肢或双手交叉进行跨越中线的作业活动。

(7)日常基本动作训练。

(8)功能代偿训练,如在忽略侧使用蜂鸣器来提醒患者将注意力放在忽略侧。

(9)生活环境调整,如与患者讲话时站在忽略侧,日常用品、电视机等放在忽略侧,使患者注意。

4.注意事项

(1)搜索训练要由易到难,即从线到面、从小范围到大范围、从空间连续性搜索到不连续的大幅度搜索;搜索目标由少到多;速度由慢到快。

(2)注意训练效果在日常生活中泛化。

(四)意念运动性失用

意念运动性失用是指运动记忆的存储受到破坏,导致运动记忆的计划和编排障碍。表现为患者不能执行运动口令,不能按照口令徒手操作使用某一工具的活动,但是给患者某一工具,则可以自动做出使用该工具的动作。

1.适应证与禁忌证

同视觉失认。

2.设备与用具

各种日常用品、积木等。

3.训练方法与步骤

(1)了解患者的病史、个人史、生活环境及认知情况。

(2)选择安静的房间。根据患者的功能水平选择训练内容和方法,备好用具。

(3)对患者和家属说明训练的目的、要求及内容。

(4)在治疗前及治疗中给患肢以触觉、本体感觉和运动觉刺激,加强正常运动模式和运动计划的输出。

(5)对于动作笨拙和动作异常尽量不用语言来纠正,而应握住患者的手帮助完成,随动作的改善逐渐减少辅助量。

（6）应尽量使活动在无意识的水平上整体地出现。

（7）ADL训练尽可能在相应的时间、地点和场景进行。

4.注意事项

（1）意念运动性失用者往往能够较好地完成粗大的全身性活动，训练时不宜将活动分解。

（2）在患者完不成动作时给予必要的支持，告诉他"没有完成动作并不是你不会做，而是动作太难"。可把动作改为简单些的，不使患者感到难堪，当患者成功后给予鼓励。

（五）意念性失用

意念性失用是指意念或概念形成障碍，是动作的构思过程受到破坏而导致的复杂动作的概念性组织障碍。表现为患者可以完成一系列动作的任意一个分解动作，但是却不知道如何一步一步地完成该系列动作。

1.适应证与禁忌证

同视觉失认。

2.设备与用具

训练用卡片、各种日常用品的实物、积木、必要的生活自助具等。

3.训练方法与步骤

（1）了解患者的病史、个人史、生活环境及认知情况。

（2）根据患者的功能水平选择训练内容和方法。

（3）选择安静的房间，备好用具。

（4）对患者和家属说明训练的目的、内容及要求。

（5）把活动分解为若干步骤分别进行练习，逐步串联起来完成一整套系列动作。

（6）日常生活中应选用动作简化或步骤少的代偿方法，如使用松紧腰带裤。

4.注意事项

（1）当患者不能通过描述活动顺序来促进运动改善时，应避免口头提示，而采用视觉或触觉提示。

（2）要慎重选择须较高水平运动计划能力的自助具，如系扣器等。

（六）运动性失用

运动性失用是指在排除麻痹、肌张力异常、共济失调、不随意运动、听力障碍、理解障碍等情况下，出现的病灶对侧肢体（特别是手部）的精细动作笨拙、缓慢等症状。

1.适应证与禁忌证

同视觉失认。

2.设备与用具

训练用卡片、各种日常用品。

3.训练方法与步骤

（1）了解患者的疾病史、个人史、生活环境及认知情况。

（2）选择安静的房间,备好用具。

（3）根据患者的功能水平选择训练内容和方法。

（4）对患者和家属说明训练的目的、内容及要求。

（5）在进行特定的作业活动前先给肢体以本体感觉、触觉、运动觉刺激,如制动轮椅训练前可给肢体进行活动。

（6）在训练中给予暗示、提醒或亲手教,症状改善后逐渐减少提示并加入复杂的动作。

4.注意事项

训练中尽量减少口头指令。

（七）结构性失用

结构性失用是指在特定的作业,如绘图、组装玩具或模型、建筑手语等与构图、结构有关的活动中存在的障碍。表现为患者在模仿检查者提供的图案或模型时,患者摆积木的程度好于临摹图画,患者可以发现自己的错误,却无法纠正。

1.适应证与禁忌证

同视觉失认。

2.设备与用具

各种几何图形、积木、拼图、火柴棍、木钉盘等

3.训练方法与步骤

（1）了解患者的疾病史、个人史、生活环境及认知情况。

（2）根据患者的功能水平选择训练内容和方法。

（3）选择安静的房间,备好用具。

（4）对患者和家属说明训练的目的、内容及要求。

（5）让患者进行复制几何图形、复制二维、三维结构等作业活动。

（6）增加本体感觉和肌肉运动知觉的输入,如在石板或粗糙地面上画图等。

（7）进行组装家具等操作性 ADL 训练。

（8）对动作成分进行分析,对完成困难的环节提供辅助;或先完成部分,再完成全部。

（9）对完成组装任务困难者要按顺序摆放配件,或给配件做出顺序标记,或提供模板。

4.注意事项

复制作业应从简单的图形或熟悉的人、动物或物品开始。从平面过渡到立体。

第八节　偏瘫的康复

偏瘫又叫半身不遂,是指同一侧上下肢瘫痪,多同时伴有同侧或对侧面肌和舌肌下部的运动障碍。损伤大脑皮质、皮质下-脑干任何与运动相关部位,均可发生偏瘫。脑血管病是引起偏瘫最常见的原因。颅脑外伤、脑血管畸形、脑动脉瘤、脑肿瘤、脑内感染、脑变性病及脱髓鞘病均可出现偏瘫。本节主要讨论脑卒中引起的偏瘫。

一、分类及临床表现

(一)分类

偏瘫的分类方法较多,有按偏瘫的轻重程度分类,有按病变部位分类,有按偏瘫的表现形式分类。概括如下:

1.按轻重分类

(1)完全性偏瘫:是指一侧中枢性面神经、舌下神经及上下肢的瘫痪,瘫痪的程度完全,肌力为0级。

(2)不完全性偏瘫:是指一侧轻度的中枢性面神经、舌下神经与上下肢瘫痪,按程度可分为1~4级。

(3)均等性偏瘫:指身体一侧的中枢性面神经瘫痪、中枢性舌下神经瘫痪和中枢性上下肢瘫痪的程度相等。不管是完全性偏瘫或不完全性偏瘫,此三部分的瘫痪程度总是相等的。均等性偏瘫多见于内囊的损害,因为内囊是运动纤维的集中处,在内囊发生较小的病灶就可损伤通过内囊的所有运动纤维,出现完全性或不完全性均等性偏瘫。此外,均等性偏瘫亦可见于皮质下白质较大的病灶损害时。

(4)不均等性偏瘫:指中枢性的面神经瘫痪、中枢性舌下神经瘫痪、中枢性的上肢瘫痪及中枢性下肢瘫痪的程度不相等,是皮质下白质病变的特点。根据病灶发生的部位不同而出现的不均等的偏瘫亦不同,一般分为两种情况:①以面神经、舌下神经和上肢为主的偏瘫:可见于中央前回下2/3的皮质下白质损害时,常见于脑血管病、肿瘤、脑脓肿、脑炎、脑脱髓鞘性疾病及脑外伤等;②以下肢为主的偏瘫:可见于中央前回上1/3的皮质下白质的病变。主要表现为下肢的瘫痪程度重,而上肢及面神经、舌下神经瘫痪轻。

2.按偏瘫的表现形式分类

(1)轻偏瘫:在偏瘫极轻微的情况下,如进行性偏瘫的早期,或一过性发作性偏瘫的发作间隙期,瘫痪轻微,如不仔细检查易于遗漏。

(2)弛缓性偏瘫:表现为一侧上下肢随意运动障碍伴有明显的肌张力低下,随意肌麻痹明显而不随意肌则可不出现麻痹,如胃肠运动、膀胱肌等均不发生障碍。一般是在脑卒中早期出现,脑损伤严重或顶叶受损时,此期延长至1~3个月。

(3)痉挛性偏瘫:一般的是由弛缓性偏瘫移行而来,其特点是明显的肌张力增高。上肢的伸肌群及下肢的屈肌群瘫痪明显,肌张力显著增高,故上肢表现为屈曲,下肢伸直,手指呈屈曲状态,被动伸直手有僵硬抵抗感。

(4)意识障碍性偏瘫:表现为突然发生意识障碍,并伴有偏瘫,常有头及眼向一侧偏斜。

3.按病变部位分类

(1)皮质与皮质下性偏瘫:皮质性偏瘫时,上肢瘫痪明显,远端为著。如果出现皮质刺激现象有癫痫发作。顶叶病变时,有皮质性感觉障碍,其特征是浅层感觉即触觉、温痛觉等正常,而实体觉、位置觉、两点辨别觉障碍明显。感觉障碍以远端为明显,右侧皮质性偏瘫时常伴有失语、失用、失认等症状（右利）。大脑皮质性偏瘫一般无肌萎缩，晚期可有废用性肌萎缩；但顶叶肿瘤所致的偏瘫可有明显的肌萎缩。皮质或皮质下偏瘫腱反射亢进，但其他锥体束征均不明显。皮质与皮质下偏瘫以大脑中动脉病变引起的最常见，其次为外伤、肿瘤、闭塞性血管病、梅毒性血管病或心脏病引起的脑栓塞等。

（2）内囊性偏瘫：锥体束在内囊部受损伤后出现内囊性偏瘫，内囊性偏瘫表现为病灶对侧出现包括下部面肌、舌肌在内的上下肢瘫痪。偏瘫时受双侧皮质支配的肌肉不受累，即咀嚼肌、咽喉肌以及眼、躯干和上部面肌。但有时上部面肌可以轻度受累，额肌有时可见力弱，表现眉毛较对侧轻度低下，亦可有眼轮匝肌力弱，但这些障碍为时短暂，很快恢复正常。内囊后肢的前 2/3 损害时，肌张力增高出现较早而且明显，内囊前肢损害时出现肌僵直。内囊性偏瘫最常见的病因是大脑中动脉分支的豆纹动脉供应区出血或闭塞。

（3）脑干性偏瘫（亦称交叉性偏瘫）：脑干病变引起的偏瘫多表现为交叉性偏瘫，即一侧脑神经麻痹和对侧上下肢瘫痪。其病因以血管性、炎症和肿瘤为多见。

①中脑性偏瘫：a.Weber 综合征：是中脑性交叉性偏瘫的典型代表，其特点是病变侧动眼神经麻痹，病灶对侧偏瘫。由于动眼神经麻痹，故临床上出现上睑下垂，瞳孔散大，眼球处于外下斜视位。有时见到眼球向侧方共同运动麻痹，即出现 Foville 综合征，并可伴有与偏瘫同侧的感觉迟钝，以及小脑性共济失调。其机制是在 Weber 综合征的基础上病变范围更广泛，影响了眼球的脑干侧视中枢及其径路以及感觉纤维和小脑红核束所致。b.Benedikt 综合征：表现为病灶对侧不全偏瘫，同时偏瘫侧有舞蹈和手足徐动症。

②脑桥性偏瘫：a.Millard-Gubler 综合征：病灶同侧周围性面神经麻痹和同侧展神经麻痹，病灶对侧偏瘫，呈交叉性瘫痪。因面神经的核上纤维在脑桥高位交叉，终止于脑桥下部的面神经核，再由面神经核发出面神经纤维，走向背内侧，绕过展神经核，再走向腹内侧，于脑桥及延髓交界处出脑。当面神经核上纤维交叉后的脑桥部病变时，即再现病灶同侧周围性面瘫，与展神经麻痹，对侧上下肢锥体束损害的交叉性瘫痪。b.Foville 综合征：表现为面神经麻痹，展神经麻痹同时两眼向病灶对侧注视，实际上是 Millard-Gubler 综合征加上两眼侧视运动障碍，故应称 Millard-Gubler-Foville 综合征。如病变侵及同侧三叉神经根丛或三叉神经脊束核可有病变同侧面部感觉迟钝。

③延髓性偏瘫：a.延髓上部综合征：病例对侧上下肢瘫痪，病灶同侧舌肌瘫痪和舌肌萎缩。b.延髓旁正中综合征：病灶对侧有深感觉和精细感觉障碍。c.延髓背外侧综合征（Wal-lenberg 综合征）：有时伴有轻偏瘫。此外尚有同侧肢体共济失调、眼球震颤、同侧软腭下垂、声带麻痹、面部核性感觉障碍、Homer 综合征等。d.Babinski-Nageotte 综合征：病变对侧偏瘫与偏侧分离性感觉障碍，血管运动障碍。病变同侧颜面感觉障碍，小脑共济失调症，Homer 综合征，眼震，软腭，咽及喉肌麻痹（Avellis 综合征）。e.延髓交叉部病变：在交叉前病变可有对侧上下肢瘫痪。

（二）临床表现

综上所述，偏瘫的表现因轻重、病变部位等不同而症状有所不同，但统一的症状是一侧肢

体偏瘫,伴肌张力改变而出现的一系列临床综合征。就其偏瘫肢体而言,主要概括如下:

1.肌力下降

表现为病灶对侧肢体的肌力不同程度下降。

2.肌张力改变

早期表现为弛缓性瘫痪(又称大脑休克期),恢复期表现为痉挛性瘫痪。

3.痉挛

表现为偏瘫侧抗重力肌(上肢屈肌、下肢伸肌)不同程度的痉挛,使本来无力的肢体活动更加费力,严重者出现关节固定挛缩。

4.正常姿势反射消失

代之以异常姿势反射的出现。如紧张性迷路反射、紧张性颈反射、(对称与非对称)、阳性支持反射、抓握反射等。

5.异常运动模式

因为大脑损伤后偏瘫肢体痉挛、反射异常、出现联合反应、共同运动等,导致偏瘫侧姿势和运动都是僵硬而刻板的,表现为不活动时上肢屈肌模式、下肢伸肌模式;活动时出现刻板的共同运动,步态呈特殊的偏瘫步态(拎篮划圈步态)。

6.运动控制能力丧失

正常大脑至脑干通过各种机制协调锥体束与锥体外系、抑制下级中枢的异常运动模式及异常反射,对人体的运动起到控制作用,使运动有力、平稳、协调、准确、精细。若一旦受损,则下级中枢的异常运动模式不受抑制,控制能力丧失,则出现联合反应、共同运动等异常的特定姿势及运动模式。

7.常见伴随症状

偏瘫侧常伴有偏身感觉减退、面舌瘫(神经核以上为病灶对侧中枢性,核及以下为病灶侧周围性)、共济失调、丘脑痛、偏盲、复视等。

二、康复治疗

(一)目标及训练原则

1.目标

通过以运动疗法为主的结合,达到防治并发症,减少后遗症,调整心理状态,促进功能恢复,充分发挥残余功能以争取生活自理、回归社会。

2.训练原则

主要是抑制异常的,原始的反射活动,改善运动模式,重建正常的运动模式;其次才是加强较弱肌肉力量训练。

(二)治疗的分期

1.急性期

发病数日,应以抢救为主,尽早康复治疗,主要是预防并发症和继发性损害。

（1）预防并发症：预防压疮、呼吸道感染、深静脉血栓等。

（2）预防关节挛缩、变形

①按摩：防止和减轻水肿；感觉刺激，肌张力高者—放松手法；肌张力低者—刺激的手法。

②被动活动：由小关节→大关节。

③体位：卧位时，肢体宜置于抗痉挛体位。

2.恢复期的治疗（1～3周）

（1）软瘫期：利用各种方法恢复和提高肌张力，诱发肢体的主动活动，应鼓励患者在床上进行主动活动（翻身→坐位Ⅰ级平衡）。

（2）痉挛期：控制肌痉挛和异常运动模式，促进分离运动的出现。

（3）改善期：促进选择性运动和速度运动更好地恢复，同时继续抑制肌肉痉挛。

运动训练按照人类运动发育规律，由简到繁，由易到难。

翻身→坐→坐位平衡→双体立位平衡→单膝立位平衡→坐位→站立平衡→步行，大多数患者可越膝立位阶段。

（三）方法

（1）十指交叉握手的自我辅助活动。

两手十指交叉，患侧手拇指位于最上面，稍外展，由于健侧手指使患侧手指外展，整个上肢的屈肌痉挛可以减轻。优点：

①活动和转移时，偏瘫的肩受保护。

②两手交叉在一起位于中线，感觉和知觉得到改善。

③防止肩胛骨后缩及整个偏瘫侧后缩。

④防止了联合反应。

（2）翻身：最有意义的活动，它刺激全身的反应和活动。（3）抑制下肢伸肌痉挛：减少下肢伸肌痉挛，同时使肩胛骨前伸、抑制上肢屈肌痉挛。

（4）下肢全活动范围控制：学习主动控制下肢。

（5）伸髋时抑制伸膝：将患肢置于床边的外侧，治疗师使足充分背屈→使膝放松于屈曲位→所有运动阻力消失→主动把脚抬到治疗床上。

在伸髋同时屈膝的能力是行走时摆动期开始的基础，便从床上坐到床边前将腿放到床下。

（6）髋的主动控制：仰卧位，屈膝，足支撑在治疗床上，使患膝保持稳定及活动健肢时患肢保持稳定。

（7）桥式运动（选择性伸髋）：体位同上→将臀部抬起→保持骨盆在水平位。

治疗师一手放在股前边，下压膝关节时向足前方拉股骨内外侧髁，另一手手指轻拍患者臀部→帮助伸髋（双桥运动），然后让患者将健足治疗床上抬起来→所有重量都在患腿上（单桥运动伸膝的分离运动），仰卧位→治疗师使其充分背屈→做膝的等长收缩（绷紧大腿，不要用足或足趾蹬治疗师的身体）。开始时膝可略屈曲。

优点：治疗时无跖屈，抑制小腿三头肌痉挛。

(8)通过下肢选择性伸直而负重:双脚平放地上→交叉手放在前面的凳子上→肘伸直头向前超过脚→抬臀→膝向前。

(9)训练健肢负重的活动。

①外旋位改善伸髋。

②用绷带卷综打足背屈的站立。

平衡功能的训练

(10)倒向肘部支撑的一侧:患者向侧方倾过去,直到肘部接触到治疗床→坐起。治疗师用前臂支持患者的肩上部,促进这一活动,另一只手指导患者的手和上肢。

优点:促进头的直立反应。

(11)重心向侧方轻转:①向患侧—躯干应被拉长,治疗师手应放在腋下及对侧屈肌处。②向健侧—偏缩短患侧躯平肌,一手虎口压在患侧屈肌,另一手放在患背部,重心患侧躯干,健手向外旋起。

(12)两腿交叉,重心转向下面腿一侧—在穿鞋袜时平衡。

(13)双手向前触地,及交叉握手前伸推球。

(14)双膝屈曲、重心向侧方转移—站立时重心从一侧转移到另一侧。

(15)玩气球活动。

(16)患腿负重的站立活动。

上肢的训练

(17)抑制手臂肌痉挛

卧位:抑制躯干肌肌痉挛→抑制臂的痉挛。

坐位:患肢支撑。

(18)抑制肩胛骨后缩和下降。

(19)抑制前臂旋前。

(20)肘后旋的选择性屈曲。

(21)主动活动。

(22)坐位推球。

(23)站立活动,拍球。

(24)站立位,手臂支撑桌面负重抑制痉挛。

第二章　周围神经损伤的康复治疗

第一节　概述

周围神经病是指周围运动、感觉和自主神经的结构和功能障碍。周围神经疾病的表现多种多样，其分类依赖于解剖结构、病理和临床特征。常见的周围神经病有很多，常见的有 Bell 麻痹、三叉神经痛、Guillain-Barre 综合征等。对周围神经病损进行康复护理时，首先要明确诊断，了解病因，然后再根据症状的不同有针对性地进行护理干预。康复是周围神经病恢复期中的重要措施，有助于预防肌肉挛缩和关节畸形。

一、病因

（一）特发性

如急性和慢性炎症性脱髓鞘性多发神经病，可能为自身免疫性。

（二）营养性及代谢性

慢性酒精中毒、慢性胃肠道疾病、妊娠或手术后等引起营养缺乏；代谢障碍性疾病，如糖尿病、尿毒症、血卟啉病、肝病、黏液性水肿、肢端肥大症、淀粉样变性继发营养障碍和 B 族维生素缺乏，以及恶液质等。

（三）药物及中毒

①药物如氯霉素、顺铂、乙胺丁醇、甲硝唑等可诱发感觉性神经病，胺碘酮、氯喹、戒酒硫、吲哚美辛、呋喃类、异烟肼、苯妥英、青霉胺、长春新碱可诱发运动性神经病；②酒精中毒；③有机农药和有机氯杀虫剂；④化学品：如二硫化碳、三氯乙烯、丙烯酰胺等；⑤重金属（砷、铅、铊、汞、金和白金）；⑥白喉毒素等。

（四）传染性及肉芽肿性

如艾滋病、麻风病、莱姆病、白喉和败血症等。

（五）血管炎性

如结节性多动脉炎、系统性红斑狼疮、类风湿关节炎、硬皮病等。

（六）肿瘤性及副蛋白血症性

如淋巴瘤、肺癌和多发性骨髓瘤等引起癌性远端轴索病、癌性感觉神经元病等，以及副肿瘤综合征、副蛋白血症(如 Poems 综合征)和淀粉样变性等。

(七)遗传性

包括:①特发性:如遗传性运动感觉神经病、遗传性感觉神经病、Friedreich 共济失调、家族性淀粉样变性等;②代谢性:如卟啉病、异染性脑白质营养不良、Krabbe 病、无 B 脂蛋白血症和遗传性共济失调性多发性神经病(Refsum 病)等。

二、分类

Sedden 将周围神经病分为 3 类:

(一)神经失用

神经失用为暂时的神经功能传导阻滞,通常多见于机械压迫、牵拉伤等,一般在 6 周内神经功能可以恢复。

(二)轴索断裂

轴突在鞘内发生断裂,神经鞘膜保存完好,多见于严重的闭合性神经挤压伤,如肱骨干骨折所导致桡神经损伤。轴索断伤时,损伤部位远端神经的感觉、运动和自主神经功能全部丧失,并发生沃勒变性。由于神经膜保存完好,轴突再生时一般不会发生迷路,其神经功能恢复接近正常,但在神经被牵拉的部位,尤其臂丛,可能由于扭转力的关系,被扭转的神经出现结构瓦解,再生时出现轴索迷途,因而交叉支配会不可避免地发生。

(三)神经断裂

是指神经束或神经干的断裂,即除了轴索、髓鞘外,包括神经膜完全横断,必须经过神经缝合和(或)神经移植,否则功能不能恢复。

三、损伤原因

周围神经损伤的原因有很多种,常见原因主要有机械性损伤,如利器直接切割神经,骨折脱位时的牵拉伤等。火器伤、挤压伤,如被体内组织压伤的内源性挤压(骨痂压迫),或者被钝器直接打击等造成的外源性挤压伤。反复摩擦刺激而发生损伤,如创伤性尺神经炎等。医源性损伤包括石膏或夹板包扎过紧,止血带应用时间过长、关节整复过程中,神经受到牵拉、产伤性神经损伤等。代谢性或结缔组织疾病、肿瘤放疗等引起的周围神经损伤。目前我国尚没有系统全面的关于周围神经损伤的总发病率、患病率、致残率以及与医疗费用支出相关的调查结果。但是随着糖尿病等慢性病的高发,2 型糖尿病患者中周围神经的神经病变发生率达 74%,自主神经病变达 52%,可以看出周围神经损伤已是一类常见病与高发病。

四、损伤分类

周围神经损伤的分类主要按照其损伤周围神经结构的程度分为两种方法,即英国学者

Seddon 的三类神经损伤分类法和澳大利亚学者 Sunderland 的五度损伤分类法。两种分类有相似之处,具体对应比较见表 2-1。

表 2-1　Seddon 损伤分类与 Sunderland 分类比较

Seddon 神经损伤类型	Sunderland 分类	特征
神经失用	Ⅰ度损伤	轴突没有断裂,暂时性神经传导功能中断,其功能可于 3～4 周完全恢复
轴索断裂	Ⅱ度损伤	神经内膜完整,远端出现华勒变性,仅出现神经支配区感觉消失,肌肉无力、萎缩
神经断裂	Ⅲ度损伤	神经纤维远端发生华勒变性,但神经束膜完整。恢复时易与末梢器官出现错接现象,功能不能完全恢复
	Ⅳ度损伤	神经束遭到严重破坏或者发生广泛断裂,除神经外膜完整外,其余结构均受到损伤。神经细胞再生时易形成神经瘤,瘢痕程度严重
	Ⅴ度损伤	神经外膜在内的整个神经干完全断裂,失去连续性,运动感觉功能完全丧失

五、临床表现与功能障碍

临床上,周围神经损伤后多出现与其支配区相匹配的不同程度的肌肉弛缓性麻痹、感觉障碍和自主神经系统功能紊乱等。同时,周围神经损伤常伴有多种合并症和并发症,因此还常存在软组织肿胀、骨折、感染等其他问题。

(一)运动功能障碍

主要表现为受损神经所支配的肌肉弛缓性瘫痪,肌张力降低或消失,肌肉萎缩,深反射减弱或消失,关节挛缩和特有的肢体畸形,如尺神经损伤所致的爪形手畸形、胫神经损伤后的"钩状足"畸形等。

(二)感觉功能障碍

感觉障碍的表现与所受损神经支配的区域和损伤程度有关,如局部麻木、刺痛、灼痛、过敏、减退或实体感消失等,且一般认为麻木的定位价值更大。虽然皮肤感觉神经有重叠分布,但部分神经存在单一感觉支配区域,对诊断帮助更大。如桡神经单一神经支配区是在第一、二掌骨间背侧的皮肤。

(三)自主神经功能障碍

周围神经的自主神经纤维以交感性质居多,因此神经损伤后,血管舒缩功能等会出现相关的功能障碍,早期以活跃为主,如血管扩张,皮温升高、潮红和干燥。2 周后,会逐渐出现以营养不良为表现的症状,如皮脂减少,皮肤苍白、高位损伤常伴有的骨质疏松等。

(四)心理问题

主要表现为急躁、焦虑、抑郁、躁狂等。担心神经损伤后不能恢复,长期就诊的医疗费用,或者生活能力的下降等。

（五）其他问题

常见的合并症有受损区域无疼痛保护机制，对外界刺激不敏感而出现的继发性损伤，多种因素造成的关节挛缩、畸形，以及"肌肉泵"机制失衡或瘢痕影响等造成的肢体反复的肿胀等。

第二节　康复评定

周围神经损伤后详细的病史采集和体格检查是明确损伤部位、性质、功能障碍的主要途径。损伤早期准确详尽的评估结果既可影响早期手术处理方案的选择，也会影响后期康复治疗计划的制订与修改。对于情况复杂可借助仪器完成评估。同时，治疗人员应全面了解患者，包括心理、职业、经济等状况，以方便更准确地确定目标、计划和预后判断等。周围神经损伤的评估应在神经恢复的不同阶段分次进行评定，以便更好地进行训练和掌握治疗进程。

一、运动功能评估

运动功能检查主要针对损伤神经所支配肌肉的运动功能、形态和相邻关节功能的情况进行整体评估。主要内容如下：

（一）围度测量

通过测量判断患者躯体畸形、肌肉萎缩、肿胀的程度及范围。肌肉萎缩是周围神经损伤最为常见的继发性问题，常常因肿胀而忽略了肌肉萎缩的问题。检查时可使用卷尺测量或容积仪测量受累肢体的围度并与对侧肢体进行对比。围度测量时应注意皮尺的松紧度和读数的规范化，手部体积最好使用排水体积法。

（二）肌力和关节活动范围测定

目前徒手肌力评定方法（MMT）仍然被常规用来评估肌力情况。评估时应按照标准体位详细检查并记录受损部位每块肌肉的肌力情况。对一些较大的受累肌肉也可以使用仪器进行测量，如等速肌力测试仪、握力计等。同时，还应关注受损肌肉的运动速度、肌张力、耐力等变化。在检查肌力时，对有交叉功能的肌群需要注意仔细触摸关键肌腹的收缩和肌腱的滑动情况。关节活动范围的评估应注意区分主、被动活动范围的差异，重视正确使用量角器、保证检查者的体位、固定等，以提高测量的信度与效度。

（三）运动功能恢复量表评定

英国医学研究院神经外伤学会将神经损伤的运动功能恢复情况分为六级，简单明了，是评定运动功能恢复情况最常用的方法。由于上肢及手部功能活动较多，临床常使用成套量表评定上肢神经损伤。目前信效度较高，运用较广泛的量表主要有日本神户医学部开发使用的简易上肢功能康复评定（SHEF）、Carroll 上肢功能评估表和 Purdue 钉板试验。SHEF 配有一个简易的功能评定箱，内有大、中、小的立方体木块、圆球、小钢珠、小圆木棍、小圆铁片、小胶片和秒表等。共包括 10 个检查项目,如按要求转移木块、翻转小圆铁片等。每个项目分别进行计时,根据所花时间和完成情况得分,每项最高得分为 10 分,最低分为 1 分,满分 100 分,最终结果用恢复率(实际得分/正常分)来表示,表 2-2 列出了各年龄段的正常值。Carroll 评估法包括抓、握、侧捏、对捏、写名字等 33 个动作。每项顺利完成得 3 分(写名字得 4 分),时间延长或不顺利得 2 分,部分完成得 1 分,不能完成 0 分。Purdue 钉板试验以评估手部精细能力为主,测试者需要按照顺序和位置要求在两列分别有 25 个小孔的针板上插入各项组件。

表 2-2　SHFF 各年龄段的正常值

年龄/岁	正常分	满分
15~39	100	100
40~49	99	100
50~59	98	100
60~69	94	100
70~79	90	100

二、感觉功能评估

　　由于感觉神经有交叉支配的现象,所以神经受损后,评定时感觉消失区往往较实际支配区小,且边缘有一感觉减退区。感觉障碍的评估除了应包括常见的触觉和痛觉刺激外,还可做温度觉试验、单丝压觉试验、Tinel 征检查等。对于感觉评估的记录可以分别记录每一类型感觉的测试结果,也可以使用已有的感觉评估量表进行记录,如英国医学研究会 1954 年提出的感觉功能评估 5 级标准,其简便实用,得到广泛应用。或者 LOMALINDA 大学制定的感觉评估表,该评估参考两点辨别觉(2PD),用 6 种不同的颜色区分不同的感觉级别。但此评估表对于感觉过敏的患者不适用,易增加评估的假阳性结果。此表建议每月检查,6 个月为一周期。上下肢各神经主要感觉支配区域可参见表 2-3。

表 2-3　上下肢各主要神经感觉支配区域列表

主要肢体神经名称	感觉区
腋神经	肩部和臂部上 1/3 外侧面
肌皮神经	前臂外侧面
正中神经	手掌桡侧 2/3 皮肤、桡侧三个半指掌面,中、远节指背面皮肤
尺神经	手掌尺侧一个半指掌面,手背尺侧半和尺侧两个半指背面的皮肤,小指和环指相对缘掌侧皮肤
桡神经	上臂背侧皮肤、前臂背侧皮肤、手背桡侧和桡侧两个半指近节指背面
股神经	股前和膝关节前面皮肤,小腿内侧面
闭孔神经	股内侧面皮肤
股后皮神经	股后侧面

主要肢体神经名称	感觉区
胫神经	小腿后部、足底、足趾小指缘内侧皮肤
腓总神经	小腿外侧面、足背与足趾皮肤

(一)触觉评估

皮肤的触觉较为模糊,与神经恢复程度关系不大。对皮肤的精细感觉检查,可通过患者的一些动作来判断,如扣纽扣、非直视下触摸物体并说出物体形状、大小及质地。

(二)单丝压觉试验(S-W 法)

单丝试验(S-W 法)是通过不同直径的细丝接触患者皮肤,询问患者是否能够感觉不同单丝对皮肤的不同压力和敏感度来区分神经损伤的程度和恢复情况。常用测试顺序从 2.83mm 的单丝开始,每个号丝垂直作用皮肤 1~1.5 秒,4.08mm 前的每个号丝测试 3 次,>4.08mm 的测试 1 次。正常人对轻压觉(1.65~2.83 毫米)十分敏感。

(三)痛觉检查

评估者常用大头针的尖部以合适的力量轻刺患者皮肤,让患者陈述具体的部位及感觉。检查顺序应从痛觉异常的部位逐渐过渡到正常部位,但痛觉过敏的患者应反向进行。测试时,为了避免主观或暗示作用,患者需要全程闭眼测试,并在两侧肢体分别进行测试。有痛觉差异时,要详细记录障碍的类型、部位和范围。

(四)温度觉检查

检查时用盛有热水(40~45℃)及冷水(5~10℃)的两个直径较小的试管测试。让患者闭眼下分辨冷热两种试管。注意试管的管底面积与皮肤接触面不要过大,接触时间以 2~3 秒为宜,并进行两侧对称部位比较。

(五)振动觉检查

利用音叉进行的振动觉检查是一种定性检查方法。通常选取 256Hz 的音叉,检查时拨动音叉后将音叉柄末端轻轻置放于患者的受检部位,通常选择骨性突出明显处,如桡骨茎突处,患者需要同时回答是否感到振动和振动位置两个问题才可算完成测试。如果想定量精确测试,需要使用振动觉阈进行检查。

(六)Weber 两点辨别觉试验

对于手指的感觉评估,两点辨别觉检查是目前较为灵敏及准确的方法,其结果同神经的功能恢复呈较大的相关性。检查可以使用手指触及的粗略判断法(正常误差手部<3.5mm,躯干<1 厘米),也可使用两点触觉测量器沿所检查区域长轴以均匀的力量刺激两点皮肤,受检者回答其感觉是"一点"还是"两点"。检查距离可以逐渐缩小至受检者只能区分出"一点"为止。远端手指的正常距离是 2~4mm,两点辨别觉>5 毫米表示触觉功能丧失(感觉缺失)。人体不同部位的两点辨别距离不同。

(七)褶皱试验

测试是将患者双手浸泡在 42.2℃的清水中 20～30 分钟,直到健手出现皱纹,然后按 0～3 度分级、照相。0 度表示缺乏皱纹、3 度表示正常皱纹。因失神经支配的手指在浸入热水后不会发生皮肤皱缩现象,所以此测试为周围神经损伤的神经支配恢复情况提供一项客观的测试方法。

(八)Tinel 征检查

即神经干叩击试验,是检查周围神经再生的一种简单有效的方法。一般在神经损伤或修复术后 6 周由近端向远端进行,也可以反向诱发麻刺感。定期重复此检查,可了解神经再生的部位和速度。若神经修复术后 2～3 个月,仍然只在神经受损处出现叩击痛,则说明神经再生的情况不乐观。

(九)自主神经功能检查

常用发汗试验,包括 Minor 淀粉-碘试验、茚三酮试验等。通过显色原理进行交感神经损伤的检查。随着自主神经系统副交感神经的再生和功能改善,汗腺分泌功能亦会恢复。

(十)综合感觉测试

Moberg 拾物试验是常用的有关手部两点辨别觉和触觉结合感觉测试方法。测试要求分别测量健、患手在两种状态下(睁眼和闭目)患手完成捡起 16 项日常生活用品的时间和效率。Jebsen 手功能评估系统测量患者按照要求完成 7 项日常生活动作的时间。

三、影像学检查

目前,超声检查和磁共振检查也成为诊断周围神经损伤程度的常用方法。高频超声具有多项优点,如无创伤、定位准确、多层面、多角度、实时动态显像、重复性强等。在周围神经损伤的研究中,其诊断吻合率均高于 90%,尤其对于神经卡压和小儿神经损伤。神经磁共振成像(MRN)已证明在神经再生评估方面具有较高敏感性。

四、电生理学评定

评定神经肌电图、直流—感应电检查,对周围神经病损做出客观、准确判断,指导康复并估计预后。常用方法有:

(一)直流感应电测定

应用间断直流电和感应电刺激神经、肌肉,根据阈值的变化和肌肉收缩状况来判断神经肌肉的功能状态。

(二)强度-时间曲线

是一种神经肌肉兴奋性的电诊断方法。通过时值测定和曲线描记判断肌肉为完全失神经支配及正常神经支配,并可反映神经有无再生。它可对神经损伤程度、恢复程度、损伤的部位、病因进行判断,对康复治疗有指导意义。

(三)肌电图检查

对周围神经病损有重要的评定价值,可判断失神经的范围与程度以及神经再生的情况。由于神经损伤后的变性、坏死需要经过一定时间,失神经表现伤后 3 周左右才出现,故最好在伤后 3 周进行肌电图检查。

(四)神经传导速度的测定

对周围神经病损是最为有用的。可以确定传导速度、动作电位幅度和末梢潜伏时。既可用于感觉神经,也可用于运动神经的功能评定,以及确定受损部位。

(五)体感诱发电位检查

体感诱发电位(SEP)是刺激从周围神经上行至脊髓、脑干和大脑皮质感觉区时在头皮记录电位,具有灵敏度高、对病变进行定量估计、对传导通路进行定位测定、重复性好等优点。对常规肌电图难以查出的病变,SEP 可容易做出诊断,如周围神经靠近中枢部位的损伤、在重度神经病变和吻合神经的初期测定神经的传导速度等。

第三节　康复治疗

一、早期康复

早期一般为发病后 5～10 天。首先要针对致病因素去除病因,减少对神经的损害,预防关节挛缩的发生,为神经再生做好准备。

(一)受损肢体的主动、被动运动

由于肿胀、疼痛等因素,周围神经损伤后常出现关节挛缩和畸形,受损肢体各关节早期应做各方向的被动运动,每天至少 1～2 次,保证受损各关节的活动范围。若受损范围较轻,要进行主动运动。

(二)受损肢体肿痛的护理

水肿与病损后血液循环障碍,组织液渗出增多有关。可抬高患肢、弹力绷带包扎、做轻柔的向心方向按摩及被动运动或冷敷等。

(三)受损部位的保护

由于受损肢体的感觉缺失,易继发外伤,应注意对受损部位的保护,如戴手套、穿袜子等。若出现外伤,可选择适当的物理方法,如紫外线、超短波、微波等温热疗法。

(四)矫形器的应用

周围神经损伤早期使用夹板,可以防止挛缩畸形发生。例如上肢腕、手指可使用夹板固定。足部肌力不平衡所致足内翻、外翻、足下垂,可用下肢短矫形器,大腿肌群无力致膝关节支

撑不稳、小腿外翻、屈曲—挛缩,可用下肢长矫形器矫正。

二、中期(伤后 4～6 周)处理

主要目的是预防粘连、挛缩和继发畸形,提高神经的抗张力,改善感觉功能。

(一)物理因子治疗

1.电疗法

音频疗法可起到软化瘢痕、预防粘连的作用。使用时可同时配合离子导入的方法,如 I^-,Cu^{2+} 每次 20 分钟。

2.超声治疗

周围神经对超声的吸收比值比较高,故使用脉冲式移动法的低强度(声强约为 $1W/cm^2$)超声治疗,可促进局部血液循环,提高代谢,促进周围神经的再生。

3.水疗法

对局部伤口愈合良好者可用温水浸浴、漩涡浴等可一定程度上缓解肌肉紧张和改善局部循环。水浴的温度可选择为 40℃以下,每次 20～30 分钟,2～3 次/天。有条件的情况下,也可早期进行水中的主被动活动。

4.压力治疗

使用正压顺序循环治疗,可利用气囊按照从远端向近端逆向作用于肢体,促进血液回流,防止肢体肿胀。也可以选择弹性绷带或肌内效贴布进行压力治疗。

5.神经肌肉电刺激

失神经支配肌肉常常会出现不同程度的肌肉萎缩,低频电刺激疗法对于早期预防或减缓相关肌肉萎缩非常重要。

(1)波形:以三角波为宜,但对完全失神经支配的患者宜选用指数波。

(2)波形频率:为 10～25Hz,引起肌肉强直收缩。

(3)脉宽:等于或大于失神经肌肉的时值(最好参考 I/t 曲线数据)。

(4)电流强度:在参考健康区域可忍受的程度下,调至能引起肌肉最大收缩且患者无不适。须注意患者的感觉障碍引起局部电流灼伤。

(5)电极位置:应按照神经走向,找准肌肉运动点进行电刺激,各肌肉的运动点可参考肌肉的解剖位置或者通过肌电反应寻找(如桡神经可在肱骨外上髁前方或上臂背侧中上 1/3;腓总神经可在腓骨小头处)。

(6)治疗频率:每次治疗分为三组,每组 10～20 次收缩,组间休息 5～10 分钟,每天治疗 1～3 次。

(二)运动疗法

减少关节制动,积极进行主动运动和被动运动。每天数次的关节被动活动可以预防神经与周围组织的粘连,但须严格把握活动范围,不可造成受损神经的过度牵拉。适当的肌力训练有助于运动功能的恢复,运动量及运动方式的选择可按照神经损伤和肢体瘫痪程度进行。训

练原则应按照肌力训练原则实施,即超量恢复原则、循序渐进以及动作缓慢。具体方式如下:

1.肌力 1～2 级

应使用助力运动方法,即治疗师帮助患者完成动作或患者用健侧辅助患侧肢体运动,或者借助滑轮、悬吊带、滑板、水的浮力等去除重力影响下进行运动。也可使用肌电生物反馈,通过可视信号帮助患者有效地收缩目标肌肉或肌群。

2.肌力 2～3 级

采用范围较大的助力运动、主动运动,逐渐减少辅助的力量,但应避免肌肉过度疲劳。

3.肌力 3～4 级

应进行抗阻运动,同时还应进行速度、耐力和协调性练习。多用哑铃、沙袋、弹力带,也可用组合器械作为训练器具。抗阻运动的方法有渐进性抗阻运动、短暂最大负荷等长收缩、等速训练等。

(三)感觉训练

神经损伤后,轴索的生长和感觉冲动传导均存在非特异性现象,感觉常常不能完全恢复。要始终将感觉再教育与神经再生时间紧密结合。患者部分浅感觉的恢复(如轻触觉、深压觉和针刺觉)在神经损伤后即可开始,要求患者每天多次反复进行训练,原则为先用健侧,后用患侧;先睁眼,后闭眼;先全手掌后指腹的顺序进行,每次训练时间以 10～15 分钟为宜。此期须教育患者鉴别出静态触觉和动态触觉的不同,改善和矫正感觉定位功能。主要训练的类型包括移动性触觉、持续性触觉、压觉和触觉定位。

1.移动性触觉

可用铅笔、橡皮或指尖在治疗区域上下移动,嘱咐患者先观察刺激,再闭眼,集中注意力仔细感受,然后睁眼并口述动作。如果患者主观认识到的感觉和事实有差异,需要患者在睁眼状态下多次反复感受刺激并强化感知。

2.持续性触压觉

用铅笔、橡皮、小木块或小铁棍等压在手指或手掌的某个地方,产生持续触压觉。训练程序和方法同移动性触觉。

3.触觉定位

患者闭眼,要求患者用手指出治疗者所刺激的部位。如患者出现错误,则可睁眼描述感觉,然后再次重复上述动作。开始时,位置距离变化宜大,可根据患者的正确率逐渐缩短变化的距离,但一般不＜7mm 间距。

(四)感觉过敏的处理

皮肤的感觉异常或过敏是神经再生过程常出现的情况。主要因为暂不成熟的再生神经末梢敏感度增高所致。治疗应该采用恰当的脱敏方法帮助患者学习抑制不适感,可选取水疗、按摩、振动器等方式,刺激强度遵循从弱到强、从小到大循序渐进的原则,即先学会保护敏感区域,再接受敏感区的逐级刺激。如出现剧烈疼痛可注射乙醇、维生素 B_{12} 和苯酚等。

三、后期(伤后 6 周以后)处理

康复目的是矫正关节畸形、增加关节主动活动范围、肌力、肢体的灵活性和协调性、提高感觉灵敏性、恢复手功能、使患者早日回归家庭和社会,重返工作岗位,提高生活质量。

(一)运动疗法

肌力训练应继续进行,以维持适当的肌肉围度。具体方法可参照中期治疗。并逐渐加强受累肌肉的精细控制训练和耐力。

1.肌力训练

肌力训练包括耐力和爆发力,其中耐力是维持患者在日常生活中保持长时间有效功能活动的保证。

2.精细运动练习

当肌力逐渐恢复至正常水平时,就应积极开展肌肉的精确控制能力训练。包括有拮抗肌与主动肌不同速度下相互协调性动作、主动肌与协同肌交互的控制性动作,如掌指关节伸直时屈曲指间关节或在指间关节伸直时,屈掌指关节或等内容。

3.镜像治疗

镜像治疗(MT)是目前兴起的一项治疗新途径。利用镜子在脑中造成幻象,以激活大脑内手部图像的印象,多用于上肢神经损伤治疗。有学者对接受了上肢正中神经、尺神经及指屈肌修补术的患者,在未拆除石膏时就开始 MT,同时配合感觉再教育治疗(双手的感觉刺激要一致),治疗频率为每次 30 分钟,1 周 3 次,持续 5 个月直至拆除石膏后的家庭训练,Rosen 评分和 DASH 问卷评估患者的患手触觉改善明显。

(二)感觉再训练

患者的感觉综合辨别力即实体觉(正中神经和尺神经损伤后易出现)的提高是此时训练的重点。当患者动态和持续触觉恢复后,即能分辨出 30Hz 和 256Hz 振动觉时,即可开始实体觉训练,同时保持其他基础感觉训练。鼓励患者在双侧活动中比较使用工具和触摸材料的感觉,并多进行双侧活动,如拍球、编织等。感觉再训练过程中要经常评估、记录训练和教育的效果,并及时调整方案。具体训练内容主要包括关节本体感觉、形状辨别觉、质地辨别觉及日常物品辨别觉等。

1.形状辨别觉

从辨别形状差异大的物体开始,循序渐进地过渡到形状只有细微差别的小物品。训练时应在睁眼和闭眼两种情况下分别进行,对闭眼状态下回答错误的患者,须反复通过视觉反馈感受刺激。

2.质地辨别觉

形状觉恢复较好后可引导患者开始对同种形状不同质地的物品如金属柱体、木质、砂纸、皮革、帆布、塑料、毛质圆柱等进行鉴别练习。之后再以生活用品进行训练。训练原则同形状辨别觉。

3.混合训练

当单一性质的辨别觉完成较好时,可以用性质交叉的物品进行训练,如金属质地的圆形、皮革质地的棱柱和帆布质地的方形相互混合鉴别。

(三)日常生活训练

ADL 训练应贯穿整个治疗周期,强度和形式可根据患者功能障碍的部位、程度和感觉运动评估的结果进行选择,如基本生活活动训练、打字、泥塑、修理仪器等。治疗中应不断调整训练的难度和时间,以逐渐增强肌肉状态、协调性和灵活性为目标,促进患者掌握日常和工作性的实用技巧。

(四)心理治疗

周围神经损伤患者在治疗后期常伴有悲观、焦虑、抑郁等心理问题。治疗应借助医学心理宣教、心理辅导、集体治疗等方式帮助患者排解不良情绪,甚至减轻或消除这些心理问题。作业治疗可选择目的明确且能发挥患者主观能动性的集体活动,可有效消除上述心理问题和提高其日常生活能力。

(五)矫形器及辅助器具治疗

周围神经损伤后矫形器的选择和佩戴应贯穿整个康复治疗的不同阶段。矫形器在此期已从静态保护性支具过渡到可有助于肢体活动或回归日常生活的动态功能性支具,如腓总神经所致的足下垂,可穿戴踝关节功能支具控制患者在步行模式中踝关节的正确位置。选配支具要严格遵循无痛、舒适、方便、有效的原则,并且应指导患者正确的穿戴时间、方式及其他注意事项。

四、按照损伤位置处理

(一)臂丛神经损伤

1.解剖与损伤

臂丛神经由第 5 颈神经至第 1 胸神经根组成。分为根、干、股、束、支,终末形成腋、肌皮、桡、正中、尺神经等。对于臂丛神经损伤应区分根、干、束、支的损伤,对根部损伤还应区分节前和节后。肌电图和体感诱发电位有利于节前、节后的鉴别,节前损害预后较差。臂丛神经的组成复杂、分支多、行程长,伤后功能障碍严重,损伤较为常见,锁骨骨折、肩关节脱位、分娩时的牵拉伤、颈部手术及放射性治疗引起。

2.临床分类

临床常按照位置分为上臂丛($C_5 \sim C_7$)和下臂丛($C_8 \sim T_1$)损伤。神经损伤后肌肉泵机制受损,上肢常处于下垂位、腋部有瘢痕等原因易引起上肢静脉回流受阻,上肢肿胀。应积极使用体位摆放、主被动活动,循环充气压力治疗、磁疗、音频治疗、肩吊带、弹力绷带等。非手术治疗 3 个月无效可考虑手术治疗,如臂丛探查术、神经肌腱移位术等。

(1)上臂丛损伤:以肩、肘、腕关节的运动功能障碍为主,手指活动尚可,上肢伸侧感觉障碍等,康复治疗应使用肩外展支架保护,通过按摩、被动活动、物理因子疗法和主动抗阻运动等方法防止肌肉萎缩,促进神经恢复。

(2)下臂丛损伤:临床不多见,症状多为手的功能障碍,常有骨间肌萎缩、手指屈伸障碍等,治疗应特别注意需要早期开始使用功能支具,将腕关节保持在功能位,并尽早开始手部各关节的被动活动。

(3)全臂丛损伤:较严重,伴有自主神经功能障碍,预后较差。若积极进行康复,患肢功能仍不能恢复,应训练健侧肢体进行功能代偿或神经移位术。

(二)腋神经损伤

腋神经为臂丛后束的分支,支配小圆肌、三角肌及三角肌表面的皮肤。外伤、肩关节后脱位、腋拐使用不当等也可损及腋神经。主要表现为肩外展困难、外旋无力,三角肌萎缩,出现方肩及三角肌皮肤感觉障碍。治疗应使用肩吊带或三角巾以预防肩关节的内收、内旋挛缩和肱骨头下方脱位。强化训练肩外展和外旋运动的肌力,并借助神经肌肉电刺激、短波或微波治疗,药物等促进神经生长。

(三)桡神经损伤

桡神经为臂丛后束的终末支,在上肢周围神经中最易受到损伤,多数是外伤引起。上肢置于肩外展外旋位手术、桡骨颈骨折、极度疲劳后的不良睡姿史("周六瘫")也可引起损伤。桡神经损伤按肘关节位置分为上部损伤和下部损伤。上部损伤常表现为伸肘困难、垂腕、并伴有虎口区域感觉障碍。前臂损伤常无伸肘困难。桡骨小头脱位主要为伸指困难,但无垂腕和虎口区皮肤感觉丧失。

恢复运动功能是桡神经损伤患者的康复重点,尤其是抓握功能。神经松动技术可用于桡管综合征和桡浅神经卡压综合征(Wartenberg's综合征)的治疗。功能性支具也有利于运动功能恢复。如已经发生挛缩则进行牵伸、关节松动术、超声波治疗、神经肌肉电刺激等。也可选用打磨抛光板、桌上足球、飞镖等作业活动。

对于桡管综合征患者,激惹性较高时第1步:保持示指和中指掌指关节伸直、前臂旋前,患者同侧肩胛骨上提、颈椎侧屈且屈腕20°;第2步:腕关节回到伸直位,同时肩与颈缓慢有节律地回到中立位。若激惹性减弱时,肩关节外展40°左右,前臂旋前,腕关节掌屈30°以牵拉桡神经。

对于桡浅神经卡压综合征患者,激惹性高时首先将前臂被动旋后,示指和中指的掌指关节维持伸直位,进行拇指的主动对掌运动;前臂和手指保持位置,患者拇指主动回到原有位置。激惹性减弱时,神经在近端松弛,患者前臂旋前到中立位后主动完成拇指对掌,然后前臂旋后位下主动将拇指移回。

(四)正中神经损伤

由臂丛内外侧束的内外侧头组成,腕部以上位置表浅,在前臂近端损伤出现桡侧腕屈肌、拇、示、中指指屈肌及大鱼际肌瘫痪萎缩,拇指不能对掌和外展,出现"猿手"畸形。在腕部损伤,只有拇指外展和对掌功能障碍。正中神经损伤的治疗应兼顾运动和感觉功能。运动功能可应用低频电刺激（刺激靶点位于腕部及肘部，目标肌肉拇短展肌）、被动关节活动、生物反馈疗法、针灸和药物等方法。肌力达到 3 级或以上后进行肌力训练及精细动作练习。手部复合感觉的训练以及感觉过敏区的脱敏治疗须着重处理。拇指对掌支具，如联合尺神经损伤可佩戴动力损伤支具有助于 ADL 能力提高。

（五）尺神经损伤

尺神经发自臂丛神经内侧束。损伤后主要出现尺侧腕屈肌、第 4、5 指深屈肌和蚓状肌、小鱼际肌和骨间肌萎缩，呈"爪形手"，拇指不能内收。刺激的靶点位于腕尺部及肘部尺神经沟处和小指展肌。有动力作用的屈掌指关节尺神经矫形支具可预防关节屈曲畸形。应着重训练手指分开、合拢和掌指关节屈伸运动，以及球状抓握、圆柱状抓握等需 4、5 指参与的动作。指导患者使用软/硬毛刷反复擦刷手掌尺侧和环指、小指。教育患者注意保护尺侧感觉障碍区，并注意避免该区受压。

（六）坐骨神经损伤

坐骨神经为全身最长的神经，来自腰骶丛神经，但其总干的损伤远比其终支的损伤少见。根性损伤多见于腰椎间盘突出、脊柱骨折、椎体外伤脱位等外在压迫。干性损伤原因多见于周围肌肉、骨骼的损伤，如臀部肌内注射不当、股骨干骨折等。坐骨神经损伤部位较高时，易出现屈膝不能和足及足趾运动障碍。跟腱反射消失，小腿外侧感觉障碍或疼痛，足底感觉丧失等。

坐骨神经损伤后的康复需要较长时间，容易出现并发症，因此早期就应进行积极的康复治疗。积极利用物理因子和肌力训练有助于刺激瘫痪肌群。有学者研究发现，平衡和协调训练可提高坐骨神经再生，恢复并防止比目鱼肌萎缩，改善肢体性能。感觉训练或经皮神经电刺激等可缓解疼痛。踝足（或膝踝足）矫形器预防膝、踝关节挛缩和足内外翻畸形。还须做好康复宣教，若出现下肢肿胀可在睡觉时抬高患肢或用循环治疗仪进行治疗。

（七）股神经损伤

股神经来源于 $L_2 \sim L_4$ 节段，肌支支配腰大肌、髂腰肌、缝匠肌、股四头肌。损伤原因一般为肿瘤、血肿压迫和手术误伤，单纯损伤较少见。主要表现为伸膝和屈髋无力，股四头肌萎缩，膝反射消失。训练应着重进行伸膝、屈髋主被动抗阻训练。配合神经肌肉电刺激，肌力达 3 级或以上时可进行功率自行车、上楼梯、多角度蹲起、蹲马步等进行股四头肌力量训练。早期也可在髋膝矫形器或膝关节限位支具的保护下进行站立和步行等的训练。

（八）胫神经损伤

胫神经为坐骨神经的分支，其损伤最常见的原因为股骨髁上骨折或膝关节脱位。胫神经损伤后小腿后侧肌群瘫痪无力，足部感觉消失，可出现足外翻和踝关节过度背屈及足底压疮或神经性溃疡，如果损伤出现在腓肠肌和趾长屈肌分支以下则只出现足趾运动障碍和足底感觉障碍。损伤后应加强足内翻、跖屈肌群的肌力，如弹力带抗阻内翻提踵训练，同时进行感觉训练。健康教育以足底保护为主，如鞋垫舒适、不长时间站立等。建议早期穿戴踝足矫形器或矫形鞋以预防足部畸形。

（九）腓总神经损伤

腓总神经损伤是下肢神经损伤中最为常见的一种类型。多因腓骨小头或腓骨颈骨折、小腿石膏固定太紧、腘窝后方切割伤或胫腓关节后脱位等引起神经损伤。

若腓浅神经受损表现为足下垂、足背屈和内翻障碍。若腓深神经受损导致足外翻障碍，呈马蹄内翻足和"跨阈步态"。治疗应按治疗目标综合选择适当的物理治疗。神经肌肉电刺激的电极可置于外踝上前方约 10cm 处和腓骨小头下 3～5cm 处。早期也应佩戴足吊带或踝足矫形器纠正步态，防止继发性损伤。

（十）糖尿病性周围神经病变

糖尿病周围神经病变（DPN）是糖尿病最常见的并发症之一，对 60％～90％的糖尿病患者进行神经功能详细检查，均有不同程度的神经病，且比例在逐渐上升。范围可涉及多类神经。小纤维受累者以针刺样疼痛症状为主，大纤维受累者深部钝痛觉、振动觉、位置觉、反射或肌力异常较明显。运动功能障碍稍晚于感觉障碍。

从临床症状、体征、电生理诊断、量化感觉评测和自主神经功能 5 个方面都可进行量化的诊断，其中至少 1 个方面异常方可诊断 DPN。这种神经病理性疼痛的发病机制仍不明确，有效地控制血糖是预防和治疗此类病变的基本措施。康复治疗可从以下几种方式进行对症处理。

1.温热疗法

高频电疗通过热效应和非热效应用于 DPN 的治疗，缓解患者的疼痛症状，延缓神经病变的进展。红外线治疗能增加外周感觉输入，促进 DPN 患者保护性感觉的恢复，每次治疗 20～30 分钟，每天或隔天 1 次，10～20 次为 1 个疗程。

2.磁疗法

脉冲电磁场（PEMFs）兼有电效应与磁效应。有学者使用 10Hz PEMFs 治疗 DPN 患者，每次 10～20 分钟，患者临床症状减轻，周围神经的传导功能及脊髓运动神经元的反应敏感性改善，尤其对初期患者以及 10 年以上者效果明显。也有学者使用静磁场鞋垫治疗，结果发现可显著减轻患者肢端的麻木感、针刺感、烧灼感。这可能由于静磁场能穿透皮肤至皮下 20mm，起到抑制表皮、真皮中的异位伤害性感受器。

3.经皮神经电刺激疗法

经皮神经电刺激疗法（TENS），采用频率 1～160Hz，波宽 2～500μs，单相或双相不对称方波脉冲电流进行止痛治疗。治疗时将刺激电极置于椎旁、腓肠肌、足部，或者置于痛点、相应神经节段或穴位，治疗 20～60 分钟。

4.运动疗法

DPN 患者由于足底的触压觉及本体感觉输入减少，可引起平衡功能障碍。触觉替代装置以及下肢远端肌群的肌力训练可有效减轻前后轴摇摆。中等强度的耐力性训练（50％～80％心率储备）可有效改善 DPN 患者的电生理学表现。降低振动觉阈值，还可预防或延缓糖尿病患者发生 DPN，改变 DPN 的病程。

5.矫形器治疗

DPN 患者由于神经病变引起足部肌肉萎缩和压力失衡,以及肢体末梢的保护性感觉减弱或丧失,常出现 Charcot 关节病及足部的慢性溃疡。使用踝足矫形器可促进溃疡的愈合,但对 Charcot 关节病的效果尚不肯定。

6.健康宣教

嘱咐患者按时用 40～45℃的温水泡脚,早晚各泡脚 1 次,每次 20～30 分钟。尤其要注意对脚趾间皮肤进行清洁,保持其干燥,并对脚趾进行多次按摩,直到下肢有发热的感觉为止。选择透气性较好的棉袜和布鞋,不要赤足行走,以免异物损伤脚底。注意皮肤温度有无变化,是否发生溃疡、外伤等症状。

五、康复预防

多种周围神经病损可以预防。如末梢神经炎、糖尿病周围神经病变、化学品中毒等。积极开展周围神经病损的预防,可提高人们对周围神经病损的自觉防治意识,及时控制发病因素,可大大降低周围神经病损的发病率。对于已经发生周围神经病损的患者,要预防因病致残,或二次残疾。下列问题值得注意。

(一)挛缩

重点在于预防,可采用下述方法治疗:被动运动和牵伸手法,器械锻炼和牵引,用体操棒、肋木、肩肘关节旋转器等做主动运动,徒手体操等,矫形器,周围神经松动术或关节松动术,温热疗法、直流电碘离子或透明质酸酶导入等。

(二)继发性外伤

感觉丧失的骨突部位,如腕部、腓骨小头、外踝、足跟部位等,更易与矫形器、鞋子发生慢性磨损发生压疮,治疗包括对创面的局部处理和对患者的全身情况综合治疗。

1.局部治疗

清创、换药,防止伤口感染;紫外线疗法或 He-Ne 激光、半导体激光、TDP 照射;低频电疗法及温水浴;外用表皮生长因子等。

2.全身综合治疗

改善营养状况,促进神经再生,治疗水肿,控制糖尿病等。

第三章 颅脑损伤的康复治疗

第一节 概述

一、定义及流行病学

颅脑损伤(TBI)是指致伤性外力作用于头部所致的颅骨、脑膜、脑血管和脑组织的机械变形,引起暂时性或永久性神经功能障碍。

根据不同国家不同时期的流行病学资料统计,颅脑损伤的发病率在各种类型的创伤中居于首位,或仅次于四肢骨折,占全身各部位损伤的 15%～20%。国内曾有调查表明,颅脑损伤的患病率为 783.3/10 万人口,仅次于脑血管病。在美国,因颅脑损伤导致死亡或住院治疗者,为 180～220/10 万人口,每年有 50 万新病例,每年约有 8 万人死于颅脑损伤。轻度、中度、重度颅脑损伤的死亡率分别为 0%、7% 和 58%,而致残率分别为 10%、66% 和 100%。颅脑损伤占全身各处损伤的 10%～20%,仅次于四肢伤,但死亡率居首位。

二、颅脑损伤的病因

颅脑损伤主要见于交通事故、工伤、运动损伤、跌倒和撞击等,几个危险因素中,最常见为损伤前饮酒,在所有的损伤中交通意外占一半。

三、常见功能障碍

(一)昏迷

持续昏迷超过 1 个月,即属植物状态。患者可自动睁眼,对语言无反应,对外界的疼痛刺激反应程度不一。如昏迷评分达到 13 分及以上,即有可能苏醒。

(二)语言障碍

苏醒后理解或不能理解语言,但有语言反应。常有运动性失语,感觉性失语,混合性失语,失读,失写,失认等。植物状态的昏迷要与失语症鉴别。

(三)认知障碍

损伤额叶、海马,或广泛脑挫伤、弥漫性轴索损伤、重型、极重型颅脑损伤均可能造成认知障碍,表现记忆力、定向力、计算力、思维能力不同程度下降。

(四)精神障碍

颅脑损伤患者损伤额叶皮层,常伴有各式各样的精神障碍,如骂人、打人等攻击行为,幻听、幻视,情感淡漠、厌食等。

(五)肌力和肌张力障碍

颅脑损伤会伴有肢体瘫痪,常常以偏瘫出现,也有单瘫、三肢瘫。早期为弛缓性瘫痪,恢复期或后遗症期常表现肌张力增高,一般多见上肢屈肌、下肢伸肌肌张力增高,但由于颅脑损伤的复杂性、多样性,可出现上肢伸屈肌肌张力都高,下肢内收肌、腘绳肌肌张力也增高。脑干损伤的常双上肢屈曲挛缩,下肢伸展,甚至呈现角弓反张姿势;震颤、舞蹈样动作也可出现,是椎体外系受损的结果。

(六)其他常见症状

1.呃逆

常常因损伤前额叶内侧区域,易导致顽固呃逆,表现声调高、频率慢,或者声低沉,频率快。进食饮水加重,睡眠后停止。

2.尿崩症

损伤导致垂体功能受损,抗利尿激素分泌异常,出现口渴多饮、多尿、体重下降,每天过量饮水和排尿,但血糖正常。

3.周围神经损伤

常见面瘫、听力下降、斜视、复视、吞咽障碍、斜颈等。如果四肢有周围神经损伤体征,表明有其他复合伤存在。

四、诊断要点

(一)病史、查体及辅助检查

1.病史

向患者本人或陪送人、知情人详细询问受伤时间、致伤原因、病情表现和处理经过,尤其是暴力的性质、大小、方向、着力点、伤时头部加速抑或减速、伤后意识的演变、生命体征的变化及有否耳、鼻出血或溢液、抽搐。

2.查体

局部检查注意有无着力点伤、开放伤、脑脊液溢出等;全身检查注意判断有无合并伤和既往疾病的情况,神经系统检查重点注意神志、瞳孔、肌力、肌张力、腱反射、病理反射和共济运动。了解语言、认知、运动、感觉、关节活动度、反射等的情况,对患者所处阶段的病情有所判断。

3.辅助检查

根据伤情决定辅助检查的取舍,重视治疗时机。CT 是主要的检查手段,但要因时因地制宜,不可盲目转送患者,延误病情。如伤情允许应按由简到繁、先无创后有创的顺序安排检查,根据病变的性质选择 CT、MRI 和脑血管造影等检查。

(二)伤情分析和判断

准确地判断颅脑损伤患者每一阶段的病情发展,对于临床治疗和配合康复治疗有重要价值。判断是闭合性损伤还是开放性损伤、单纯伤还是复合伤、伤后意识障碍和昏迷程度等有助于判断预后及选择治疗方案。闭合性损伤易于出现高颅压和脑疝,开放性脑损伤容易出现颅内感染、脑脊液漏、脑积水。昏迷程度浅,时间短的预后良好,神经功能缺损轻或无;昏迷程度深,持续时间长的,预后差且神经功能缺损重。昏迷过程中一度中间清醒或中间好转,数小时后再度昏迷或者昏迷加重,都是病情加重或继发性、迟发性血肿等引起。伤情的持续加重和恶化,是引起脑疝或者休克的重要因素。

(三)早期临床表现与 CT 等影像学检查

伤后迅速的 CT 扫描可以确诊诸如颅骨骨折、硬膜外和硬膜下血肿、颅内血肿、蛛网膜下腔出血、弥漫性轴索损伤、脑室受压及中线结构移位、对冲伤等。但早期有昏迷或者神经系统定位体征,而 CT 影像无明显改变,也以临床症状体征为准诊断,之后密切观察,随时再做检查。呼吸、脉搏、血压的改变有助于判断颅内高压,鉴别是颅内血肿还是脑挫裂伤,以及休克是否发生。瞳孔改变、脑神经损伤、肢体运动障碍有助于脑损伤的定位。

五、分类及临床表现

(一)按损伤部位分类

1.头皮损伤

包括头皮血肿、头皮裂伤、头皮撕脱伤。其中,头皮撕脱伤是最严重的头皮损伤。

2.颅骨骨折

指颅骨受暴力作用所致颅骨结构改变。颅骨骨折按部位分为颅盖与颅底骨折;按骨折形态分为线形与凹陷性骨折;按骨折与外界是否连通分为开放性与闭合性骨折。

3.脑损伤

(1)脑震荡:是最轻的脑损伤,其特点是伤后立即出现短暂的意识丧失持续数分钟至十余分钟,一般不超过半小时。有的仅表现为瞬间意识混乱或恍惚,并无昏迷。意识恢复后,对受伤当时和伤前近期的情况不能回忆,即逆行性遗忘。多有头痛、头晕、疲乏无力、失眠、耳鸣、心悸、畏光、情绪不稳、记忆力减退等症状,一般持续数日、数周,少数持续时间较长。多数患者在两周内恢复正常,预后良好。

(2)脑挫裂伤:可因病损部位范围程度不同而相差悬殊。轻者仅有轻微症状,重者深昏迷,甚至迅速死亡。

(3)脑弥漫性轴索损伤:是头部遭受加速性旋转外力作用,以剪应力造成的脑内神经轴索肿胀断裂为主要特征的损伤。

(4)原发性脑干损伤:临床上较为常见,可单独出现,也可与其他部位脑挫裂伤同时存在,多数情况下是广泛性脑挫裂伤的一部分。脑干表面挫裂伤和脑干内点状或片状出血是本病的主要病理表现,MRI 检查有助于明确诊断,确定损伤部位与范围。

(5)颅内出血:按血肿部位分为硬膜外血肿、硬膜下血肿和脑内血肿,颅内出血多因颅内压增高形成脑疝,如不及时处理,可危及生命。

(二)按损伤程度分类

国际上较通用的一种方法,是根据格拉斯哥昏迷量表评分作为伤情的分类法,见表 3-1。依据评分多少及昏迷时间长短,可将颅脑损伤分为三型,轻型 13～15 分,伤后昏迷时间 <20 分钟。中型 9～12 分,伤后昏迷 20 分钟～6 小时。重型 3～8 分,伤后昏迷 >6 小时,或在伤后 24 小时内意识恶化并昏迷 >6 小时。

表 3-1　格拉斯哥昏迷量表(GCS)

睁眼反应	评分	言语反应	评分	运动反应	评分
自动睁眼	4	回答正确	5	遵嘱活动	6
呼唤睁眼	3	回答错误	4	刺痛定位	5
刺痛睁眼	2	语无伦次	3	躲避刺痛	4
不能睁眼	1	只能发声	2	刺痛肢屈	3
		不能发声	1	刺痛肢伸	2
				不能活动	1

(三)按损伤性质分类

按伤后脑组织是否与外界相通,将颅脑损伤分为闭合性颅脑损伤和开放性颅脑损伤。前者为头部接触较钝物体或间接暴力所致,脑膜完整,无脑脊液漏;后者多由锐器或火器直接造成,伴有头皮裂伤,颅骨骨折和硬脑膜破裂,有脑脊液漏。

六、临床治疗原则

颅脑损伤临床处理原则是在密切观察患者病情的基础上,根据伤情程度及性质进行处理早期治疗,重点是及时处理继发性脑损伤,着重于脑疝的预防和早期发现,特别是颅内血肿的发现与处理。对原发性颅脑损伤的处理,主要是对已发生的昏迷、高热等的护理和对症治疗,预防并发症。有手术指征应及时手术以尽早解除脑受压。

(一)轻度颅脑损伤的处理原则

一般情况下,对轻度颅脑损伤的基本目标是,通过检查(如神经科检查和影像学检查)明确需要手术治疗的损伤。因此,对于早期损伤的处理,应该侧重于对急性外伤型颅内血肿进展风险的关注,以及脑震荡后持续症状的预防。

(二)中度颅脑损伤的处理原则

到达医院前就应该开始采取高级创伤生命支持措施(ATLS),ABC(气道、呼吸、循环)措施特别值得强调,这对预防低氧血症(血氧分压<90mmHg)与低血压(收缩压<90mmHg)很有必要,这两种情况均会对中度颅脑损伤患者的预后产生不良影响。入院后,应及时进行 CT 检查,进行神经系统专科检查,若患者病情恶化,应立即进行气管插管(如此前未插管),颅内压监测及颅内压增高时进行处理或手术治疗。中度颅脑损伤患者的营养需求普遍升高,因此建议进行营养支持。入院就应开始预防深静脉血栓形成,直至患者躯体恢复活动或能够下床。

(三)重度颅脑损伤的处理原则

重度颅脑损伤后,有效及时的救治能够显著提高患者的存活率及恢复水平。因此医护人员追求的基本目标,应当是为患者带来最佳预后,使其恢复功能,重返生活。入院前应注意气道、呼吸与循环的管理,在重度颅脑损伤中,维持血氧饱和度和脑灌注压对预防继发性脑损伤至关重要。入院后,对重度颅脑损伤的处理始于 ABC 原则。注意保护颈椎,保持气道通畅;建立呼吸与通气;建立循环和控制出血;观察意识、瞳孔、生命体征及神经系统体征变化;选用头部 CT 检查,颅内压监测或脑诱发电位检测;积极处理高热、躁动、癫痫等,有颅内压增高者积极给予脱水治疗。

(四)手术治疗

1.开放性脑损伤

原则上应尽早行清创缝合术,使之成为闭合性脑损伤,清创由浅而深逐层进行,并彻底清除碎骨片、头发等异物。

2.闭合性脑损伤

主要针对颅内血肿或重度脑挫裂伤合并脑水肿引起的颅内压增高合并脑疝,其次为颅内血肿引起的局灶性脑损伤。

第二节　康复评定

我国存活下来的颅脑损伤患者中多为青壮年,所遗留的意识障碍、躯体或认知功能障碍严重影响患者生活质量,同时产生诸多医疗、经济和社会问题。颅脑损伤患者多数病情重、卧床时间长,如不及时康复治疗常产生不同程度的继发性功能障碍。颅脑损伤患者进行康复治疗之前,需要对各种功能障碍进行详细评估,为康复治疗方案,康复预后提供客观依据。

一、颅脑损伤严重程度评定

颅脑损伤的严重程度主要通过意识障碍的程度反映,其严重程度差别大小不一,可能是轻微的脑震荡,也可能是长期昏迷甚至昏迷不醒。另一个重要反映指标是创伤后遗忘(PTA)的持续时间。临床上常采用格拉斯哥昏迷量表(GCS)、盖尔维斯顿定向遗忘试验(GOAT)、持续性植物状态评分、昏迷恢复量表(CRS-R)等方法来确定颅脑损伤的严重程度。

(一)Glasgow 结局量表

Glasgow 结局量表(GOS)是急性脑外伤的研究中应用最多的结局量表。GOS 提供一种定量的、总体的描述结局的方法,见表 3-2。

表 3-2　Glasgow 结局量表

分级	分类	说明
1	死亡	死亡
2	植物状态	患者不能做出有意义的反应,可有睡眠/清醒周期,眼睛能睁开
3	严重残疾	清醒、残疾,日常生活需要照料
4	中度残疾	残疾但可独立生活;过去的某些活动(工作或社会生活)已不再可能
5	良好恢复	恢复正常生活,尽管有轻度缺陷

(二)盖尔维斯顿定向遗忘试验

盖尔维斯顿定向遗忘试验(GOAT)是颅脑损伤后记忆丧失到连续记忆恢复所需的时间,其情况所示见表 3-3。目前认为 GOAT 是评定 PTA 客观可靠的方法。它主要通过向患者提问的方式了解患者的连续记忆是否恢复。该项检查满分为 100 分,患者回答错误时按规定扣分,将 100 减去总扣分为 GOAT 实际得分。75~100 分为正常;66~74 分为边缘;少于 66 分为异常。一般达到 75 分才可以认为脱离了 PTA。

表 3-3　Galveston 定向遗忘试验(GOAT)检查表

姓名	性别:男　女	出生日期:　年　月　日

诊断:

检查时间:　　　　　　　　　　受伤时间:

1.你叫什么名字(姓和名)?(2 分)

　你什么时候出生?(4 分)

　你现在住在哪里?(4 分)

2.你现在在什么地方:城市名(5 分)

　在医院(不必陈述医院名称)(5 分)

3.你在哪一天进入这家医院的?(5 分)

　你是怎么被送到医院里的?(5 分)

4.受伤后你记得的第一件事是什么(如苏醒过来等)?(5 分)

　你能详细描述一下你受伤后记得的第一件事吗?(5 分)

　(如时间、地点、伴随等)

5.受伤前你记得的最后一件事是什么?(5 分)

　你能详细描述一下你受伤前记得的最后一件事吗?(5 分)

　(如时间、地点、伴随情况等)

6.现在是什么时间?(最高分 5 分,与当地时间相差半小时扣 1 分,以此类推,直至 5 分扣完为止)

7.今天是星期几?(与正确的相差 1 天扣 1 分,直到 5 分扣完为止)

8.现在是几号?(与正确的相差 1 天扣 1 分,直到 5 分扣完为止)

姓名　　　　　性别:男　　女	出生日期:　　　年　　月　　日
诊断:	
检查时间:　　　　　　　受伤时间:	

9.现在是几月份?(与正确月份相差1月扣5分,最多可扣15分)

10.今年是公元多少年?(与正确年份相差1年扣10分,最多可扣30分)

根据PTA时间的长短,将颅脑损伤的严重性分为以下四级:PTA<1小时为轻度;PTA 1~24小时为中度;PTA1~7天为重度;PTA>7天为极重度。该项检查可作为受伤严重性的重要参考,还可用来推测颅脑损伤患者的预后。

(三)植物状态评分

我国的植物状态(VS)1996年确定的诊断标准为:①认知功能丧失,无意识活动,不能执行命令;②保持自主呼吸和血压;③有睡眠-觉醒周期;④不能理解或表达语言;⑤能自动睁眼或在刺激下睁眼;⑥可有无目的性眼球跟踪运动;⑦丘脑下部及脑干功能基本保存。植物状态持续1个月以上才能诊断为持续性植物状态(PVS)。PVS评分通过对眼球运动、执行命令、肢体语言、语言、吞咽、情感反应6项分别检查,每项按0~3分四级评分,然后累加计算出PVS评分见表3-4。

表3-4　PVS评分

项目		评分
眼球运动	无	0
	偶有眼球跟踪	1
	经常眼球跟踪	2
	有意注视	3
执行命令	无	0
	微弱动作	1
	执行简单命令	2
	执行各种命令	3
肢体运动	无	0
	刺激后运动	1
	无目的运动	2
	有目的运动	3
语言	无	0
	能哼哼	1
	能说单词	2
	能说整句	3

续表

项目		评分
吞咽	无	0
	吞咽流质	1
	吞咽稠食	2
	能咀嚼	3
情感反应	无	0
	偶流泪	1
	能苦笑	2
	正常情感反应	3

PVS 评分总分为 18 分,≤3 分为完全植物状态(CVS);4～7 分为不完全植物状态(IVS);8～9 分为过渡性植物状态(TYS);10～11 分为脱离植物状态;≥12 分为意识基本恢复。

(四)昏迷恢复量表

昏迷恢复量表(CRS-R)美国 Edison 的 JFK 医学中心 NewJersey 神经科学研究所的 Giacino 和 Johnson 康复研究所的 Kalmar、Whyte 等于 2004 年发表的 JFK 昏迷恢复量表的修改版。早在 1991 年 Giacino 等就制定了 CRS。它包括听觉、视觉、运动、言语反应、交流及唤醒水平等 6 方面。最低得分代表反射性活动,最高则代表认知行为。CRS 为欧美广泛使用,其有效性经多篇报道证实,可以用以判断预后和指导康复。由于使用者的意见反馈及 Aspen 工作组对 MCS 概念及诊断标准的提出并适应与 VS 的鉴别需要,2004 年提出了现行的修改版 CRS-R。CRS-R 从 0 到 23 分,对原量表进行了较大修改,增加了敏感度高、区分神经行为变化好的条目,对部分条目重新命名,删除了一些不适合的条目。更能适合鉴别 MCS 与 VS,满足诊断与康复治疗的需要,见表 3-5。

表 3-5 CRS-R 量表(昏迷恢复量表)

听觉	4—对指令有稳定的反应
	3—可重复执行指令
	2—声源定位
	1—对声音有眨眼反应(惊吓反应)
	0—无
视觉	
	5—识别物体
	4—物体定位:够向物体
	3—眼球追踪性移动
	2—视觉对象定位(>2 秒)
	1—对威胁有眨眼反应(惊吓反应)

0—无

运动

6—会使用物体(脱离低意识状态)

5—自主性运动反应

4—能摆弄物体

3—对伤害性刺激定位

2—回撤屈曲

1—异常姿势

0—无

言语

3—表达可理解

2—发声/发声动作

1—反射性发声运动

0—无

交流

2—功能性(准确的)脱离低意识状态

1—非功能性(意向性的)脱离低意识状态

0—无

唤醒度

3—能注意

2—能睁眼

1—刺激下睁眼

0—无

二、认知功能障碍的康复评定

认知功能是人类高级脑功能的重要功能之一,是认识和知晓事物过程的总称,人类通过认知过程来认识外部世界。认知功能主要包括感知觉、识别、概念形成、思维、推理及表象过程。由于大脑及中枢神经系统障碍,使人对解决问题的摄取、存储、重整及处理信息等基本功能出现障碍,称之为认知功能障碍。认知功能障碍主要表现为:执行功能障碍,记忆障碍,注意障碍,视空间关系障碍,单侧忽略,失用症等。

(一)意识状态评定

在评定患者认知障碍前,应先进行意识障碍的评定。国际上通用的量表为 Galsgow 昏迷量表(GCS),可以用于确定急性期脑损伤的严重程度,但不可作为预后的评定标准。还有

RLA 量表,该量表于 1979 年由 Hagen、Malkmus、Durham 创立,用于评定创伤性脑损伤成人的认知功能。最初版本包括 Ⅰ～Ⅷ 等级。1998 年第三版扩展了 Ⅸ～Ⅹ 水平。它不需要患者的配合,通过观察患者对环境的反应来评定。行为反应从没有反应(水平 Ⅰ)到有目的的合适的反应(水平 Ⅹ)。RLA 被众多临床医生广泛使用,用来追踪患者的治疗进步情况。

(二)认知功能测验

可以依据患者认知状况的主观判断,选择相应的简易或全面的成套测验,进行认知功能筛查,常见的成套测验包括以下几项:

1.简明精神状态测验 MMSE

该量表操作简单,相对全面,适合早期患者筛查,在国内外广泛应用。量表包括 7 个方面:时间定向力、地点定向力、即刻记忆、注意力及计算力、延迟记忆、语言、视空间。共 30 项题目,每项 1 分,答错不给分,量表共 0～30 分,正常界值划分标准为:文盲＞17 分,小学＞20 分,初中及以上＞24 分。

2.MoCA 量表

MoCA 量表是一种快速筛查的评定工具,量表分别从交替连线测验、视空间与执行功能(立方体、钟表)、命名、记忆、注意、句子复述词语流畅性、抽象、延迟回忆和定向共 11 项检查内容对认知功能进行筛查。

3.洛文斯顿

LOTCA 在脑血管病中具有较高的效度,该量表评定内容包括定向力、视知觉、空间知觉、动作运用、视运动组织、思维操作、注意力及专注力,共 20 个检查项目,总分 91 分,评分越高表示受试者认知功能越好。

4.神经行为认知状态检查 NCSE

包括定向、注意(数字重复)、语言(理解并执行简单和复杂的指令、背诵句子、看图命名)、结构(积木测验)、记忆、计算、相似性、判断力共 8 项。

(三)认知功能单项测验

经过筛查后可通过专项检查进行单项认知功能评定。

1.注意障碍单项测验

注意障碍可分为持续性注意障碍、转移性注意障碍、分配性注意障碍等,相应的检查为以下几项。持续性注意实验:划消测验、单音计数测验、持续作业测验;转移性注意:符号-数字测验、连线测验;选择性注意:Stroop 字色干扰任务;分配性注意:日常注意成套测验 TEA。

2.记忆障碍单项测验

记忆障碍的检查需要患者的配合度高,在检查时应注意鉴别诊断,如有情绪障碍的患者在检查中往往表现较差,治疗师应注意进行鉴别。单项的记忆障碍检查常见的为韦氏记忆量表和韦氏记忆量表修订版,临床记忆量表,Rivermead 行为记忆测验 RBMT,再认量表 RMT 等,韦氏记忆测验是国内应用较为广泛的量表,有甲乙两式,方便进行前后比较,韦氏记忆量表测试内容包括 10 项分测验 A～C 测长时记忆,D～I 测短时记忆,J 测顺势记忆,MQ 表示记忆的总水平。

3.知觉障碍检查

知觉障碍最常见的为失认症和失用症。失认症包括视觉失认常用图形辨别、图形分类、触觉性命名等方法评定,听觉失认和视空间认知障碍常用画图试验、划消实验、二等分试验进行检查。失用症检查常为被试者按照测试者指令完成相应动作,如用吹火柴、伸舌头等动作判断是否为意念运动性失用,用完成一项简单操作判断是否为意念性失用,用拼图或画钟试验判断是否为结构失用。

三、言语障碍的康复评定

大脑功能损害会引起语言功能丧失或受损,会产生不同类型的语言功能障碍。失语症和构音障碍是常见的语言障碍。除此之外,颅脑损伤患者还有其他的语言障碍表现,如言语错乱(颅脑损伤早期最常见的言语障碍)、言语失用、构音障碍、命名障碍等。

（一）失语症

1.失语症表现如下

(1)听觉理解障碍;

(2)口语表达障碍;

(3)阅读障碍;

(4)书写障碍。

2.失语症的分型

一般认为,大脑某一部位的损害,会造成一组完全或不完全的语言临床症状。我国对失语症的分类是以得到世界范围内广泛应用的 Benson 分类为基础的汉语失语症分类。

3.失语症严重程度康复评定

可采用波士顿诊断性失语检查法(BDAE)中的失语症严重程度分级。

（二）构音障碍

构音障碍是由于构音器官结构异常,或由于神经肌肉功能障碍所致的发音障碍,或虽然不存在任何的结构、神经肌肉功能障碍所致的言语障碍。

1.构音障碍分类

(1)运动型构音障碍;

(2)器质型构音障碍;

(3)功能型构音障碍。

2.构音障碍的康复评定

包括构音器官的检查和构音评定。

四、行为障碍康复评定

行为和情感控制在脑外伤后很常见,在损伤后的早期阶段,当患者脱离昏迷和 PTA 期后

可出现激越行为(有攻击性或威胁行为)。激越会表现出很多的行为障碍,颅脑损伤患者常见
行为障碍见表 3-6。

表 3-6 颅脑损伤患者常见的行为障碍

性质	表现
Ⅰ正性	A 攻击
	B 冲动
	C 脱抑制
	D 幼稚
	E 反社会性
	F 持续动作
Ⅱ负性	A 丧失自知力
	B 无积极性
	C 自动性
	D 迟缓
Ⅲ症状性	A 抑郁
	B 类妄想狂
	C 强迫观念
	D 循环性情感(躁狂-抑郁气质)
	E 情绪不稳定
	F 分离性障碍

上述行为障碍表现的评定,主要依据颅脑损伤患者的临床症状。脑损伤患者还有一些典
型的行为障碍,如发作性失控、额叶攻击行为、负性行为障碍、行为依赖、意志力差等。

第三节 康复治疗

一、康复时机选择

对于颅脑损伤患者康复治疗开始的最佳时间窗,目前尚无统一标准。国外将重症监护病
房(ICU)的物理治疗列入常规治疗程序;国内学者研究指出,凡生命体征平稳的患者,在监护
下进行康复治疗均安全有效。所以,颅脑损伤患者的康复应是全面康复,从急诊外科 ICU 开
始,一直到康复中心、社区和患者家庭,都要坚持进行康复治疗,尽早开始会让功能障碍得到最
大恢复。颅脑损伤早期治疗的重点是及时处理继发性脑损伤,着重于脑疝的预防和早期发现,
特别是颅内血肿的发现与处理。康复治疗是一个积极和动态的过程,目的在于帮助有功能障
碍的患者获得必要的知识和技能,从而最大限度地恢复其躯体、心理、社会功能;对原发性脑损

伤的处理主要是对已发生的昏迷、高热等的护理和对症治疗,加强营养,预防并发症。颅脑损伤患者的康复分三个时期,即重症急性期康复、恢复期康复、后遗症期康复,每个阶段康复治疗各有其不同的目标与方法。

二、康复治疗指征

(一)适应证

颅脑损伤引起包括认知、行为、言语、情绪及运动、感觉等方面的功能障碍以及继发性功能障碍都是康复治疗的适应证。

(二)禁忌证

开放性颅脑损伤、意识障碍加重、生命体征不稳定、神经系统症状体征进展、颅内血肿进行性扩大、弥漫性脑肿胀、颅内压明显增高、脑疝、高热、癫痫发作等。

三、康复治疗基本原则

(一)选择合适的康复时机

目前国际上一致强调颅脑损伤的康复治疗要早期开始,应从重症急性期就介入,这是关系到颅脑损伤康复治疗效果好与差的关键。

(二)全面康复

颅脑损伤所引起的功能障碍是多方面的,因此其康复治疗必须整体考虑。要将各种方法如物理治疗、作业治疗、言语治疗、心理治疗以及中医传统疗法和药物治疗等综合应用,并且最好有家属参与,以保证康复治疗效果。

(三)循序渐进

康复治疗贯穿于整个颅脑损伤过程,训练时,时间由短到长,难度由简单到复杂,保持和增强患者对治疗的信心,让患者有一个适应的过程。

(四)适宜的康复方案

康复治疗计划是建立在康复评定的基础上的,根据患者损伤的部位、损伤的程度,在制订治疗方案时,应因人而异,采取个体化的治疗方案,并随时根据病情与功能状况的变化在实施的过程中酌情加以调整。

(五)持之以恒

重度颅脑损伤患者的康复需要持续许多年,一些患者可能需要长期照顾。所以在每个阶段均应帮助患者及家庭面对伤病现实、精神和社会能力方面的变化,积极预防并发症,坚持长期治疗。

四、重症急性期康复

颅脑损伤在重症急性期主要是对患者采取综合性治疗措施。康复治疗在非手术治疗中发挥着重要的作用,有学者指出,颅脑损伤患者的生命体征稳定,特别是颅内压持续 24 小时稳定在 2.7KPa(20mmHg)以内即可进行康复治疗。中国重型颅脑创伤早期康复管理专家共识中也写道:神经外科监护病房内的患者应尽早床边活动。物理治疗已经被证明能够使患者的认知功能和运动功能早日恢复。

(一)康复目标

稳定患者生命体征,提高患者觉醒能力,加强营养、预防并发症及继发性损害,促进功能恢复,平稳度过重症急性期。

(二)康复治疗

颅脑损伤后,无论手术与否,适当的非手术治疗都是不可或缺的,所以我们应该采取综合性治疗措施。

1.综合促醒治疗

严重的颅脑损伤患者会出现不同程度的昏迷、昏睡或嗜睡等。除临床上应用药物促进脑细胞代谢、改善脑的血液循环,必要时除施行手术降低颅内压力以外,还可以给予各种感觉刺激、电刺激及高压氧治疗等,以帮助患者苏醒,恢复意识。

(1)药物治疗:目前促醒药物主要有作用于多巴胺能系统和作用于谷氨酸能系统两大类,常用药物有金刚烷胺、溴隐亭、多巴丝肼、盐酸纳洛酮及酒石酸唑吡坦等。也可以根据中医辨证,选用中药促醒。

(2)听觉刺激:定期播放患者受伤前较熟悉的音乐;对家属健康宣教:长期照顾者要充分了解与患者交流对于促醒的重要性,亲属定期与患者谈话。通过患者的面部及身体其他方面的变化,观察患者对听觉刺激的反应。

(3)视觉刺激:患者头上放置五彩灯,通过不断变换的彩光刺激视网膜、大脑皮质。上述治疗每天 2 次,每次 30~60 分钟。

(4)肢体运动觉和皮肤感觉:肢体关节位置觉、皮肤触觉刺激对大脑皮质有一定的刺激作用。可由治疗师或患者家属每天对患者的四肢关节进行被动活动;利用毛巾、毛刷等从肢体远端至近端进行皮肤刺激。

(5)针灸推拿:针刺疗法具有疏通经络、运行气血等作用,可增加组织血液供应、促进神经元突触的再生与神经功能重建、促进脑内血肿的吸收和损伤的周围神经再生、激活脑干网状系统、提高神经细胞的兴奋性。选用头针刺激感觉区、运动区、百会、四神聪、神庭、人中、合谷、内关、三阴交、劳宫、涌泉、十宣等穴位,采用提插泻法,并连接电针仪加用电刺激,有助于解除大脑皮质的抑制状态,对意识障碍患者的促醒有帮助作用。推拿可采用醒脑开窍手法,以刺激头面部腧穴和十宣、十二井、合谷、内关等开窍醒脑的穴位和督脉为主,手法刺激强度偏大。

(6)电刺激促醒治疗:对于生命体征稳定,颅内无活动性出血,无严重心血管疾病伴心功能不全或心脏起搏器植入,无外伤后频发癫痫或有癫痫病史的重型颅脑创伤后意识障碍患者应早期应用电刺激促醒治疗方法。研究证明,正中神经电刺激(MNS)治疗是通过数字频率合成技术,将有效的治疗电流通过体表电极,无创地由周围神经引入中枢神经系统,增强脑电活动,使脑干网状上行系统及大脑皮质保持兴奋状态,同时神经电刺激信号可通过脑干网状结构和纹状体到达脑的血管舒张中枢,引起脑血管扩张,提高脑病灶的局部血流量,从而起到改善昏迷患者意识水平的作用。另外,深部脑电刺激(DBS)和脊髓电刺激(SCS)技术,具有微创,可调控的特点,对意识障碍的促醒治疗取得肯定的治疗效果。

(7)高压氧治疗:高压氧治疗能提高氧浓度,增加脑组织的氧含量,改善脑缺氧所致的脑功能障碍,从而促进脑功能的恢复。特别是高压氧下颈动脉系统血管收缩,血流量减少,但椎动脉血流量反而增加,因此,网状激活系统和脑干部位的血流量和氧分压相对增加,刺激网状结构上行激活系统的兴奋性,有利于昏迷患者的觉醒和生命活动的维持。高压氧也可促进侧支循环形成,保护损伤病灶周围的“缺血半影区”的神经细胞,可增加脑干及网状激活系统供血量,刺激上行性网状系统的兴奋性,有利于改善醒觉状态。治疗 1 次/天,每次 90 分钟,10～20 天为 1 个疗程,可连续数个疗程。

(8)低频重复经颅磁刺激:rTMS 治疗颅脑损伤后植物状态患者可改善脑细胞的神经兴奋性,减轻患者意识障碍,促进脑损伤功能恢复,对患者促醒有一定作用。0.3～1.0Hz rTMS 治疗颅脑损伤可显著降低颅内压,下调脑脊液中兴奋氨基酸水平,发挥脑保护作用,有助于恢复患者认知功能。

2.运动功能康复

在重症急性期患者运动功能康复训练治疗前及全程中,要观察分析运动功能改善技术可能给患者带来的潜在危险和益处,选用适宜的康复治疗技术,严格控制康复训练的强度。

(1)对于重症急性期无反应或不能主动配合的患者,早期运动参考方案:良肢位摆放,床上被动体位转换;关节肌肉被动牵伸;被动四肢及躯干关节活动度维持;床上被动坐位,不同角度体位适应性训练;电动起立床站立;神经肌肉电刺激。

①良肢位摆放:对于意识不清或仍然不能完全主动移动的患者来说,保持正确的体位以及规律的变化体位是很关键的。有效的良肢位摆放可以预防关节挛缩、畸形、压疮,使患者感觉舒适,为进一步康复训练创造条件。

仰卧位:整个康复过程中要尽可能避免仰卧位。仰卧位下患者存在很多潜在风险:a.仰卧位时,颈部的后伸会导致身体的伸肌张力增高,颈部最后可能会发展为完全僵直而不再屈曲。b.呕吐时加大了发生吸入性肺炎的危险,而且仰卧时骶尾部和足跟部极易发生压疮。持续的颈部后伸可以引起严重的头痛及以后的颜面部疼痛,尤其是脑外伤患者。c.患者的胸椎也可能变得僵硬且处于伸展位。肋骨可能会变形,进而影响呼吸功能。出现的肩胛骨的后缩和上段躯干旋转障碍,在疾病后期是较难克服的,并且还会影响双手在身体前方的功能性使用。

侧卧位:侧卧位相对于仰卧位来说有很多益处,患者采取侧卧位时,痉挛发生率减少,骶尾部不再有压力。交替地变换体位来向两侧侧卧活动,有利于肺部内分泌物的排出,尤其是对气管切开或咳嗽无力的患者非常重要。对于深昏迷患者,治疗师需要帮助患者被动翻身,尽量为患者提供主动参与机会。将患者翻身至侧卧位,这时屈曲患者的颈部、躯干和四肢会变得更加容易。

俯卧位:每天都让患者俯卧一段时间是非常有益的。许多存在挛缩的患者通过每天摆放在俯卧位、逐渐增加处于正确体位的时间,能够改善挛缩问题。适用于无呼吸机使用和骨折被稳妥固定后的患者;气管插管的患者要摆放好垫枕能让患者自由地呼吸;插有导尿管的患者要用枕头支撑躯干使导尿管保持通畅。

②关节被动活动:被动的关节活动训练有利于保持肌肉的生理长度和张力,维持正常关节的形态、功能、活动范围;维持关节周围结缔组织的延展性和韧带强度;维持和恢复因组织粘连和肌肉痉挛等多种因素引发的关节功能障碍。患者在放松体位下,治疗师根据病情按照运动顺序由近端到远端(如肩到肘,髋到膝)方向活动有利于瘫痪肌的恢复;由远端到近端(如手到肘,足到膝)方向有利于促进肢体血液和淋巴回流。活动时动作缓慢、柔和、平稳、有节律,避免冲击性运动和暴力。操作在无痛范围内进行,活动范围逐渐增加,以免损伤。从单关节开始,逐渐过渡到多关节;不仅有单方向,而且应有多方向的被动活动。每一动作重复10～30次,2～3次/天。

③床上活动

翻身训练:意识障碍或瘫痪患者的定时翻身是治疗全过程中至关重要的部分,在早期阶段每2～3小时为患者翻身1次,要形成常规直到患者苏醒并且自己能够翻身为止。翻身训练可预防关节挛缩畸形,避免压疮的发生,改善循环,保持脊柱的活动性,改善呼吸功能,预防颈源性疼痛,降低过高的肌张力,预防周围神经损伤,让患者习惯移动。严重意识障碍和昏迷的患者翻身如下:a.将患者的头部先转向将要翻过去的那侧,并用枕头支撑。b.令患者的双膝呈屈曲状,然后一人负责将患者膝部转向一侧,同时另一人负责翻转其肩膀和上段躯干。c.将患者向后移向床边,并且在合适的位置垫上枕头。d.当患者有头颅骨折、开放性损伤、手术切口或去骨瓣等很难托住患者头部时,翻身时要将毛巾放在患者头部下面,治疗人员要抓住毛巾两端来帮助其翻身。

翻身到俯卧位:当患者意识不清或完全不能主动移动时,需要两个助手帮助患者翻身,以避免患者的肩部和髋部受到损伤。一个助手将患者从右侧卧位翻到俯卧位时,需要先将患者的头转向右侧并将患者的上肢处于上举位置。另一助手抬起患者左腿,给予充分支撑以确保大腿和膝盖朝下,当治疗师将患者的腿向前移动时,第一助手将患者的左肩和上肢向前移动,在翻至俯卧位的过程中要保持患者上肢上举位。然后两个助手要调整患者髋部和肩部位置,以确保患者的体位是放松舒适的。

④床边活动:从重症监护阶段开始,患者就必须每天在床边坐直到他能够独立地移动。从一开始就直接转移到轮椅上有很多益处:a.患者离床,能够让治疗师或家属在各种各样的环境中引导他。场景的变化会给患者带来更多的刺激。b.在轮椅上可以实现一个良好的坐姿,因为可以做很多调节,如轮椅高度和靠背的倾斜度、扶手和踏板等;还可以使用所提供的众多装

置,如合适的桌子等。c.轮椅的移动可以带他去变换地方,在他能够长期独立行走之前就可以实现。

从卧位转移至坐位:当患者仍然意识不清或者不能以任何方式活动时,治疗师就要被动将患者移至坐位。将患者转到侧卧位并保持髋关节和膝关节屈曲。治疗师站在床旁,一侧上肢环绕患者膝部,另一侧上肢放在患者颈部,手放在其胸椎处。治疗师通过向外转移自己的身体将患者的腿移至床边一侧下垂,同时将患者的躯干扶正呈直立位。治疗师的腿压在患者膝部,用肩膀顶住患者的头以防止患者向前滑下来。治疗师的手放在患者身后,保持其躯干处于良好位置。

移动至床边:在治疗师将患者转移到轮椅上之前,首先必须把患者转移到床的边缘以使得他双脚平放在地板上。治疗师可以通过把患者的臀部交替地往前移动来实现这一动作。治疗师站在患者前面让患者的头枕在治疗师一侧肩膀上,一侧手臂放在患者的肩膀上,手放在患者的胸椎上。另一只手臂支撑患者的躯干,同时将另一只手臂放在患者对侧的大转子上,向前拖动患者臀部。然后治疗师需要适当改变双手的位置,用同样的方式向前移动患者的臀部。

⑤肌力训练:肌力是肌肉收缩时所能产生的最大力量,患者在伤后都会出现不同程度的肌力下降和丧失。而关节活动又需要肌肉的力量来维持,所以治疗师要从急性期开始就及时进行肌力训练。肌力训练的目的是增强肌肉的力量和耐力,预防肌肉萎缩,为其他相关训练做准备。当肌力大于3级时可进行渐进性抗阻肌力训练,训练形式包括向心/离心肌力训练、开链/闭链训练、等速/等长肌力训练等。重症急性期的颅脑损伤患者大部分肌力都处于0级或1级,对于肌力弱的患者,建议尽早开始进行肌力训练,但证据水平较低。当肌力较弱时,可采用以下方法:a.神经促进技术,如Brunnstrom技术早期可利用姿势反射、联合反应等引导患者出现运动反应。也可应用Rood技术中的促进技术进行肌肉刺激,利用皮肤、本体感觉等刺激来诱发肌肉反应,包括触觉刺激的快速刷擦和轻触摸;常使用冰的温度刺激;轻叩皮肤、对肌肉进行快速的、轻微的牵伸、进行肌腹的按压、利用视听觉的特殊感觉进行刺激等。b.神经肌肉电刺激,神经肌肉电刺激的方法,可起到以下一些治疗作用:神经肌肉电刺激可以与激发的中枢神经系统传导同步,从而促进中枢神经系统的恢复。如在颅脑损伤患者弛缓期时,通过瘫痪肌肉受电刺激后,肌肉不至于萎缩,并维持一定收缩能力。具有一定生物反馈作用,促进肢体运动的改善。c.针灸推拿,针刺可使肌肉收缩、血流量增加,有效地预防神经损伤后造成的肌肉失用性萎缩,促进肢体功能的恢复。推拿可改善血液循环,促进肌肉恢复。d.其他方法如肌肉再学习、生物反馈、想象性训练等措施有可能增加肌力。

(2)对于反应良好或可以主动配合的患者运动治疗:床上转移、床上被动或主动坐位适应性训练;床边坐位、床椅转移等;每次自觉疲劳程度BORG主观疲劳程度量表评分为11~13分可安排ADL相关练习、运动控制及平衡能力训练、生活活动能力前期训练等。

①床上活动

无意识障碍和清醒的患者翻身:在康复的各个阶段,都可以促进患者躯干主动屈曲,从仰卧位主动翻身至侧卧位,然后再回到仰卧位,以改善患者躯干的控制能力。

头部运动:紧张性颈反射会影响整个身体的肌肉张力,因此,从一开始就纠正头的体位和被动运动以保持颈部的完全活动度是很重要的。头部向各个方向轻微活动,尤其重要的是颈部的侧屈。治疗师一手下压患者肩胛骨,另一手向对侧活动患者头部,然后转到床的另一侧重复上述操作。

桥式运动:桥式运动是一种有用的重新获得选择性伸髋和腹肌活动的运动,可以训练腰背肌和骨盆的控制能力,诱发下肢分离运动,缓解躯干及下肢的痉挛,提高躯干肌肌力和平衡能力。a.患者仰卧位时,头部放在枕头上,上肢放松,放在身体两侧。在患者屈髋屈膝时,治疗师给予帮助。b.双足放在治疗床上,足跟不必在膝的正下方。为了使活动更具选择性,治疗师应首先教患者收缩腹肌,使骨盆向前倾斜。c.治疗师将一只手放在患者健侧臀部,将骨盆向前、向上拉,以促进正确的桥式运动。另一手引导脐部向下,因为脐部周围正是运动发生的关键部位。保持骨盆前面上倾的位置,患者从床上抬起臀部。要避免患者从床上抬臀时通过同时伸髋和弓背或用头抵住枕头去完成。

②床边活动:从床边转移至轮椅时,转移过程要缓慢、安静、轻柔地进行,不要惊吓到患者。因为突然发生空间的位移,对于患者来说是非常可怕的。

患者的上肢搭在治疗师的肩上:对于无意识或严重残疾的患者,当治疗师不确定自己可以移动患者时,需要一个助手站在床边给予帮助,并且将两只手分别放在患者的坐骨结节上。将轮椅靠床那侧扶手去除后摆放在床边,与床呈平行线并尽可能地挨近患者,把脚踏板转到外侧或去掉以防患者或帮助者的脚踝受伤。治疗师用膝盖顶压住患者的膝盖,患者手臂搭在治疗师的肩膀上,治疗师按住患者的肩胛骨,并用膝盖令患者下肢伸展,直到患者的臀部离开床面。患者头搭在治疗师的肩膀上。当治疗师将患者前倾时,助手帮助抬起患者臀部,然后朝轮椅上移动。治疗师转移患者时,要一直旋转到患者臀部和后背恰好安置在轮椅上为止。

利用患者躯干屈曲:如果患者双肩僵硬或活动受限,治疗师转移时要让患者的手臂垂在胸前,然后治疗师使患者身体前倾,用膝盖顶压住患者膝盖的同时用手在患者的大转子处抬起臀部。在治疗师用力将患者转移到轮椅或床上时,患者的头靠在治疗师躯干一侧或者髋部。

(3)肌肉骨关节康复管理:肌肉骨关节康复管理主要包括肌痉挛、肌腱挛缩、骨关节僵直畸形及骨化性肌炎的评估和防治。

3.颅脑损伤的镇痛镇静管理

急性脑损伤患者镇痛镇静的目的:降低脑代谢率,控制颅内压,控制播散性去极化,控制阵发性交感过度兴奋,控制癫痫持续状态以及实施目标化体温管理,达到器官保护的作用。

(1)重型颅脑损伤:即使是意识障碍的患者,伤害性疼痛刺激仍可通过兴奋交感-肾上腺髓质系统,使机体持续处于应激状态而造成损害,因此要尽早干预。具体措施包括亚低温治疗以及隆德概念集束化治疗。同时应建立疼痛评估常规和镇静深度监测,避免镇痛镇静过度。

(2)轻中型颅脑损伤:颅脑损伤的特点是病情变化快,需要定时和及时进行意识评估、瞳孔监测和神经系统体检。2013年美国镇痛镇静和谵妄处理指南及 Vincent 提出的 eCASH 概念均推荐最小化镇静策略,以便随时唤醒患者进行意识及病情评估,保证患者安全与舒适。

4.呼吸与排痰训练

呼吸运动在一定程度上受大脑的皮质支配,因此可进行主动训练,通过对呼吸运动的控制和调节来改善呼吸功能。当颅脑损伤患者出现昏迷状态或意识不清时,我们要采取多种措施来预防并发症的风险。同时也要进行呼吸训练,呼吸训练是肺功能康复的一个组成部分,患者只有掌握正确的呼吸技术,才能够改善换气,增加咳嗽机制的效率,最终改善呼吸肌的协调能力,达到建立有效呼吸方式的目的,而痰量较多的患者,我们还需要进行体位排痰训练。

5.吞咽障碍训练

吞咽是口腔、咽腔、喉腔及食管的复杂运动,可分为口腔期、咽期及食管期3期。吞咽障碍是指由于下颌、双唇、舌、软腭、咽喉、食管的结构和/或功能受损,不能安全有效地把食物正常送到胃内的过程。吞咽障碍是重度颅脑损伤后的一种常见的问题。据报道,重度颅脑损伤中60%的成年患者存在吞咽障碍,吞咽障碍又会影响能量和蛋白质的摄入,甚至导致营养不良。

6.营养支持治疗

脑外伤营养支持应尽早进行,胃肠外、胃肠内两种营养方式可以联合使用,但推荐后者。严重营养不良或希望短时间内提高患者营养水平以及病情急性期不能用胃肠内营养时,可用胃肠外营养;胃肠内营养在消化道出血时不宜使用。营养供给量:$20 \sim 30 kCal/(kg \cdot d)$总热量供给,及$1.2 \sim 2g/(kg \cdot d)$蛋白质补充有助于防止进一步的肌肉萎缩,应动态监测营养治疗反应,调整营养供给量,以实现理想的营养支持效果。周围静脉输注各营养成分也可起到良好的营养支持作用,并且安全、方便、实用。中、重度脑损伤后出现的神经内分泌改变,导致能量消耗与蛋白质分解增加、胰岛素抵抗与葡萄糖代谢障碍;有研究报道,中重度颅脑损伤患者吞咽障碍发生率达62%,由此长时间的进食减少,能量与蛋白质摄入不足,出现难以纠正的低蛋白血症,肌肉萎缩,营养不良发生率可达68%;反流误吸高风险患者反复肺部感染及全身性炎症反应,营养过度消耗与营养缺乏更为突出。病程长者除大营养素缺乏外,常伴有微营养素的缺乏,这些都会直接影响机体与脑功能的修复,降低生存质量。由此可见,营养不良是神经重症康复中的基础问题。

7.膀胱管理

颅脑损伤重症患者的膀胱问题大部分都是由于神经源性膀胱引起的尿潴留和/或尿失禁。神经源性膀胱是神经系统病变导致膀胱和/或尿道功能障碍(储尿和/或排尿功能),进而产生一系列下尿路症状及并发症的总称,不同病因导致的神经源性膀胱发病率从4%～84%不等,不及时处理,特别是尿潴留患者,将会发生膀胱过度膨胀伴充溢性尿失禁、尿路感染,严重的可威胁上尿路安全,导致肾功能障碍。神经重症患者早期留置导尿管,预防膀胱过度储尿;保持引流通路的密闭性,以免细菌逆行感染;采用间歇导尿协助膀胱排空,导尿频率4～6次/天,导尿时膀胱容量小于400mL(有条件可采用B超监测膀胱容量)。积极创造条件尽早拔除经尿道留置的导尿管。

8.预防并发症

有些颅脑损伤患者由于需要长时间卧床,易出现各种并发症,可采用以下防范措施。

（1）高热：高热会造成脑组织缺氧，加重损害脑组织，所以要积极采取降温措施，采用冰敷来进行物理降温，冬眠疗法辅助，同时使用抗生素治疗。

（2）预防压疮：使用波动透气式压疮防治床垫，每 2 小时变换 1 次体位，加强皮肤护理，可有效地预防压疮的发生。

（3）预防肺部感染：保持呼吸道通畅，体位引流，徒手叩击、拍打胸背部帮助排痰，是预防肺部感染的有效措施。

（4）预防外伤后癫痫发作：中度和重度 TBI 患者常会出现，发病风险在最初的 2 年内最高，原因可能与直接的创伤、出血性刺激、代谢紊乱和低氧血症有关。癫痫可分为即刻型（<24 小时）、早发型（24 小时～7 天）和迟发型（>7 天）。伤后 1 周使用苯妥英可有效减少早发型癫痫的发生次数，但不推荐作为长期预防使用。目前研究支持使用卡马西平和丙戊酸钠来治疗癫痫，因为相对来说它们在认知方面没有明显的不良反应，但不敢否认它对躯体和认知功能完全没有不良反应。早发型和迟发型癫痫均需要至少 12 个月的抗癫痫药物治疗。大多数临床医师认为在癫痫发作停止的 1～2 年后就会开始减药或停药。

（5）自主神经功能障碍：重型颅脑损伤患者康复期交感神经兴奋表现为间断性、发作性的易激惹、躁动、多汗、高热、血压升高、心动过速、呼吸急促及去皮层强直或者去大脑强直等症状，在创伤性脑损伤患者中其发生率约为 10%～28%，而在植物状态患者中发生率更高，出现这类症状会加重患者病情，预后不良。

五、恢复期康复

（一）康复目标

最大限度地恢复运动、感觉、认知、言语功能和生活自理能力，提高生存质量。

（二）康复治疗

颅脑损伤是一种弥漫性、多部位的损伤，因此在躯体运动、认知、行为和人格方面的残损，因损伤方式、范围、严重程度的差异而有很多不同。急性期过后，颅脑损伤患者病情已基本稳定，但针对损伤后引起的功能障碍仍需要有计划、有针对性的康复治疗。

1.运动功能康复

（1）运动疗法

①床边训练

床上活动：包括肩胛骨运动、肩关节活动、肘关节活动、下部躯干屈曲和旋转、激活腹斜肌活动、主动控制患侧下肢运动等。我们要给予患者充分帮助和降低活动难度来减少联合反应的出现。桥式运动是一种有用的重新获得选择性伸髋和腹肌活动的运动，可以训练腰背肌和骨盆的控制能力，诱发下肢分离运动，缓解躯干及下肢痉挛，提高躯干肌肌力和平衡能力。

床边活动：床边活动应尽早进行，因为床边坐位练习其他活动之前，要教会患者学会矫正自己姿势，这是非常重要的，纠正姿势须从基础开始，即调整患者髋和骨盆的体位。胸椎的稳定性是正常步行和上肢选择性技巧活动的前提，而学会选择性屈伸腰椎的活动在以后的站立中至关重要,对改善患者的步态活动非常有价值。因此,重新获得髋充分屈曲及身体挺直坐的能力是首要任务。床边活动时教会患者坐起将双腿垂到床边,然后再从坐位躺下的方法是非常重要的。

②坐位训练

坐位平衡:开始时可通过调节床头的角度来改善坐起的适应性训练,当患者能坐起后,应加强患者身体重心左右移动、前后移动的训练。然后训练患者由静态平衡过渡到自动态平衡,最终达到他动态平衡状态。

下肢训练:患者学会控制由坐到站的过程非常重要,在站起来之前治疗师要加强患者骨盆控制和躯干旋转训练、患侧髋内收与骨盆旋前训练、提腿训练、屈膝训练等。站起时根据患者的不同情况,我们可以选择从端坐位站起、高床站起、从不同高度的坐位站起等方法。

③站立位训练:站立位训练的前提必须是站立位的平衡训练,首先由辅助下静态平衡训练过渡到独立下静态平衡训练。当患者可以进行自动态平衡训练时,我们可采取站立时足保持不动,身体交替向侧方、前方或后方倾斜并保持平衡;也可以身体交替向左右转动并保持平衡、左右侧下肢交替负重;站立时足保持不动来触碰治疗师手中的物体、抛接球、伸手拿物等,也可以练习上下台阶训练。在患者到达他动态平衡时,我们可通过在硬而大的支撑面上、软而小的支撑面上、活动的支撑面上进行训练。站立位平衡训练的同时我们要尽早进行下肢的负重训练。当患者不能站立时可根据患者实际情况,尽早让患者进行起立床训练,电动起立床可以帮助患者尽早完成仰卧位到站立位,重心从低到高的过渡,使患者充分适应立位状态,预防出现直立性低血压;可提高躯干和下肢的负重能力及控制能力,提高患侧肢体感觉输入和改善肌张力状态。

④减重下步行训练:减重步行训练是通过悬吊和保护装置承担患者部分甚至全部体重,帮助下肢不能负担全部体重的患者处于直立状态,并且易于在治疗师的辅助下进行步行周期全套动作的练习,提高步行能力,必要时也可以借助跑步机进行训练。

⑤步行训练:包括治疗性步行和家庭性步行。利用拐杖进行步行训练时,要具备较好的平衡能力和上肢支撑体重的肌力,一般需要经过平行杠内基本动作训练后方可进行。也可借助助行器进行步行训练,同时要加强社区性步行训练如环境适应性训练、过马路、超市购物、乘坐交通工具等。

(2)作业疗法

①上肢及手功能训练

上肢功能训练:脑外伤患者中有部分患者即使患侧上肢潜在的功能完全丧失。治疗师也应在训练健侧手代偿能力的基础上,训练躯干及上肢的双侧活动。对于有潜在功能的训练,应重点考虑患手操作性动作是丰富多彩的运动模式与多种选择性活动的组合。手的运动应当与肩关节、肘关节、前臂和腕关节的运动分离,因为单纯的运动功能难以产生实际应用的价值。为此,上肢训练应将基本功能训练与应用动作相结合才能产生效果。

手的功能训练:手功能的康复目标首先应该是获得全手指的同时抓握(联合屈曲)和同时

伸展(联合伸展),如果能够达到这个目标,患者就可以掌握一般抓握动作。一般理想模式的抓握必须具备三个条件:握拳的手指可随意伸展;具有拇指与其他各指的对掌功能;即使被拿物品与手掌接触,手指也能自如分开。

②作业活动训练:作业活动是指经过精心选择的、具有针对性的、有目的和有意义的活动。其目的是维持和提高患者的功能,预防功能障碍和残疾的加重,提高患者的生活能力和生存质量。根据治疗目的的作业活动训练,主要有以下几方面内容:改善运动功能、调整心理功能、提高职业技能、改善社会方面能力。

(3)悬吊训练:悬吊训练(SET)是运用悬吊训练装置结合神经肌肉激活技术、骨关节活动度训练、肌力训练等进行主动、被动或助力治疗和康复训练的一种物理治疗方法。通过悬吊设备,使人体排除重力的影响后,在不稳定的状态下或用平衡软垫、软球等进行主动训练,通过促进人体躯干核心肌肉收缩而产生训练效果,从而达到持久改善肌肉骨骼疾病的目的。其产生的治疗作用可分为以下三个方面:a.提高肌力及耐力;b.增强躯体核心稳定性;c.提高感觉运动控制能力。

(4)日常生活活动能力的康复:日常生活活动是指人们为了维持生存及适应生存环境而每天必须反复进行的、最基本的、具有共同性的身体活动,即进行衣食住行及个人卫生等的基本动作和技巧。颅脑损伤的患者 ADL 是严重受限的,日常生活活动(ADL)能力训练是康复治疗在日常生活环境中的实际应用和不可或缺的。当日常生活能力受限时,可借助自助具的使用来提高能力。

(5)其他改善运动功能方法

①任务导向性训练:任务导向性训练是以目标为导向的功能行为的运动控制训练。围绕着有意义的和功能性的活动进行训练,而不是单纯训练运动的模式。在上肢功能训练、步态训练和肌力训练中均推荐使用任务导向性训练。推荐的训练方法包括坐位够物训练、上下肢功能性任务训练、任务导向性够物训练、躯干控制训练及躯干旋转反馈练习、负重训练等。

②强制性运动疗法:强制性运动疗法(CIMT)是以中枢神经系统可塑性理论为基础发展起来的一种康复治疗技术,是指通过限制患者健侧上肢的活动,鼓励患侧上肢进行功能性任务或日常生活活动以增加患肢的使用,从而促进患肢功能的恢复。

③机器人及计算机辅助运动功能训练:包括 a.机器人辅助运动功能训练,是一种利用高科技技术新兴的治疗方法,可用于颅脑损伤患者康复训练。机器人能够控制和量化训练强度、客观地测量在训练过程中的运动学和力量的变化,提供患侧上肢高强度、重复性、任务导向性和交互式的治疗。b.计算机辅助的运动功能训练,通过游戏使患者把注意力集中在运动的结果而不是运动本身,作为一项有趣任务的主动参与者其动机效应可能起到有力的促进作用。

2.构音障碍、言语障碍康复

在颅脑损伤的康复中,我们对于构音障碍、言语障碍康复的治疗可参照本书"脑卒中的康复"章节的相关内容。

3.认知障碍康复

在颅脑损伤的康复中,我们对于认知障碍康复的治疗可参照本书"脑卒中的康复"章节的相关内容。

4.行为障碍康复

颅脑损伤后的行为和情绪问题是较难管理的,并可能严重阻碍伤后功能的恢复。表现为顺行性遗忘、失抑制、情绪不稳定、攻击行为及静坐不能等。对于颅脑损伤患者的行为障碍,其治疗目的在于设法消除患者不正常、不为社会所接受的行为,促进其亲近社会的行为。其治疗方法如下。

(1)异常行为的康复处理原则:包括一致性、适当鼓励、提高兴趣。

(2)创伤后遗忘症康复:创伤后遗忘(PTA)是指患者处于如下这样的阶段:患者学习新的信息的能力最低或不存在,在 PTA 早期,患者并没有意识到他在医院里,可能认为他处在家里或在工作单位,这种假象称为虚构症。PTA 后期,患者的虚构症大为减少,但是难以保持特殊事件的记忆。遗忘症的康复训练有以下几个方面:视觉记忆、地图作业、彩色积木块排列、日常生活活动安排。

(3)躁动不安的康复处理:躁动不安是颅脑损伤患者表现出的一种神经行为综合征,包括认识混乱、极度情感不稳定、运动与活动过度、有身体或言语性攻击。这种患者易受激怒,对其他人表现出粗俗的不适当行为,也可能对自己或别人造成伤害。康复处理措施包括以下几个方面:排除引起躁动不安的原因、环境管理、药物应用、行为治疗。

5.心理障碍康复

心理障碍多表现为消极、抑郁、悲观甚至轻生。对此,要多给患者以体贴和关心,及时进行思想疏导。治疗采用心理学技术和方法使患者的心理功能得到不同程度的补偿,减轻或消除症状,改善情绪,调整心理状态,以达到全面康复的目标。包括运用认知治疗、行为治疗、生物反馈疗法、人本主义疗法、家庭心理治疗、集体心理治疗等。集体心理治疗是一种为了某些共同的目的将患者集中起来进行心理治疗的方法,是一个相对个别心理治疗形式的治疗。通常情况下,由一位或两位治疗者主持,治疗对象可 6～20 人不等,甚至更多。治疗者采用各种心理治疗理论与技术并利用集体成员间的相互影响,以达到消除患者心身症状的目的。颅脑外伤患者集体心理治疗可从如下几个方面进行,如健康教育、应激管理、心理支持等。

6.后遗症期康复

颅脑损伤患者经过临床处理和正规的急性期和恢复期的康复治疗后,各种功能已有不同程度改善,大多可回到社区或家庭。但部分患者仍遗留有不同程度的功能障碍。

(1)康复目标:在社区继续上述恢复期后康复训练的内容,进一步改善和提高运动、言语、认知功能外,还要使患者学会用新的方法来代偿损伤或不能恢复的功能,增强患者在各种环境中的独立和适应能力,回归家庭或社会。

(2)治疗措施

①强化以运动疗法为主的社区康复:在社区或街道的残疾人康复中心定期或不定期强化恢复期康复训练的内容,如步态训练,速度与耐力的训练,身体灵活性与协调性训练等。

②强化作业治疗:以日常生活和家务为导向强化作业治疗,最大限度利用家庭或社区环境

继续加强日常生活活动能力的训练,强化患者做简单家务劳动以及自我照料生活的能力;逐步与外界社会直接接触。学习乘坐交通工具、购物、看电影等。加强就业前的职业训练,颅脑损伤患者中大部分是青壮年,其中不少在功能康复后尚须重返工作岗位,部分可能要转变工作,应尽可能对患者进行有关工作技能的训练。

③矫形器和辅助器具的应用:有些运动障碍患者需要应用辅助具改善功能,如 AFO、KAFO、四角拐、四角架、轮椅等;自理生活困难时,可能需要各种生活自助具等。

④环境适应性改造:颅脑损伤患者部分遗留运动障碍,需要根据障碍评估进行社区家庭环境无障碍改造,在卫生间加装如厕和冲澡的扶手;厨房水电气开关的方便性改造;洗菜池、切菜板改造等。

(三)并发症的防控

1.颅内血肿

康复科医师主要针对的是亚急性和慢性颅内血肿,尤其是慢性硬脑膜外血肿、慢性硬脑膜下血肿临床较为常见。出现上述情况须请神经外科协助治疗。

2.外伤后癫痫

有自然痊愈趋势,大约有50%的外伤后癫痫在3～5年内发作频率进行性减少或趋于消失,但其过程相当缓慢,部分患者处于不稳定状态,因此外伤后癫痫应给予积极的内外科治疗。除少数需要手术治疗外,一般均采用内科疗法。首先确定癫痫的类型,结合脑电图,选用适当的抗癫痫药。用药原则如下:

(1)先用常用的药物,用一种并足够剂量开始,无效时逐渐加量,再无效时可联合用药;

(2)服药时间应根据发作时间而定;

(3)药物治疗应连续,否则无效;更换增减均应逐渐进行,如果突然停药常可导致严重的癫痫发作;

(4)服药期间应检测是否达到有效血药浓度,并定期检查血象、肝功,如有过敏或中毒症状,应及时停药或换药。

一般服用抗癫痫药物至少2年,完全控制后仍应再服2年,而后逐渐减量,直至停药。外伤后癫痫很容易用药物控制,血药浓度监测可进一步提高疗效。充分的药物治疗可使60%～80%的患者获得较好的治疗效果。

3.外伤性脑梗死

外伤性脑梗死指颅脑外伤患者在颅脑外伤后出现的脑缺血和脑梗死表现,可发生于所有年龄组,但多见于儿童组患者。灶状梗死以常规内科治疗为主。近年来,对颅脑外伤患者早期(伤后12小时以内)应用尼莫地平治疗,可有效地预防外伤性脑梗死,明显降低其缺血性神经损伤和死亡率。

4.颅脑损伤后慢性脑积水

(1)表现脑积水一旦出现,即可说明脑脊液循环通路存在梗阻。头颅 CT 和 MRI 是目前公认的诊断脑积水的可靠手段。两侧侧脑室前脚尖端之间的最大距离大于45mm;两侧尾状核内缘之间的距离大于 25mm；第三脑室宽度大于 6mm；第四脑室宽度大于 20mm 为异常。脑积水所致的脑室扩大为进行性增大，以侧脑室角部（尤其是颞角和额角）和第三脑室较明显，侧脑室枕角扩大出现较晚，但一旦出现其诊断意义更大。严重的脑积水可导致脑室旁白质渗出水肿，MRI 显示脑室旁白质水肿较 CT 更清楚。

（2）治疗患者诊断为脑积水后应立即与神经外科联系，行脑室-腹腔分流术治疗，术后一周至两周，如果患者临床症状基本稳定，即可开展积极的康复治疗。

脑室-腹腔分流管的堵塞率可高达 28％～58％，尤其是长期卧床的患者，故须监测脑室-腹腔分流管的分流情况。分流管超声相对方便、安全、无创、可重复性高，病变早期即可发现。因此术后每月分流管超声，动态监测分流管的引流情况；术后每两至三个月复查 CT 或 MRI，保留明确的影像学资料，如发现脑室有扩大，要增加复查次数；如果以上两种情况发现异常，应及时做脑室分流管造影，以确定诊断。

第四章　帕金森病的康复治疗

第一节　概述

帕金森病(PD)又称震颤麻痹,是一种老年人常见的运动障碍疾病,以黑质多巴胺(DA)能神经元变性缺失和路易小体形成为病理特征,临床表现为静止性震颤、运动迟缓、肌强直和姿势步态异常等。65 岁以上的老年人群患病率为 1000/10 万,随年龄增高,男性多于女性。目前我国的帕金森病患者人数已超过 200 万。在鉴别诊断时须明确区分帕金森病、帕金森综合征、帕金森叠加综合征等疾病,在康复护理中它们具有相同的护理问题和干预措施。

一、病因

病因和发病机制至今未明,研究主要集中在以下三方面:

(一)环境因素

流行病学研究发现 PD 的发病与乡村生活、农作方式、除草剂、农药及杀虫剂等的接触有关,长期饮用露天井水或食用坚果者发病数增多,吸烟者发病率降低或发病时间延迟,吸毒者易出现帕金森样临床症状。

(二)遗传因素

有 10%～15% 的 PD 患者有阳性家族史,多呈常染色体显性遗传。PD 的发病与多种基因突变有关,并不断有新的基因突变被发现。另一方面,PD 的发病与遗传易感性有关,这可能与黑质中线粒体复合物 I 基因缺失有关。

(三)其他因素

其他因素的研究包括体内氧自由基和羟基自由基的产生增多导致脂质过氧化,兴奋性氨基酸的产生增多和细胞内的钙超载,这些改变在黑质-纹状体中 DA 神经元的变性死亡中具有重要作用。

二、分类

运动障碍疾病又称锥体外系疾病,主要表现为随意运动调节功能障碍,肌力、感觉及小脑功能不受影响。运动障碍疾病源于基底核功能紊乱,通常分为两大类。

(1)肌张力增高-运动减少。

（2）肌张力降低-运动过多。

前者以运动贫乏为特征,后者主要表现为异常不自主运动。

三、主要症状

(一)震颤

震颤源于拮抗肌群交互发生的节律性收缩所致,震颤幅度粗大,节律多为 3～6 Hz。震颤约占帕金森病初期症状的一半左右,其特征是静止性,即肢体在安静状态时容易出现持续缓慢而有规律的颤动,通常伴随精神紧张而加剧,在随意运动时则减轻或消失,在休眠与麻醉状态时则不显现。典型的震颤从一侧手指开始,逐次向同侧上下肢,对侧上下肢发展,并可观察到拇指,示指和中指的接触性震颤(搓丸样颤动),随病程的发展逐渐顽固,中晚期不仅出现于手指和四肢,亦可累及头颈,下颌,口唇,继而影响到发声和吞咽功能。

(二)肌强直

肌强直属于椎体外路系统的典型障碍。初期常出现在腕肘关节。随着病情进展逐渐向头、颈、全身肢体和躯干肌群发展,以四肢屈肌群和内收肌群为重。肌强直也可以发生于消化道等的平滑肌。因其高肌张力始终不变,故在运动时可感受到均匀的阻力(铅管样强直),如果同时伴有震颤,则表现为节律性抗阻(齿轮样强直)。肌强直影响到面部表情肌时会呈现瞬目减少和表情呆板(面具脸)。如影响到口腔则造成舌肌与咽喉肌群强直导致发声低沉,话语缓慢,音调平直的现象(小声语态)。此外,由于咀嚼肌和吞咽肌群的强直亦可造成因唾液吞咽不畅而流涎不止的情况发生。

(三)运动迟缓

运动迟缓表现于虽无运动性麻痹,但动作开启时间长,开启后持续动作缓慢,主动运动减少,加之肌张力增高等症状的出现,常严重影响到日常生活动作的顺利完成。例如从手指到前臂的关节强直,可造成书写时的落笔不直,字行不整,字越写越小(小字征)。另外,由于手指的精细动作拙劣,常呈现穿衣,系扣,系带等基本日常生活动作的困难。

(四)姿势反射异常

姿势反射异常以身体后方为主,患者通常呈现头前倾,躯干前屈,并伴随上臂内收,肘关节屈曲,指关节伸展,拇指与小指轻度对掌等特征性姿势。在下肢则表现为髋关节和膝关节轻度屈曲,行走启动慢,步幅小,步伐启动后呈小碎步样越走越快(慌张步态),并且难以及时停步和转向。在受到来自前方或后方的外力推动时,因身体不能维持平衡而呈现直线性的冲撞(突进现象)。症状严重时还会像直立木棍一样的跌倒(雕塑现象)。此外,由于肌强直和动作缓慢,患者行走时上肢无摆动,转向时小幅原地踏步的同时,头颈、躯干与下肢呈同心轴式的旋转。姿势反射异常源于帕金森病的肌强直和运动功能低下等一次性功能障碍。另外,患者上身前屈或脊柱后弯,以及骨盆运动低下等肌肉骨骼的构造上的问题也是直接或间接加重姿势反射异常的原因。

（五）冻结足等异常步态

冻结足以脑内的运动节奏形成障碍为背景，并伴随动作缓慢地出现。主要表现于步行开始的第一步因足底离地困难而不能迅速跨步向前，以及方向转换，或接近目标时突然停步不前的特征。此现象在从静坐位站起，或开门入室等运动状态和环境变化时尤为突出。由于这种现象酷似足底沾着地面，因此被称为冻结足。另一方面，因在楼梯，有画线的地面，或有节奏的音律等伴随下，冻结足常有所改善，临床上称之为矛盾现象。除此之外，①突进步行；②加速步行；③蹉步；④行走时上肢无摆动等也是帕金森病患者常见的异常步态。

（六）自律神经症状

自律神经症状种类繁多，常见的症状有①脂溢性容貌；②血压不稳（位置性低血压）；③嗅觉减退；④多汗、厌热；⑤便秘、排尿不畅、下肢水肿；⑥四肢远端为主的疼痛；⑦皮肤网状青斑等。

（七）精神症状

抑郁，不安，中枢性疲劳，幻觉和睡眠障碍等都是帕金森病较为常见的精神症状。大约有三分之一到半数的患者在病程中期分别出现明显的忧郁倾向和消极悲观的不安表现，患者常因对周边事物缺少兴趣而呈现出郁郁寡欢、情绪焦虑，以及出现各种程度的记忆力低下和全面认知功能的低下。在国外，帕金森病患者抑郁症的合并率高达31％～40％。特别是在欧美国家，抑郁症成为帕金森患者入院的最大的诱因之一，加剧了患者日常生活动作难度和生活质量的降低，也使得其家属的生活质量受到影响。

（八）摄食与吞咽障碍

帕金森病患者的摄食与吞咽障碍多见。研究证明，误咽（吸）性肺炎是帕金森病患者死因的第一位，因此及早发现和预防患者的摄食与吞咽障碍是当今临床工作的重要课题之一。摄食与吞咽障碍的临床模式一般分为5期，约有近半数的帕金森病患者在各期中有合并吞咽障碍症状的可能，见表4-1。

表 4-1　帕金森患者的各期摄食与吞咽障碍

吞咽各期	主要症候	原因
食物认知	食欲和集中力的减退	抑郁症状，认知障碍
食物摄取	手功能捕食的障碍	上肢运动功能障碍（上肢肌强直，震颤，不随意运动）
口腔（咀嚼）期	咀嚼困难，食团成形不全，食团的吞咽反射前流入（吞咽前误咽）	舌与下颚的运动低下（舌抽搐震颤，舌肌强直）
口腔（传送）期	舌体震颤，口咽传送困难，口腔通过延期，口腔内残留，反复性吞咽	舌运动性低下，特别是后方运动低下和抽搐

续表

吞咽各期	主要症候	原因
咽喉(通过)期	咽腔通过困难,UES 开启不良,声门侵入,咽喉多处残留(会厌谷,梨状窝,舌根,咽后壁),误吸误咽	咽喉反射开始延迟 喉头蠕动减弱 舌根后退减少 喉头上举减弱,闭锁不良 环咽肌迟缓不全
食管(通过)期	胃肠输送困难,胃肠反流	食管蠕动减弱 下食管括约肌功能低下

帕金森病患者的摄食与吞咽障碍在面部主要表现为流涎、张口受限、咀嚼困难、舌震颤、反复吞咽,吞咽后鼻孔反流和食物残留。在咽喉部则表现为喉上抬无力、咽喉内食屑残留、咽部有梗阻感等。严重时患者剧烈呛咳,久之引发营养不良和吸入性肺炎而影响生命。造成帕金森病患者摄食与吞咽障碍的原因除了肌强直使上肢与头颈部的活动性低下之外,口腔与咽喉肌群的强直与舌体或口唇的震颤也使摄入口腔的食物不能有效的咀嚼并与唾液搅拌成型。另外,成型后的食团也因舌体的震颤而无法顺利的送往咽喉。久之,吞咽肌群的疲惫更有可能加重吞咽障碍的发生。

另一方面,非运动障碍的抑郁症和中枢性疲劳也是造成吞咽障碍的原因之一。由于食欲不振和注意力难集中,源于吞咽肌协调不良和末梢性疲劳的运动障碍的影响被进一步加深,因此帕金森病患者在中晚期更容易出现不同程度的吞咽障碍。临床上,因吞咽障碍导致厌食,并造成低体重的患者也不少见。

(九)构音言语障碍

构音和言语障碍也是帕金森病患者的常见症状之一。构音时,舌体,口唇的时间和空间的位置关系除了需要大脑基底核与小脑等的调节之外,咽喉头、软腭、舌、口唇等与吞咽运动相通的呼吸系统也与之密切相关。因此,帕金森病患者的言语障碍主要表现为以下的锥体外系症状。

1.冻结性发声

冻结性发声指初期语音受到抑制,数秒后可能恢复到不连贯的发声。

2.发音急促

发音急促指除声调单一,无抑扬之外,发音先急后慢,声调先高后低,并逐渐衰弱到听不清楚。

3.同语反复

同语反复指患者在一口气说出话的最后部分呈现不随意性语言的反复。

4.音量过低

音量过低指患者的音量较正常人低 2~4 分贝所以亲属等经常难以听清楚患者的说话。

5.发声疲劳

发声疲劳会造成音频调节能力减弱,患者无法像正常人一样自如快捷地调节讲话的频率,影响患者与他人的交流。

（十）症状的日内变动

帕金森病的另一个特征是症状的日内变动。日内变动多表现为 wearing-off 和 on-off。Wearing-off 指症状出现时的药效"像被风吹走一样"持续短暂。On-off 指症状如同电源开关一样出现突好突坏的急剧变化。与 on-off 相比，wearing-off 的症状变化容易被忽视，更需要向患者本人，家属，护士和其他医护人员多方确认，准确把握。Wearing-off 比 on-off 更难以预测。相对于 wearing-off 的下次服药前的症状相对固定，on-off 的症状变化与服药时间的关系不明显。这些症状的日内变动特征都可以加重跌倒的危险性，因此在康复训练中需要充分考虑到用药时间，有无受 wearing-off 或 on-off 影响的可能，以便正确决定训练的时间，频率和运动量。另外，对老龄患者还需要注意症状的日内变化和容易身心疲劳的特点。

四、帕金森病重症程度和功能障碍

（一）帕金森病重症程度与日常生活能力障碍的程度

1967 年，由 Hoehn 和 Yahr 两位医师共同发表的帕金森病重症程度分类（Hoehn-Yahr 分类，H&Y）因其简单明确，沿用至今。依据帕金森病的进展特征，H&Y 分为 Ⅰ～Ⅴ 级。Ⅰ 级表示出现单侧手足的安静时震颤，Ⅱ 级表示出现双侧手足的震颤症状，Ⅲ 级表示出现姿势调节（平衡）障碍，Ⅳ 级表示日常生活需要帮助（仍可以步行），Ⅴ 级表示移动需要依靠轮椅。临床上，帕金森病重症程度和生活功能障碍程度相对应，在日本，H&Y Ⅲ 级以上（生活功能障碍度 2 级以上）的患者可以享受全公费医疗（特定疾患医疗费补助制度），见表 4-2。

表 4-2　帕金森病重症程度（H&Y）与日常生活功能障碍程度

	帕金森病重症程度（H&Y）		日常生活功能障碍程度
Ⅰ级	单侧性障碍，身体一侧的震颤，肌强直，症状轻	轻度或早期	日常生活与就医基本上能够自理
Ⅱ级	双侧性障碍，身体两侧的震颤，肌强直，动作迟缓，姿势变换明显，日常生活不便		
Ⅲ级	方向变换不安定，有明显的突进，步行障碍，恢复反射障碍和日常生活动作障碍	中度或中期	日常生活与就医需要照护
Ⅳ级	起立，步行等日常生活动作能力显著低下，工作能力丧失		
Ⅴ级	移动依靠轮椅，或卧床不起	重度或晚期	日常生活不能自理

（二）帕金森病的代表性功能障碍与分类

帕金森病的功能障碍多样复杂，并且进行性发展，为了减缓症状和药物的不良反应，应及早开始康复治疗，并尽可能地推迟和慎重用药。临床上，将帕金森病的代表性功能障碍分为原发性的一次性功能障碍和继发的二次性功能障碍，以及两者交融的重复性功能障碍。

第二节 康复评定

在帕金森病患者进行康复治疗前,必须对患者的状况作出综合全面的评估,其目的首先是确定患者的身体功能,其次是阐明能力障碍的原因,再次是帮助制订客观的康复目标和正确的措施。

一、评定范围

评定范围通常包括以下4个方面。在进行评估时,须对每一项进行分析,确定是直接原因还是间接原因。因为康复治疗方案设计不同,例如步行能力障碍可能源于严重的肌强直,也可能是关节活动范围缩小或姿势异常的结果。

(一)一般状况评定

①病史;②体征;③治疗状况(药物种类、疗效、不良反应);④趣味与爱好;⑤家庭组成;⑥居住环境等。

(二)身体功能评定

①关节活动范围;②肌力;③协调性;④上肢与手指功能;⑤平衡能力;⑥呼吸能力;⑦发音功能;⑧吞咽功能;⑨步行能力;⑩强直程度等。

(三)日常生活能力评定

①起居移动;②身边动作(进食、更衣、整容、洗澡、排泄);③应用动作(家务、购物、书写、乘车、业余活动);④社会交往能力;⑤工作能力;⑥在家庭中的作用等。

(四)认知、心理评定

①认知功能;②精神状态;③对疾病接受程度等。

二、评定方法

以下介绍几项主要的康复评定方法。

(一)问诊

(1)听取发症的时期与症状,预测病重症程度(H＆Y)。

(2)确认投药名称和时期,以及服药和药效维持时间。

(3)判断发音是否清晰,音量是否正常等语言能力的障碍。

(二)视诊

(1)有无流涎,多汗,脂溢性皮炎,眼睑运动障碍等。

(2)有无疲劳,抑郁,不安,焦躁等。

（三）关节活动评定

(1)用关节量角尺测量各大关节的活动范围并与参考值作出对比。

(2)在评定关节当前的状态的同时,预测运动障碍缓慢发生时的受影响肢位。

（四）肌力评定

把握和测试肌力低下的部位,以抗重力肌群为主,常用徒手肌力检查法(MMT)评估

（五）肌张力评定

以肢体和躯干的关节屈肌为主,常用肌紧张评定表(MAS)法评定。

（六）姿势评定

(1)可用目测,也可用坐标镜或照片等来评定。

(2)目测时从前后及侧方的铅直线(重心线)观察身体各部结构。

(3)确认有无坐位,立位,卧位,行走,穿衣,摄食动作等的异常。

（七）平衡能力评定

标准的平衡能力评定可以通过动态平衡尺度表(BBS)测试患者从起立位到行走的各种姿势和保持能力。

（八）动作分析

(1)肉眼或借用录像等评估设备观察并分析患者从简单的起居动作到复杂的应用动作的现存能力和与之搭配的运动型态。

(2)观察分析步行周期,时间要素,距离要素,步态样式,有无关节性运动障碍,手杖等装具使用情况等的基本情况。

(3)观察帕金森病特征性的突进步行,小碎步,冻结足,上肢无摆动等异常步态的有无和程度。

(4)预测方向转换时的安全性,停止时的安全性和自走能力。

（九）日常生活能力评定

以下的评定法可以帮助考察患者的基本日常生活动作的可行性和持续性,并确认家属的照护情况和可利用的社会资源的调配状况。

(1)日常生活指数(BI)。

(2)功能性自立度评定表(FIM)。

（十）认知和精神症状的评定

参考以下项目,所需时间大致为 5～10 分。

(1)长谷川痴呆症修正量表(HDS-R):9 项目。

(2)贝克抑郁量表(BDI):21 项目。

(3)特质焦虑量表(STAI):20 项目。

（十一）症状的日内变动

（1）对 On 期和 Off 期的运动状态,心理状态等区别作出评定。

（2）定期评定须参考抗帕金森病药物,评定尽量在同一时间内进行。

（3）为正确把握日内变动,尽量做 1～2 周的服药笔记。

（4）听取家属等的情况反映,把握药品变更和症状的变化。

（十二）综合评定

世界通用的综合评定指标是统一帕金森病分级指数评估(UPDRS),其内容包括帕金森病体征、症状和药物相关的状况,并常用作评估患者病情进展和对药物的反应。常见的物理治疗评定如表 4-3。

表 4-3　帕金森病的常见物理治疗评定

评定项目	评定方法
呼吸功能	听诊和听诊情况,呼吸功能检查,胸廓活动性,呼吸困难感,SpO$_2$,6 分钟步行试验
循环功能	血压,脉搏,晕厥,体位性低血压
吞咽功能	反复唾液吞咽测试,改良饮水试验,摄食测试,上食管/气道听诊,咳嗽/咳痰,吞咽造影/吞咽内镜检查
精神功能	BDI,总体衰退量表,MMSE
肌紧张	被动运动时的抵抗感,铅管现象,齿轮现象,震颤,搓(药)丸
肌力	MMT
疼痛	部位,程度,加重要素,减轻要素
关节活动度	颈部,四肢,体干,舌运动
姿势,平衡	FRT,BBS,TUC
步行	10 米步行速度,步幅,步行率
楼梯	反射动作的确认
ADL	BI,FIM
生活质量	SF-36
重症度	H&Y,UPDRS,PDQ-39

三、辅助检查

（1）检测到脑脊液和尿中 HVA 含量。

（2）基因检测 DNA 印迹技术、PCR、DNA 序列分析。

（3）功能显像检测采用 PET 或 SPECT 与特定的放射性核素检测。

第三节 康复治疗

帕金森病在目前尚无特效的治疗方法,除常规的抗帕金森病药物治疗以外,物理治疗训练是国内外公认的有效手段。多数研究显示,早期系统化的物理治疗训练能有效减少并发症,改善预后,促使患者的心理状态和日常生活能力得到最大限度的改善或维持,并提高患者的生活质量。日本物理治疗协会的治疗指南针对帕金森病的运动疗法作出分析,提示短期集中的物理治疗可以帮助患者改善步行能力和平衡功能。另外,对 H&Y1~1.5 级及 H&Y3 级患者的每年 1 次,每次 4 周时间,每周 3~4 天,每天 2~3 小时;或每次两周,每周 6~7 天,每天 40 分钟~1 小时的短期集中住院治疗可以预防或减缓患者的运动功能和日常生活能力的低下,并有效的抑制服药量。特别推荐针对关节运动,肌力增强,平衡功能和步行能力的多项复合运动。对 H&Y3 级以下步行可能的患者,使用监护下的平板走步机不仅可以改善步行速度,步幅和步行距离,对克服跌倒恐怖感也有帮助。除此之外,有氧运动,体操,视听和体性感觉刺激,以及太极拳,舞蹈等也都在推荐之列。

一、治疗原则与目标

(一)治疗原则

帕金森病康复治疗的原则是在对一次性障碍治疗的同时,积极预防二次障碍的发生。康复治疗中的运动疗法以预防为主,可分为一次预防(疾病发生的预防),二次预防(障碍发生的预防)。帕金森病的运动疗法主要是二次预防,其指导思想在于针对疾病本身的障碍程度进行多种技能训练,以及通过运动疗法提升患者现有的最大能力,并尽可能地长期维持。在此之上,还需要考虑到患者的心理和疲劳感。初期患者以自主训练为主,中期以后以被动实施辅佐自主训练,后期的重点在于尽量减轻失用性障碍的发生和加重。

(二)治疗目标

根据帕金森病功能障碍的特点和病情缓慢进展的特征,治疗目标分为长期目标和短期目标。长期目标在于预防和减缓二次性障碍的发生,维持患者现今的运动功能和生活能力,短期目标以改善困扰患者日常生活的功能障碍为主,见表 4-4。

表 4-4 帕金森病的治疗目标

	长期目标		短期目标
1	预防与减缓二次性障碍的发生	1	维持必需的关节活动度
2	代偿性动作的确认和提供	2	预防挛缩和异常姿势
3	维持患者的运动功能和生活能力	3	预防失用性肌萎缩
4	帮助患者及家属正确理解病情的发展,及时调整心态	4	增强或维持平衡能力

续表

长期目标		短期目标
	5	减轻或有效处理异常步态
	6	增加或维持肺活量,胸扩张和会话能力
	7	指导患者和家属减少疲劳的方法
	8	改善或维持耐久力
	9	改善或维持活动能力
	10	帮助患者调整心理和生活方式

二、注意事项

恰当的康复训练不仅会改善帕金森病患者的运动功能,还可以提高患者的生活质量。但帕金森病的运动障碍容易造成患者的体力消耗,疾病本身非运动障碍的疲劳感也会使患者的注意力难以集中,容易出现全身乏力和持久力低下的情况,从而达不到理想的治疗效果。因此,每次治疗时间不宜过长,项目不宜过多,内容不宜过难。训练之中应保证有足够的休息和放松的时间,避免因过量而引起疲劳和功能下降,反而不利于康复治疗。另外,自主的关节活动训练,肌力增强训练和有氧运动等应尽量安排在 On 期实施。对在 Off 期容易出现的异常步态,也应尽量选择在 On 期内进行指导和练习。

三、常规运动疗法

帕金森病患者的运动障碍多种多样,尤其以关节活动和姿势调节困难为重。因此运动疗法的常规治疗强调关节活动度,姿势训练以及旋转运动,并充分利用听视觉和体表的触压觉刺激帮助患者完成安全的生活动作。此外,训练前后提醒患者:①有意识的多做脊柱,上下肢,手脚等大关节的伸展动作;②有意识地检查和纠正不良姿势,养成良好习惯,③尽量保持身体的放松等也很重要。

(一)关节活动度增大训练

药物疗法能控制帕金森病患者部分的关节僵化。临床上主要通过运动疗法牵拉肌肉,对四肢关节进行关节活动增大训练。关节运动范围增大训练是各期通行的治疗。通常在病程初期以主动性的广范围运动为主,尽可能活动全身的各大关节。中后期以被动运动为主,主动借助运动为辅对头颈部,肩胛上肢带,胸廓和骨盆等因活动性低下而易发生拘缩的部位给予足够多的训练。

(二)躯干部旋转运动(体轴运动)

头颈和躯干的回旋减少是帕金森病的早期症状之一。临床重症度越高,体轴旋转运动越少。体轴运动训练一开始可以从头颈或躯干部较小的回旋逐渐增大,在病程初期以全身整体运动为中心,中后期以局部逐渐过渡到整体的形式,或利用体操球,转椅等来帮助完成。此运动可松弛头颈,胸腰段脊柱,骨盆及肩胛带周围的肌肉。原则是动作要轻慢,力度不宜过大。

做卧位的具体操作可分为以下 4 个部分。

(1)双膝屈曲平卧位,头与躯干固定,将下肢从一侧转向另一侧。

(2)同体位,区别在于将头部与下肢分别向相反的方向转动。

(3)侧卧位,通过骨盆与胸腔的分离带动各节脊椎参与运动。

(4)侧卧位,屈曲膝关节保持体位平稳。治疗师将两手分置于患者肩胛骨和髂嵴之上,固定骨盆并沿身体长轴滑动肩胛骨。

(三)全身性姿势矫正体操

姿势矫正体操的目的在于维持从口面部到四肢和躯干的骨骼肌柔软性和预防短缩,以及保持关节可动性和获得更安全的重心移动。此方法可以帮助患者每天自己在家中进行有规律的训练,避免不活动性的增强。

(四)肌力强化训练

患者的低运动状态容易导致肌力低下,特殊姿势的持续也可打乱肌力的平衡。为了获得或维持安定的动作能力,有必要对包含颈部和躯干部的抗重力肌群进行抗阻训练。初期以预防病情进展为主。在出现了肌力低下的后期以维持残存功能和预防二次合并症为目的。肌力强化以伸肌为主,兼顾屈肌。

(五)放松性柔软运动

除了肌强直以外,精神紧张和不安也可能加重震颤和冻结足等症状。放松性柔软运动可以在训练前后对肌群进行抵抗后的放松。操作推荐从仰卧位开始,最初可以抓起患者的双脚以有节奏地轻摇轻晃减低全身的紧张。如在站立位,可以从左右轻轻晃动患者双肩并保持头位正中。还可以通过等长性收缩后放松技术(PIR)的反复运动来完成。此运动不仅对缓解肌强直有一定的作用,也能克服部分源于少动的关节僵化效应。操作时如能配合呼吸,在呼气相操作效果会更好。

(六)步行训练

1.训练重点

针对帕金森病的冻结足,突进步行,蹉步和上肢无摆动等的步行障碍,在训练中以圆滑开始、自由停止、步幅延长、上肢摆动为重点,结合听觉、视觉等的刺激和诱导来完成。

2.训练方法

针对上述步态的问题点,在训练中尝试加快最初步启动速度,加大步幅,通过上肢摆动连带体轴和骨盆的转动。具体操作方法如下:

(1)准备工作:①事先指定和说明行走程序;②利用节拍器、口令、拍手或有节奏感的音乐等的声觉诱导;③利用地面划线、足印标记、路标设置等视觉诱导;④利用拐杖前端绑尺子、踢皮球等的实物诱导。

(2)针对冻结足的步行开始困难的患者:①尝试迈步前先向侧方移动;②尝试步履先向后再向前的移动;③尝试更换先迈步的腿等。

(3)对步行中方向转换困难的患者:尝试步行前预测和事先想好转弯的方向。

(4)对步履不稳的患者:尝试用健侧手提包等控制身体向对侧的倾斜。

(5)对步行能力低的患者:①利用手杖或木棍等支持物协助步行;②尝试先在平行杠内步行;③尽可能的近旁监视步行;④反复原地踏步练习。

(6)对步行能力高的患者的应用性训练:①大跨步行走;②上肢交替摆动行走;③横走练习、倒走练习;④行走途中急转弯;⑤上坡下坡、上楼下楼;⑥狭窄路和障碍物穿行;⑦设置高低不等的路障。

(七)日常生活动作训练

1.问题点

帕金森病的特点是病期长,病情进展缓慢,后期用药效果不良,生活逐渐不能自理。因此,以日常生活为对象,及早帮助患者进行生活动作的训练必不可少。换言之,帕金森病患者日常生活动作练习的重点在于安全性和实效性,而非重视速度。患者的日常生活动作比正常同龄人花费时间多,能量消耗大,因此须帮助患者掌握日常生活动作的要领和技巧。

2.训练方案

见表 4-5。

(1)穿衣困难:建议患者选择宽松无纽扣的衣服,并通过练习提高穿衣、脱衣的能力。

(2)起床困难:提高床头,或利用系在床尾的绳索牵拉起床。

(3)起立困难:避免使用软椅和沙发,尽量选择硬质扶手椅。

(4)行走困难:针对前冲步态和小碎步,可以利用手杖可以限制患者的前冲步态及帮助保持平衡,或通过调整鞋跟高低,增换胶质鞋底来缓解前冲步态。

表 4-5 日常生活障碍度对应的运动疗法项目

生活障碍度	运动疗法目标	运动疗法项目	辅具与家庭环境
轻度或早期	以工作,日常生活和社会活动能力的维持,减缓二次障碍为目标	立位平衡	手杖
		自立行走	辅具鞋
		方向转换	消整台阶
		四点支撑	洋式坐便
		体操	轻棉被,硬地毯
中度或中期	以减轻居家的照护量和提高自立生活度为目标,并积极预防失用性症状的发生	针对肌强直的被动牵拉	步行器
		抗重力肌群的活性化	轮椅
		座位和立位的平衡	室内扶手
		起居动作	防滑措施
		步行训练	便座补高
		呼吸训练	升降椅,升降床
		冻结足对策	
		对患者本人的基本动作指导	
		对患者家属的介护方法的指导	

生活障碍度	运动疗法目标	运动疗法项目	辅具与家庭环境
重度或晚期	增强座位耐久性,减轻介护负担,并预防关节挛缩和压疮等二次合并症的发生	关节活动训练 座位保持训练 呼吸功能训练 体位变换训练 2～3小时一次的体位交换	除压垫 防护垫

(八)呼吸训练

帕金森病患者的肺炎和窒息的致死率居高不下,病程进入中期以后,患者的肺功能和肺活量通常低于同龄人。特别是误咽(吸)性肺炎等的呼吸道感染在死因中占据重要位置。此外,呼吸训练对患者的发声也有帮助。因此,应从早期开始通过对胸廓和肩胛的活动性和膈肌的收缩练习帮助患者维持呼吸功能。

1.自主练习

(1)深呼吸:仰卧位,上身轻度抬高,膝关节屈曲,一手于胸,一手于腹,鼓腹深吸气,收腹时将吸入气努力呼出,再伸展肩部深吸气,反复数次。

(2)隔肌抗阻:仰卧位,下身轻度抬高,膝关节屈曲,先做几次如上的深呼吸,在患者理解了自身膈肌的活动之后,于上腹部放置0.5～2千克的沙袋,并嘱咐患者在深呼吸的同时尽量保持上部胸廓的平静。沙袋的重量以不妨碍膈肌的活动为宜。当患者通过训练得以足够抗阻沙袋重量之后,可酌情增加沙袋的重量,标准锻炼时间为每次10分钟,以锻炼后无呼吸肌和全身疲劳感为宜。

(3)呼气练习:坐位,两腿分开,挺胸。两上臂外展的同时深吸气,后弓背,左右手交叉分抱两肩,利用下肢挤压腹部,促使气体全部呼出。也可以在吸气后,用吸管向有水杯中缓缓吹气,或练习吹蜡烛等。要领是坚持吹到底,尽量减少肺内残气量的内存。

(4)咳嗽与排痰练习:坐位,先做5～6次的深慢呼吸,然后深吸气至膈肌完全下降,再屏气3～5秒,身体前倾,双手压腹,有意识的从胸腔进行2～3次短促有力的咳嗽,帮助痰液咳出。

2.被动练习

(1)牵拉肋间肌群:为提高胸廓的活动性,可以在肩胛和下肢固定的情况下徒手牵拉肋间肌群。

(2)胸廓压迫排痰:胸廓压迫排痰法是依照胸廓的正常生理运动方向,在呼气时挤压有痰液潴留的肺部区域,或沿着支气管的走向挤压胸廓的方法。通过在胸部的徒手刺激,促使气道内产生振动刺激或改变肺内部的压力。施术前先通过听诊确认痰液潴留的体表对应部位,之后将两手轻放于其上,再配合患者的呼气适当施加压力。为了不妨碍深吸气时的胸廓扩张,操作者的两手应慢慢向上抬,在呼气初期压力尽量小,然后随着呼气加深慢慢增加压力,在接近呼气终末时力达胸廓弹力的最大压力。此法适用于胸廓的任何部位,正确的操作能使萎缩的肺泡充盈并增加呼气的流速。

(九)吞咽练习

吞咽障碍和言语障碍是帕金森病患者中晚期常见症状,以下是几种简单易行的训练方法:

1.摄食训练

坐位,餐桌上的器皿要牢固并选择易咀嚼和消化的食物,练习时先以较少的一口量摄入,并酌情增加。为了防止误吸造成的肺部感染,进餐前应注意口腔卫生,进餐后要保持坐姿10分钟以上。

2.唾液吞咽训练

端坐位,必要时可事先以水润口,然后以30秒为单位努力做唾液吞咽,如果每30秒的成功吞咽次数都在2~6次以下,建议接受进一步的吞咽能力检查。

3.面部按摩

由于帕金森病患者的高肌张力导致面部及口嘴唇活动困难,容易呈现所谓的"面具脸"。在吞咽或发声练习之前,可以先按摩或牵拉患者面部和口唇的肌肉,使其放松后再进行下一步的训练会获得事半功倍的效果。

(十)重心转移与平衡练习

(1)体重转移和平衡练习的目的在于确保患者的姿势协同,也是改善姿势反射障碍的常用方法。练习时可以根据患者的病情决定开始位的姿势。初期患者站立位,中期患者坐位,后期重症患者卧位,鼓励轻症患者自主运动,对中重症患者做被动运动。

(2)具体操作时,在坐位和站立位用相对较慢的重心转移训练可帮助患者建立肢体的稳定性。治疗师要协助患者促进姿势稳定,并逐渐增加活动的复杂程度和重心转移的范围。有条件时还可利用体操球等在坐位的患者做前后左右的自由重心转移,对增进姿势反应也有很好的效果。

(3)对平衡能力较差的患者可以从姿势矫正入手,姿势矫正是指在从卧位到站位的过程中,通过四点支撑等静的体节保持来获得。

在这些动作中,可以培养翻身,起床,体重移动等动作的平衡感觉。原则上,运动非单方面,也可在反方向(站位到卧位)进行。体重移动可以从仰卧到坐,从坐到站,或者从侧卧到爬行都可以尝试。

四、常用的运动疗法

(一)LSVT BIG疗法

LSVT是lee silverman volce treatment的略称。该法源于Ramig等在1998年对言语治疗的报道,并以用帕金森病患者Lee Silverman的名字为此法命名。目前,相对于由言语治疗师主导的SVTLOUD疗法,LSVT BIG作为对帕金森病患者行之有效的动动疗法为物理治疗师所青睐。

1.LSVTBIC疗法的特征

LSVT BIG的目的在于通过有意识的大动作和集中训练,有效改善动作迟缓等的运动障碍。

2.LSVT BIG 的治疗方针

治疗师与患者进行一对一的个人训练,每次 60 分钟,每周 4 次,每个疗程 4 周。

3.LSVT BIG 的治疗目标

通过大动作和集中训练,改善以动作迟延和动作幅度小为代表的运动障碍,提高患者自身大动作的意识和纠正不适量运动的能力。

(二)以太极拳为代表的节奏性运动

2012 年,《新英格兰医学杂志》有研究报道,太极拳可以改善帕金森患者姿势稳定性。在美国俄勒冈州的 4 个城市对 195 名帕金森病患者进行的一项为期半年的研究中,患者被分为 3 组,每组 65 人,进行太极拳,肌肉增强训练或被动肌肉拉伸训练,每周 2 次,每次 60 分钟。结果显示在治疗前后的步行和平衡能力的测试比较中,太极拳组都超过了其他运动组。在跌倒次数的比较中,太极拳组小于拉伸组,但与肌肉训练组没有显著差异。目前,不仅太极拳,节奏性体操,舞蹈和伴随音乐的步行训练也被认为可能对改善帕金森病的平衡和步行能力有帮助。

五、日常生活动作指导和练习

(一)日常生活动作指导和练习的原则

针对帕金森病患者日常生活动作练习的原则可归纳为布置安心环境,适当刺激和简单动作这三个部分。运动内容和运动量可以参考 H&Y,轻症患者以自我练习和主动运动为主,中度以上的患者以被动运动辅助主动运动,重度的患者则以预防失用性障碍的关节活动度和日常生活动作的介入为主。

(二)日常生活动作指导和练习的具体内容

1.安心的环境

非运动症状的不安可以加重动作执行的难度,所以应及早向患者提供咨询,帮助患者改造安心的居住环境和消除不安要素。

2.适当的刺激

对起立,行走等动作开始缓慢,或有冻结足的患者,推荐利用视觉和声觉诱导。例如"一、二、一……"等节奏性口令不仅对行走的开始有效,对起立和方向转换等也有帮助。但其效果和方式因患者而异,所以应帮助患者及家属在具体的生活和活动中去发现和选择性地使用。

3.简单的生活动作

帕金森病患者尤其不擅长端着盛满水的杯子走路等在同一个时间内完成多个动作的课题。这些课题因注意力分散,往往会加重患者冻结足等症状的出现频度。

(1)摄食动作:患者常见的上半身前屈的典型姿势,不仅影响上肢的食物搬运,表情肌和口腔的肌强直也可以造成食团搬运的困难。因此,就餐时脚接地,肘伏案,背部挺直,座位高度调整等正确的姿势保持对帕金森病患者来说尤为重要。

（2）穿衣动作：调查结果显示，穿衣动作也是帕金森病患者比较困难的日常生活动作之一。指导患者尽量从相对容易的一侧穿衣，从不容易的一侧脱衣。另外，平时应尽量选择宽大，无扣的上衣，脱上衣时可从脖颈的后面将衣衫向上提起。为了防止摔倒，裤子等穿脱应该尽量在坐位进行。另外，对于难穿的长裤，可以试行先将裤子撸到一起再伸腿等方法。

（3）起立动作：起立前应浅坐，双脚与肩同宽，两脚尽量伸向后，低头看地面边抬身，面朝前方垂直站直。坐下时先低头确认好坐位后，再弓腰，屈膝缓慢落座，起立时周围如有坚固的扶手也应积极地利用。

（4）翻身动作：头转向准备翻身的一侧，小腿重叠在一起，双臂上举，顺势向转头的方向用力翻身，带动躯干和下半身的转动。如作为练习，可再复原至仰卧位，重复上述方法，每组各做3～5次。平时注意仰卧起坐和爬行练习等，对翻身动作也有积极的影响。

（三）生活质量的维持和居家照护的要点

由于帕金森病本身缓慢进行性的特征，加上后期药效逐渐不稳和增龄等复合因素，患者的日常生活动作能力和生活质量在长期抗病过程中，会越来越多地受制于运动障碍和非运动障碍的影响而下降，因此，指导家属或照护人员充分理解患者动作能力的时好时坏是源于wearing-off现象，平地行走困难却上下楼正常是源于奇异性运动，精神不集中，经常疲劳和担心忧虑是源于非运动障碍的帕金森病本身的特性，参考以下居家照护的要点，帮助患者尽量维持自尊自立的居家生活。

（1）尽量让患者按照自己的步调做自己可以做的事情，不能自己做的事再帮助。

（2）尽量对患者温和缓慢并大声地说话，尽管患者发声不清，声音小，说话快。

（3）敦促患者积极参加康复训练，或通过体操等维持活动身体并按时服药。

（4）留意患者的症状变化，如饭中、饭后常有呛咳发生，应积极向主治医生反映。

六、预防并发症

帕金森病是一种慢性进展性变性疾病，疾病晚期由于严重肌强直、全身僵硬终致卧床不起。本病本身并不危及生命，肺炎、骨折等各种并发症是常见死因。因此，做好基础护理工作，积极预防并发症不容忽视。①本病老年患者居多，免疫功能低下，对环境适应能力差。护理工作者应注意保持病室的整洁、通风，注意病室空调温度调节适度。天气变化时，嘱患者增减衣服，以免受凉、感冒，加重病情。②对于晚期的卧床患者，要按时翻身，做好皮肤护理，防止尿便浸渍和压疮的发生。③被动活动肢体，加强肌肉、关节按摩，对防止和延缓骨关节的并发症有意义。④皮肤护理，翻身时，应注意有无皮肤压伤，并防止皮肤擦伤。⑤坠积性肺炎、泌尿系感染是最常见的并发症，因此要给患者定时翻身、叩背，鼓励咳痰，预防肺部感染；鼓励患者多饮水，以稀释尿液，预防尿路感染。

七、心理康复护理

患者虽然有运动功能障碍，但意识清楚，更需要他人的尊重、友爱，害怕受到歧视。抑郁在帕金森病患者中常见,约有近1/2的患者受此困扰,部分患者以抑郁为首发症。患者对疾病会产生较大的心理压力,为自己躯体的康复、功能的恢复、病后给家庭造成的负担和社会生活能力等问题而担忧。在康复锻炼的同时,更应强化心理护理,解决患者的心理问题,只有身心结合的护理才能体现整体护理。早期心理护理配合康复训练,能提高患者的日常生活能力,减少患者对家庭和社会的依赖,减轻患者的心理负担,因而能使患者有足够的信心和勇气面对疾病带来的急性应激。

(1)对收入院的患者从入院时起即给予心理护理,向患者介绍医院环境,科室主要负责人、主管医生和护士,通过与患者交谈,收集患者的资料,了解患者的需要,对患者的心理状况做出评估,并使患者从陌生的环境中解脱出来,以良好的心境接受治疗。

(2)根据患者的心理状况,向患者及家属介绍发病的原因、治疗过程、治疗前景、服药注意事项。

(3)建立良好的护患关系,良好的护患关系是实施心理护理的基础,并能充分调动患者自身的积极性,提高自我认知能力,参与到自我护理中来,消除对疾病的过度注意和恐惧感。

耐心倾听患者的叙述,诚恳、礼貌对待患者。此时要充分理解患者的心理感受,允许患者情感的发泄和表现,给予适度的劝说和安慰。

(4)为患者营造一个温馨的治疗和心理环境,主动与患者交谈,谈话中注意非语言沟通的技巧,如抚摸、握手、点头,使患者感到亲切安全,心情放松。

(5)组织患者参加集体活动,安排病情稳定、康复成功的患者,介绍成功经验,增强进一步治疗的信心;选择适合患者的读物,以改善在治疗之余的心理状态。

(6)生活自理能力训练,肌强直好转、肌张力正常时逐步训练穿衣、如厕、进食等自理能力,鼓励患者完成力所能及的事情。满足患者自尊的心理需要,提高自信心。

八、康复健康教育

(1)让患者对自己的病情有正确的认识,减缓病情进展,让患者充分认识到康复的作用。向患者和家属介绍主要的治疗措施及方法并取得配合。指导患者注意锻炼的强度从小到大,循序渐进,持之以恒,并根据患者的体力进行调整。

(2)用药指导以及饮食指导:指导患者按时按量正确服药,不可随意增量、减量、停药,戒烟、忌酒,满足患者糖、蛋白质需要,少食动物脂肪,适量海鲜类食物,多食蔬菜、水果,多饮水保持大便通畅。

(3)避免精神紧张和过度劳累,树立正确的生活态度,以积极乐观的情绪对待生活。当患者出现对事物不感兴趣、自我评价过低、绝望感时,给予积极的关注和关爱,一起与患者分析出现的不适,指导患者重视自己的优点和成就,对所取得的点滴成绩给予肯定和鼓励,向亲人、医护人员倾诉内心想法。应协同家属一起做好患者的工作,讲解病情的发展、预后并使患者保持稳定的情绪,对疾病康复具有重要意义。

(4)睡眠指导:由于帕金森病患者常有自主神经功能性紊乱,并伴有不同程度的睡眠障碍。所以护士要协助患者及家属创造良好的睡眠环境及条件。首先建立比较规律的活动和休息时间表,避免睡前兴奋性运动,吸烟,进食油腻食物以及含有酒精、咖啡因的饮品和药物。建议采用促进睡眠的措施,如睡前排尽大小便,睡前洗热水澡或泡脚,睡前喝适量热牛奶等。

九、其他康复疗法

(一)高压氧疗法

高压氧可增加抗震颤麻痹药物的治疗效果,使抗震颤麻痹药物的化合物和单体形态均可被很好地利用。

(二)音乐疗法

音乐治疗对许多帕金森病患者是一非常有效的方法。"冻足"、局部运动困难、语言不流畅等都对音乐有反应。音乐的类型及节奏因人而异。音乐治疗已被公认对康复有很大帮助。

(三)神经肌肉电刺激治疗

利用两组电流交替刺激痉挛肌及拮抗肌,可达到松弛痉挛肌的目的;并促进肢体血液循环、肌力和功能的恢复。

(四)肌电生物反馈

将表面电极放在张力过高的肌皮表面上,检测其肌电位,经放大,以声响数字或仪表表示其高低,反馈给患者听、视感觉,训练患者控制声响数字或仪表指示的高度,设法使之下降,经多次训练,达到使该肌松弛的目的。

(五)离子导入治疗

包括额枕部钙离子或镁离子导入,眼枕部碘离子或溴离子导入,对中枢神经系统功能调整及改善脑血液循环有帮助。

(六)其他

温水浸浴和漩涡浴对松弛肌强直有一定疗效。热疗、光浴、红外线、短波透热、蜡疗等对肌强直有缓解作用。

第五章　老年痴呆症的康复治疗

第一节　概述

老年痴呆是一种脑部疾病,由于脑功能障碍而产生的获得性和持续性智能障碍综合征,是老年期出现的慢性渐进性精神衰退疾病,是患者在意识清醒状态下出现的持久的、全面的智能衰退。由于脑部功能逐渐衰退,患者会日益健忘、智力退化、自我照顾能力降低,甚至性格改变。患者多为 65 岁以上人士,年纪越大,患病机会也越大。每 10 名 65 岁以上的老人中,就约有一名患上老年痴呆。

一、流行病学

Deborah 等报道社区中大于 65 岁美国老人中 6%～8%发现老年性痴呆;大于 85 岁中老年性痴呆为 15%～20%;随着年龄的增长,每 5 年其发病率增长 1 倍,平均患病时间为 10 年,而大于 65 岁日本老人老年性痴呆患病率 2%～11%。我国老年性痴呆患病率较日本、欧美国家稍低,北京为 1.8%,上海为 4.1%。我国 65 岁以上人群的老年性痴呆患病率为 4%～6%,80 岁以上老人的患病率为 20%。

二、病因

病因流行病学调查发现老年痴呆患者一级亲属有极大的患病危险性。分子生物学研究证明在第 21、19、14 和 1 号染色体上得到老年痴呆的标志,提出老年痴呆与遗传有关,但研究表明仅 40%老年痴呆患者可能与遗传有关。另外老年痴呆患者有乙酰胆碱和单胺系统、氨基酸类及神经肽类等递质改变,这些递质改变对学习和记忆等有特殊的作用。老年痴呆患者发病可能与自身免疫、饮食、运动、休养、吸烟和饮酒嗜好等有关。

三、分类

老年痴呆的病因各有不同,主要分为三大类:

(一)阿尔茨海默病(AD)

亦称老年性痴呆,是一种以临床和病理为特征的进行性退行性神经病,主要临床表现为痴呆综合征。阿尔茨海默病性痴呆的病因至今未明,有学者认为与衰老过程、代谢障碍、内分泌功能减退、机体解毒功能减弱有关。新近丧偶、单身独居者患本病较多,提示心理因素可能是引起本病的诱因。最近几年的大量研究资料又提出了病毒感染、免疫功能紊乱、遗传、中毒、加速衰老等几种假说。

(二)血管性痴呆(VD)

是指由于脑血管病,包括缺血性脑血管病,出血性脑血管病以及急性和慢性缺氧性脑血管病引起的痴呆,临床常见的 VD 类型和病因主要有:

1.多发性脑梗死痴呆(MID)

为常见类型,是由于多发的、较大的脑动脉梗死引起的脑内较大面积梗死,常可同时累及大脑皮质和皮质下组织。

2.单一脑梗死引起的痴呆

常见于角回梗死、大脑后动脉梗死、大脑前动脉梗死、双侧颈动脉梗死、丘脑旁通动脉梗死以及分水岭梗死。

3.脑动脉病变合并痴呆

包括多发性腔隙性梗死以及 Binswnger 病(又称脑白质疏松症)等引起的痴呆。

4.脑低灌流综合征引起的痴呆

如心搏骤停或持续性严重低血压所致的全脑缺血、缺氧引起的痴呆。

5.出血性脑血管病合并痴呆

包括慢性硬膜下血肿、蛛网膜下腔出血、脑内血肿等引起的痴呆。

(三)其他

其他导致痴呆的原因还有情绪抑郁、营养不良、甲状腺分泌失调、药物中毒等。

四、临床表现

AD 主要表现在记忆力衰退、计算力衰退、情感行为障碍、独立生活和工作能力丧失等。老年痴呆病情、临床表现分为三个阶段:

(一)早期阶段

丧失近期记忆,变得健忘,"丢三落四"、"说完就忘";找不到自己的房间,不知道哪个床是自己的。在日常生活中有明显穿衣困难,不能判断衣服的上下左右和前后。日常起居生活、自我照顾能力减退。

(二)中期阶段

判断力差,注意力分散:出现判断力差、概括能力丧失、注意力分散、失认和意志不集中,表现为不能正确处理工作、生活中的问题,大事被忽略,小事却纠缠不清,工作能力下降。书写困难,患者甚至不认识自己的名字,也写不出自己的名字。失去大部分认识能力,如学习、判断及思考能力,日常起居生活需要家人协助。

（三）后期阶段

完全丧失认知能力，起居生活完全依赖家人照顾。患者一改以往的生活习惯，痴呆晚期很容易诊断，但早期难以发现，因此，当老年人出现记忆力下降及情感改变后，应及早去医院检查，以免贻误治疗时机。

五、临床表现

老年性痴呆的临床表现主要有记忆力减退，并呈进行性加重，反应迟钝，自制力减低，兴趣减少，常固执己见，人格改变常以自我为中心，易发怒，好怀疑。体力和体重渐渐下降，运动徐缓，身躯前倾，无表情，肌张力普遍增高，步态细小；有时出现进行性偏瘫，失语，晚期伴有膀胱直肠功能障碍或全身瘫痪，或头和手部震颤、抽搐。病程数年至数十年不等，初起可有自发缓解，但最终多因继发感染等并发症死亡。具体而言，老年性痴呆的临床表现主要分为精神变化、个性改变及行动异常。

（一）精神变化

主要表现为智能减退，早期症状为记忆减退、易失物品、遗忘事情。同时，理解、判断、计算、识别、语言等智能活动也全面减退。有时不能正确回答自己和家人的姓名及年龄。饮食不知饥饱，外出后找不到家门。缺乏学习能力和思维能力，对环境适应能力差，不能正确判断事物等。

（二）个性改变

如丧失情感，有时以个人为中心，最初多表现为对周围事物淡漠，缺乏兴趣，好唠叨，过分关心自己无关紧要的细节，表现为自私、主观、急躁、固执、易激动，或忧郁、意志薄弱、缺乏信心和创造性。平素多疑，常因小事与他人争执。生活节律改变，部分患者可因感染性疾患、骨折外伤、营养不良、镇静剂过量、水电解质紊乱、突然更换环境等，促发精神症状急剧变化，性格改变。

（三）行动异常

病至后期，动作迟缓，易摔跤与精神性行走不能等。甚至终日卧床不起，生活不能自理，二便失禁，言语困难等。

（四）其他

躯体方面表现为外貌苍老，皮肤干燥多皱，色素沉着，发白齿落，肌肉萎缩，痛觉反应消失，神经系统检查常无明显阳性体征。病程呈进行性发展，平均历时5年可发展至严重痴呆。

六、临床治疗

阿尔茨海默病患者认知功能衰退目前治疗困难，综合治疗和护理有可能减轻病情和延缓发展。

（一）生活护理

生活护理包括使用某些特定的器械等。有效的护理能延长患者的生命及改善患者的生活质量,并能防止摔伤、外出不归等意外的发生。

（二）非药物治疗

非药物治疗包括职业训练、音乐治疗等。

（三）药物治疗

1.改善认知功能

①胆碱能制剂:目前用于改善认知功能的药物主要是胆碱能制剂,包括乙酰胆碱酯酶抑制剂和选择性胆碱能受体激动剂。乙酰胆碱酯酶抑制剂有代表性的药物有多奈哌齐、利斯的明、石杉碱甲等。②N-甲基-D-门冬氨酸受体拮抗剂:美金刚能够拮抗 N-甲基-D-门冬氨酸受体,具有调节谷氨酸活性的作用,现已用于中晚期阿尔茨海默病患者的治疗。③临床上有时还使用脑代谢激活剂如吡拉西坦、茴拉西坦和奥拉西坦等。

2.控制精神症状

很多患者在疾病的某一阶段出现精神症状,如幻觉、妄想、抑郁、焦虑、激越、睡眠紊乱等,可给予抗抑郁药物和抗精神病药物,前者常用选择性 5-羟色胺再摄取抑制剂,如氟西汀、帕罗西汀、西酞普兰、舍曲林等,后者常用不典型抗精神病药,如利培酮、奥氮平、喹硫平等。这些药物的使用原则:①低剂量起始;②缓慢增量;③增量间隔时间稍长;④尽量使用最小有效剂量;⑤治疗个体化;⑥注意药物间的相互作用。

（四）支持治疗

重度患者自身生活能力严重减退,常导致营养不良、肺部感染、尿路感染、压疮等并发症,应加强支持治疗和对症治疗。

目前,还没有确定的能有效逆转认知缺损的药物,针对阿尔茨海默病发病机制不同靶点的药物开发尚处于试验阶段。

第二节 康复评定

一、临床评定

阿尔茨海默病患者的临床评定包括对患者疾病特征、症状(功能障碍)特征、疾病严重程度特征等的评定。

阿尔茨海默病起病隐匿,逐渐进展。临床症状的核心是认知功能障碍,根据分型的不同,典型阿尔茨海默病认知功能障碍表现以为情景记忆损害为主,不典型阿尔茨海默病可表现为以语言功能、视觉空间能力受损或行为异常为主;部分患者可伴有明显的抑郁、焦虑、猜疑等精神行为症状。在疾病早期,运动、感觉、平衡、自主神经等功能障碍一般不明显。

一般认为阿尔茨海默病从病理损伤的逐渐积累到出现临床症状、功能障碍逐渐加重需要数年至数十年;根据认知障碍严重程度,又可将阿尔茨海默病分为临床前、轻度认知功能受损、痴呆等不同阶段。

阿尔茨海默病的临床诊断可以根据临床症状和体征特征、客观认知功能检查结果和辅助检查结果作出。但是临床诊断和病理诊断并不总是一致,以研究为目的的诊断一般建议进行对阿尔茨海默病病理及其特征性脑损伤有提示意义的检查,包括 β 淀粉样蛋白沉积的 PET 检查,以及脑脊液 tau 蛋白检查等。

二、神经心理学测验

对一个可疑痴呆患者,首先要评定有无认知障碍,障碍累及了哪些功能,以及障碍的严重程度,这就要进行神经心理学测验。它包括注意与集中、定向、记忆、计算、语言、抽象思维、空间知觉、结构能力、运用、认知灵活性和速度等,此外还包括社会适应能力、人际关系和生活能力以及个性上的改变即所谓行为评定。心理学测验就是对这些心理现象所表现出的行为样本进行客观的标准测量,它把心理现象进行数量化的描述,是采取一套严格设计的问题或作业(即标准程序)由被试者回答或完成,然后对回答的情况进行评定。其优点是资料的收集与解释是标准的,使得有可能提高诊断的准确性,同时对不同来源的资料可以比较借鉴,是确定痴呆必不可少的工具。

三、总体认知功能筛查

(一)总体认知功能检查

目前最常用的认知功能筛查量表包括简明精神状态量表(MMSE)、蒙特利尔认知评估量表(Mo-CA)及其基本版(MoCA-B)。

1.简明精神状态量表(MMSE)

简明精神状态量表是 Folstein 等编制的用于评估认知功能的建议工具,其主要优点包括信度、效度好,耗时较短,操作方便。自 1975 年问世以来在多国得到广泛推广普及,是目前国内使用最普及的认知功能筛查量表。MMSE 的评定项目涵盖了主要的认知加工过程,包括时间和地点定向、词语即刻记忆和会议,口语表达、阅读理解、复述、命名、书写等语言能力,计算、和图形结构模仿能力等,按各项目能否完成分别打分然后计算总分,总分为 30 分。MMSE 的评定指标是总分,需要根据受教育程度选择合适的划界分,其单项分仅可以用以提示可能受损的认知领域,但是不建议直接用来对各认知领域进行评定。

2.蒙特利尔认知评估量表(MoCA)及其基本版(MoCA-B)

蒙特利尔认知评估量表是目前国内外广泛应用的另一认知筛查量表,于 2004 年首次由 Nasreddine 等编制,主要目的是对轻度认知功能(MCI)患者进行快速筛查。MoCA 同样有耗时少、使用方便的特点,并且轻度认知功能受损的敏感性较 MMSE 更好,但须注意 MoCA 的部分项目对受试者教育水平有一定要求,对低教育水平患者可能并不合适;MoCA-B 的部分评定项目减少了对教育程度的要求,较为适合低教育水平患者。MoCA 的评估项目同样包括了主要的认知领域,总分 30 分。

除 MMSE 和 MoCA 外,还可用痴呆自评 8 项问卷(AD8)、迷你认知评估量表(mini-Cog)等更为简便的认知障碍筛查工具对患者进行初步筛查,如提示有认知功能障碍必要时进行进一步检查。

(二)记忆的评定

记忆是指所获得的信息在脑内储存和提取的认知加工过程。记忆功能按其内容的性质可分为程序性记忆、陈述性记忆等;陈述性记忆又可分为情景记忆(又称自传体记忆)、语义记忆。情景记忆受损是典型阿尔茨海默病患者最早出现、最核心的认知功能障碍,因此,对于可疑阿尔茨海默病患者应特别关注记忆的评定。常用的记忆功能评定量表包括韦氏记忆量表、听觉词语回忆、复杂图形回忆等。

韦氏记忆量表(WMS)是目前应用较为广泛的成套记忆测验,共有经历、定向、数字顺序、再认、图片回忆、视觉提取、联想学习、逻辑记忆等 10 项分测验。适用于 7 岁以上儿童及成年人。

听觉词语学习测验是另一应用广泛的记忆评定工具,该测验的多个应用较为广泛的版本不像韦氏记忆测验有版权要求,一般可被较为自由地使用,而且耗时较短,对阿尔茨海默病患者的敏感性较好。各版本听觉词语学习测验一般包括词语学习和即刻回忆、延迟回忆、再认等过程,阿尔茨海默病患者的延迟回忆得分通常明显受损。

(三)注意的评定

注意功能是指人对内外环境中的各种信息进行筛选,以便进行进一步加工或反应的能力,其主要特点包括觉醒水平、选择功能、广度或容量、移动性等。注意受损的常见临床表现包括唤醒程度的过低或过高,思维过程的不连贯或不协调,即给人以"注意力不集中"的印象。常用的注意评定方法包括划消测试、数字广度测验等。

划消测试:给受试者出示一段字母、文字或符号,要求其(一般以最快速度)划去相同的文字或符号,记录正确划消的数目、错误划消数,以及所用时间等。

数字广度测验:评定注意功能一般采用顺序数字广度测验,是评定注意广度的常用方法。测验时由检查者以平稳的语调、语速向受试者口头呈现一串数字,要求受试者顺序复述该串数字。逆序数字广度测验要求受试者逆序复述检查者呈现的数字,也可反映注意功能,但同时受到工作记忆等功能影响。

(四)视觉空间能力的评定

视空间认知能力是人脑对图形、空间结构的识别、分析、整合、理解、想象等能力。视空间能力受损的患者可能出现对空间结构的辨别障碍,对图画、图形结构识别困难,从而可能导致在步行或使用交通工具时撞到障碍物,或以"视物模糊"为主诉至眼科就诊。视觉空间能力是"后部皮层萎缩(PCA)"患者的核心症状,一般由阿尔茨海默病引起,属于不典型阿尔茨海默病的表现。

常用的视觉空间能力评定测验包括图形拷贝、画钟测验、线方向判断,以及成套的视觉物体与空间感知测验等。

(五)执行功能的评定

执行功能是人类推理、解决和处理问题的能力,是使人们能够进行复杂的以目标为导向的行为的能力,是多种能力的综合。执行功能受损常见于各种脑外伤、脑血管病和额颞叶痴呆;不典型阿尔茨海默病也可表现为执行功能受损。

执行功能评定一般需要组合多种测验针对执行功能的不同过程进行评定,常用测验包括交替连线测验、Stroop 色词试验、威斯康辛卡片分类测验、逻辑相似性测验及工作记忆测验等。

(六)语言的评定

从认知心理学和认知神经科学角度讲,语言功能是认知功能的核心领域和加工过程之一。阿尔茨海默病患者在病程中可出现逐渐加重的语言障碍;并且,语言障碍也是不典型阿尔茨海默病的主要表现之一(即"logopenic 失语")。

常用的语言功能评定测验包括波士顿命名测验、词语流畅性测验、复述测验等。

(七)其他功能障碍的评定

对于疑似阿尔茨海默病患者,除对上述认知领域进行评定外,还应评定患者是否存在失认症、失用症、计算能力障碍等,以及是否存在明显的运动功能障碍。这些评定一方面可以帮助全面地评定患者认知功能受损的模式和程度;另一方面,有助于鉴别阿尔茨海默病及其他可能导致认知障碍的神经系统疾病(尤其是神经变性病)。

(八)精神行为症状的评定

精神行为症状是阿尔茨海默病患者,尤其是阿尔茨海默病痴呆患者常见的临床表现之一。主要表现包括抑郁、焦虑、猜疑等。此外,精神行为症状也是颅脑损伤、脑卒中和除阿尔茨海默病外其他神经变形病患者的常见症状之一,尤其是部分额颞叶痴呆患者的核心临床表现。因此,进行精神行为症状评定,不仅有利于全面判断阿尔茨海默病患者病情以指导临床治疗,也有助于和其他神经系统疾病进行鉴别。临床上,常用神经精神问卷(NPI)进行评定。

(九)综合性评估

除上述功能评定方法外,还有一些特殊制定的综合性评估量表对于阿尔茨海默病有较强的针对性,有利于判断疾病严重程度及疗效。目前最为常用的是"阿尔茨海默病评估量表(ADAS)",包括认知行为量表和非认知行为量表。ADAS 是美国 FDA 批准的目前应用最广泛的抗痴呆药物临床试验的疗效评定工具。

此外,"临床痴呆评定量表(CDR)"、总体衰退量表(GDS)等虽然并非针对阿尔茨海默病患者,但能较为全面地综合评估痴呆患者的认知及其他功能受损情况,在临床和研究中也较为常用。

(十)日常生活活动能力评定

康复的目的是患者能够最大限度地提高日常生活能力、改善生存质量,回归家庭、社会。因此,除上述功能障碍评定外,还需要对患者的日常生活能力进行评定。同时,因认知障碍导致的日常生活能力受损程度也是区别轻度认知受损和痴呆等不同临床阶段的主要标准。

日常生活能力评定一般包括基本日常生活能力(BADL)和工具性日常生活能力(IADL)的评定。对于阿尔茨海默病患者的日常生活能力评定,最好选择有认知评定项目的量表进行,如日常生活活动量表、功能独立性量表等。

四、辅助检查

阿尔茨海默病患者的辅助检查主要包括实验室检查、影像学检查、遗传学检查等。

常用的实验室检查包括血、尿、粪常规,肝、肾、甲状腺功能,电解质、血脂、血糖,血清叶酸和维生素 B_{12} 浓度,血清梅毒筛查、人类免疫缺陷病毒筛查等。这些检查的目的主要是鉴别除阿尔茨海默病外可能导致认知障碍的疾病。

阿尔茨海默病常用的影像学检查包括 CT、MRI、PET 检查等。CT 检查对脑组织的分辨率不高,对于阿尔茨海默病的诊断价值较低,主要可见脑萎缩表现。MRI 检查对脑组织分辨率较高,通过选择不同成像方式,对弥漫性脑萎缩、海马萎缩、脑白质变性等病变显示均较好,有助于提示阿尔茨海默病特征性的病理改变,并与其他可能导致认知障碍的神经系统疾病相鉴别。常用的 PET 检查包括显示葡萄糖代谢的 PET 检查,和提示病理的 PET 检查(目前常用显示 β 淀粉样蛋白沉积的 PET 检查);前者常见阿尔茨海默病患者额、颞、顶叶(尤其是顶叶)低代谢,后者可显示 β 淀粉样蛋白在脑内的分布及多少,对支持阿尔茨海默病病理诊断有价值。

此外,脑脊液检查 β 淀粉样蛋白、总 tau 蛋白(T-tau)、磷酸化 tau 蛋白(P-tau)等也对阿尔茨海默病病理及相关脑损伤有重要意义。

阿尔茨海默病相关的基因检查主要 3 个可导致家族性阿尔茨海默病的基因检查,包括淀粉样前体蛋白(APP)、早老素 1(PS₁)、早老素 2(PS₂)。载脂蛋白 E(ApoE)是另一检测较多的记忆,其 E4 基因型被认为与散发型阿尔茨海默病较高的发病风险相关,但目前并不建议用 ApoE 基因检查支持或排除阿尔茨海默病诊断。

第三节　康复治疗

一、药物治疗

(1)目前临床上治疗老年痴呆的药物有胆碱酯酶抑制剂——多奈哌齐:通过临床使用,对早期患者作用很好,但价格贵,增加患者经济负担;脑循环代谢改善药物:扩张动脉和毛细血管增加脑循环,保护脑细胞不受损害,促进神经元 ATP 的合成。

（2）目前常用的药物较多：多奈哌齐为中枢性乙酰胆碱酯酶抑制剂，药效强，疗效高，安全性高，几乎没有肝毒性，口服吸收良好，且不受食物以及服药时间的影响，在阿尔茨海默病治疗药物中处于领先地位。

（3）卡巴拉汀是氨基酸甲酸类选择性胆碱酯酶抑制剂，对轻、中度早老性痴呆症耐受性较好，同时具有抑制脑内丁酰胆碱酯酶的作用。加兰他敏具有双重作用机制，能较好地抑制乙酰胆碱酯酶，且能调节脑内的烟碱受体位点，可显著改善轻、中度早老性痴呆患者的认知功能，延缓脑细胞功能减退的进程。

（4）吡拉西坦、可直接作用于大脑皮质，增强神经信号传递，并具有激活和修复神经细胞的作用，可推迟缺氧性记忆障碍的产生，促进大脑对氨基酸、磷脂、葡萄糖和氧的利用，促进蛋白质的合成，增加患者的反应性和兴奋性。

老年痴呆的药物治疗目前尚处于探索阶段，因此其康复治疗在延缓疾病进展中具有举足轻重的作用。针对不同的症状、病情分期进行各种组合的康复治疗，对于改善老年痴呆患者的生活能力有很大帮助。此外，早期发现、早期诊治对于预后十分重要。

二、康复治疗原则与方法

（一）阿尔茨海默病的康复时机

阿尔茨海默病起病隐匿且没有确切的发病时间，病程多为持续进行性，一般无缓解，患者一旦出现认知功能损害、行为异常、情感障碍、社会生活功能减退等征兆，应立即给予相应检查，确诊为阿尔茨海默病后，实施早期康复，采用综合性康复治疗原则，减轻或延缓阿尔茨海默病的发展。

（二）康复目标

目前阿尔茨海默病的治疗是医学界的一个难点，阿尔茨海默病是属于难以治愈的疾病。因此治疗通常采用健康教育、饮食疗法、体育锻炼、生活护理和社会方式改变等多种形式介入治疗；适当配合药物、康复治疗以及对症支持治疗等其他治疗方法努力控制或延缓痴呆的发展。康复治疗的主要目标是减轻患者认知功能的损害；纠正异常的精神行为；改善社会交往技能，从而最大限度地实现生活自理，提高生存质量，帮助其回归社会和工作。

（三）康复治疗方法

痴呆从治疗角度看分为可逆性痴呆和不可逆性痴呆。阿尔茨海默病属于不可逆性痴呆，病因不明，且无法实施病因治疗，主要从三方面进行对症处理，包括针对认知功能减退及其伴随的社会生活功能减退和非认知性神经精神症状/体征。

1.生活护理

目前临床对于阿尔茨海默病无特效药物治疗，因此治疗应侧重于对患者的医疗和家庭护理。阿尔茨海默病护理有时可能由于治疗效果，有效的护理能够延长老年患者的生命并且改善他们的生活质量，并且在防止跌倒、摔伤、外出不归等意外事件的发生也有重要意义。由于老年患者通常因高龄患有多种慢性疾病,这些慢性病多数不可痊愈,所以对于在其急性发作期短期住院治疗,疾病稳定期在家中或者去专业的疗养机构进行疗养。

(1)完善社区医疗服务,建立健全的家庭医生制度,设立家庭病房,由医师定期上门服务,送医送药,进行定期检查随访。

(2)保持患者家居环境清洁卫生,营造有利于患者康复的整洁舒适的家庭环境。

(3)给予患者常规的生活护理,注重调整饮食合理结构,建议以清淡、易消化、低脂、富含蛋白质的食物为主,如牛奶、豆浆及新鲜水果和蔬菜等,督促患者提高日常生活的独立性。

(4)实施必要的心理护理,鼓励患者多参加户外活动或者感兴趣的锻炼,多听广播或音乐、看报纸,阅读书籍等丰富文娱生活。

(5)对于照顾者让其掌握各项治疗要点,稳定患者的情绪。使双方都树立战胜疾病的信心,互相配合,提高双方的生活质量。

2.康复治疗

对于阿尔茨海默病患者通常采用综合性康复治疗,最大限度地改善患者认知功能,减轻非认知性神经精神症状,提高其社会生活能力,延缓痴呆的发展。康复治疗须长期坚持训练。

(1)康复训练原则

①个体化治疗,循序渐进,综合康复训练。

②以提高生存质量为目标,充分发挥痴呆患者的残存功能和主观能动性,侧重于改善生活自理和参与社会休闲活动的能力。

③支持照顾者,提供。指导他们有关痴呆康复训练知识技术,并在精神上关心他们,在心理上鼓励支持他们。

(2)康复训练技术:康复技术有很多,大致可分为物理治疗、作业治疗、言语治疗、心理治疗、康复工程。采用综合治疗的方法才会有比较好的效果。其中最常用的疗法是作业治疗进行认知康复训练。采取生活、工作、生产劳动、休闲游戏、社会交往等活动形式,使用相应的工具或设备进行作业训练,从而增强躯体、心理、社会功能,使患者达到最大限度的生活自理,恢复工作并且适应社会,提高生活质量。传统的认知训练包括记忆力、定向力、注意力、计算力、理解判断力等方面的作业训练。同时临床工作中可结合阿尔茨海默病的具体情况采用一些专用的认知康复方法。

①刺激和活动:这是阿尔茨海默病最早应用和研究最多的疗法。其中一种是空间性再现技术,要求患者对记忆信息进行反复训练,并逐渐增加时间间隔。应用后,不同严重程度和病因的记忆障碍患者均能学会一些特殊信息,如记住人名,用这种方法获得的信息似乎不太费劲,推测与完好的内隐记忆系统有关。或者在患者面前放置3~5件日常生活中熟悉的物品,让患者分辨一遍,并记住他们的名称,然后撤除所有物品,让患者回忆刚才面前的物品。反复数次,达到记忆的目的,成功后可增加物品的数目。记忆训练强调反复的训练。另一种是多种感觉刺激方法,在一间特别装修过的房间里,给予患者各种刺激,包括听觉、视觉、嗅觉和触觉刺激从而帮助患者放松。

②记忆训练:记忆训练在很多痴呆的治疗里都是很普遍的方法。很多痴呆患者里都有回忆能力的损害,但仍有很多信息储存在记忆当中,通过回忆来完成很多功能。记忆力训练可以提高患者兴趣,训练时可选择日常生活中熟悉的物品和图片卡进行记忆和辨认训练可让患者通过报纸和电视了解国内外发生的重大事件及时间并进行回忆让患者看完电视后进行故事情节的回忆鼓励帮助患者对以往美好事物进行回忆让患者回忆当天或近几天来患者所做的事情。

③音乐治疗:对患者采用集体治疗的方式,每次可邀请5位患者,让患者用10分钟的时间进行自我介绍,让大家相互有所了解,尽量讨论轻松的话题,然后播放音乐以放松患者情绪,并可让患者试着唱一些熟悉的老歌,还可以播放一些动听明快的故事,让患者的身心得到放松。

④真实定向治疗:真实定向有两个重点:一系列的小组会议,增加对环境的认识。正确的真实定向,或者24小时真实定向,是治疗师和照顾者使患者一直保持对现实的接触。帮助患者体会现实生活的意义,增加与社会的接触。每周5次、每次30分钟的真实定向治疗可以增加患者的定向能力和行为功能的改善。制订个体化的认知治疗方案,保留患者目前的功能,寻找措施弥补患者丧失的功能是现在的一种治疗趋势。

⑤行为疗法:大多数患者进行行为疗法时侧重于个体化治疗。但还需大量的研究来证实这种疗法的有效性。最有效的治疗技术是使用奖励和环境疗法。强化的过程通常是社会化的,需要所有人之间的相互交流和共同合作。现在的研究关注于患者有目的的活动和运动并且在提高患者穿衣服和自理能力等方面有显著成效。

⑥环境改造:有证据表明熟悉的环境可以给痴呆患者提供更多的线索和提示,帮助患者建立适应性的行为模式。研究显示家庭化的治疗单元可以增加患者的相互交流和活动,促进功能改善。

三、康复结局

阿尔茨海默病通常起病隐匿,没有确切的发病时间,病程多为持续进行性,一般无缓解,阿尔茨海默病患者多死于肺部感染、泌尿系感染、压疮等并发症,预后不良。任何类型的痴呆经过艰苦教育、饮食调养、体育锻炼、药物干预等综合性治疗,配合安全、有效和规范的康复综合训练,将一定程度地减缓痴呆的症状,延缓病情的发展。

四、健康宣教

阿尔茨海默病目前尚无特殊的治疗方法,正确预防、处理引起痴呆的一系列危险因素是治疗的基础。所以应早发现、早预防、早治疗是防治阿尔茨海默病的关键。积极向患者及家属介绍疾病与治疗的相关知识,提高患者配合治疗的积极性和依从性,让患者家属主动投身到患者的治疗过程中,对疾病的治疗方案有所了解,掌握各项治疗要点,稳定患者的情绪。阿尔茨海默病后期主要是对其进行生活护理、支持治疗和对症治疗,满足其生存要求,力争缓解症状延缓病情,提高认知能力从而最大限度的提高患者及其家属的生活质量。

第六章　脊髓损伤的康复治疗

第一节　概述

脊髓损伤(SCI)是由于各种致病因素引起脊髓结构和功能损害,造成损伤水平以下脊髓功能障碍,包括感觉和运动功能障碍,反射异常及大、小便失禁等相应的病理改变,也就是常见的四肢瘫(颈段脊髓损伤)、截瘫(胸、腰段脊髓损伤),是一种严重致残性损伤。脊髓损伤是一种引起患者生活方式变化的严重疾病,很多患者因此生活不能自理,需要有人照料,如护理不当,还会发生压疮、泌尿系统感染、呼吸系统感染等严重并发症。现代医学在脊髓损伤的药物治疗、手术治疗、康复治疗方面有重大进展。在脊柱脊髓损伤患者的诊治过程中,脊髓损伤康复就显得尤为重要,脊髓损伤康复能够使患者在尽可能短的时间内,用较少的治疗费用,得到最大限度的功能恢复,提高患者的生活质量、减轻家庭、社会负担,为患者回归社会奠定基础。

一、病因

脊髓损伤的原因依时代及地区、国情或文化习惯的不同而异,过去以战伤、煤矿事故为多,近年来交通事故、工农业劳动灾害事故急剧增加,而运动外伤与日常生活中的损伤亦引起了人们的注意。概括起来有:①外伤(交通事故、坠落、跌倒等)有时伴有脊柱骨折脱位,有时不伴有脊柱损伤而单纯脊髓损伤;②脊柱、脊髓发生的肿瘤及血管畸形;③分布到脊髓的血管阻塞;④脊髓的炎症;⑤脊髓被压迫:韧带骨化、椎间盘突出、变形性退行性脊柱疾患等;⑥其他疾病:先、后天畸形、脱髓性变性疾病、代谢性疾病、脊柱结核等。

二、构建新型康复服务模式

脊髓损伤者治疗困难,伤后障碍多,并发症多,是残疾人中最为困难的一个群体。目前,我国有脊髓损伤者超过120多万人,并以每年约1万人的速度递增。为了改善脊髓损伤者的生活质量,我国正在积极构建立足社区的新型康复服务模式"中途之家"。

中国肢残人协会在上海、浙江、河南、广西等省区市的12个单位开展了脊髓损伤者"中途之家"试点工作。借鉴国外的康复模式,立足社区,利用现有社会政策和康复资源,实现了机构训练和社区训练相结合、专业指导与病友互助相结合、集中训练与自主训练相结合的新型康复模式。在上海召开的"中途之家"试点工作总结大会上,中国残疾人联合会主席张海迪表示,目前脊髓损伤在世界范围内都是一个医学难题,还没有最好的医疗方法。但试验和实践表明,正确的康复训练可以帮助患者重建功能,提高生活自理能力。"中途之家"成为脊髓损伤者从病床回归到社会途中的"家",许多脊髓损伤者通过积极的治疗和训练,重新回归社会,潜能得到了发挥,精神也获得了解放。

三、分类

(一)按损伤的部位分

1.四肢瘫

指由于脊髓腔内脊髓神经组织的损伤造成颈段运动、感觉功能的损害和丧失。四肢瘫引起上肢、躯干、大腿及盆腔脏器的功能损害,不包括臂丛病变或椎管外周围神经的损伤。

2.截瘫

指椎管内神经组织的损伤造成脊髓胸、腰或骶段的运动、感觉功能损害或丧失,其上肢功能完好,不包括腰骶丛病变或椎管外周围神经的损伤。

(二)按损伤的程度分

1.不完全损伤

如果发现神经损伤平面以下包括最低位骶段保留部分感觉或运动功能,这种损伤为不完全损伤。骶部感觉包括肛门黏膜皮肤连接处和深部肛门的感觉,运动功能检查是用手指肛检确定肛门外括约肌的自主收缩。

2.完全性损伤

是指骶段感觉、运动功能完全消失。

(三)按脊髓功能损害分级见表 6-1。

表 6-1　ASIA 脊髓功能损害分级

功能损害分级	临床表现(体征)
A 完全性损害	在骶段无任何运动或感觉功能保留
B 不完全性损害	损伤平面以下包括骶节段($S_1 \sim S_5$)还存在感觉功能,但无运动功能
C 不完全性损害	损伤平面以下存在运动功能,并且大部分关键肌的肌力小于 3 级
D 不完全性损害	损伤平面以下存在运动功能,并且大部分关键肌的肌力大于或等于 3 级
E 正常	运动和感觉功能正常

四、临床表现

(一)运动障碍表现

表现为肌力、肌张力、反射的改变。

1.肌力改变

主要表现为脊髓损伤平面以下肌力减退或消失,造成自主运动功能障碍。颈段脊髓中央管周围神经组织的损伤导致的运动、感觉功能损伤和丧失称四肢瘫，表现为上肢、躯干、大腿及盆腔脏器的功能障碍。椎管内神经组织的损伤造成脊髓胸、腰或骶段的运动、感觉功能损害或丧失称截瘫，截瘫不涉及上肢功能。

2.肌张力改变

主要表现为脊髓损伤平面以下肌张力的增强或降低，影响运动功能。

3.反射功能的改变

主要表现为脊髓损伤平面以下反射消失、减弱或亢进，出现病理反射。

（二）感觉障碍表现

主要表现为脊髓损伤平面以下感觉（痛温觉、触压觉及本体觉）的减退、消失或感觉异常。

1.不完全性损伤

感觉障碍呈不完全性丧失，病变范围和部位差异明显；损伤部位在前，表现为痛、温觉障碍；损伤部位在后，表现为触觉及本体觉障碍；损伤部位在一侧，表现为对侧浅感觉障碍、同侧触觉及深部感觉障碍。

2.完全性损伤

损伤平面以上可有痛觉过敏，损伤平面以下感觉完全丧失，包括肛门周围的黏膜感觉也丧失。

（三）括约肌功能障碍表现

主要表现为膀胱括约肌和肛门括约肌功能障碍，如尿潴留、尿失禁和排便障碍。脊髓损伤早期膀胱无充盈感，呈无张力性神经源性膀胱，膀胱充盈过度时出现尿失禁。排便功能障碍是因结肠反射缺乏，肠蠕动减慢，导致排便困难，称神经源性大肠功能障碍。如排便反射破坏，发生大便失禁，称弛缓性大肠。

（四）自主神经功能障碍表现

表现为排汗功能和血管运动功能障碍，出现高热及 Guttmann 征，张口呼吸，鼻黏膜血管扩张、水肿而发生鼻塞，心动过缓，直立性低血压，皮肤脱屑及水肿、指甲松脆和角化过度等。

（五）临床综合征

1.中央综合征

病变几乎只发生于颈段，尚存骶部感觉，上肢肌力减弱重于下肢。

2.布郎-塞卡综合征

病变造成较为明显的同侧本体感觉和运动的丧失，对侧的痛温觉丧失。

3.前柱综合征

病变造成不同程度的运动和痛温觉丧失，而本体感觉存在。

4.圆锥综合征

脊髓骶段的圆锥损伤和锥管内的腰神经根损伤，常可引起膀胱、肠道和下肢反射消失。

5.马尾综合征

椎管内的腰骶神经根损伤引起膀胱、肠道及下肢反射消失。

（六）临床并发症表现

呼吸系统并发症、深静脉血栓形成、疼痛、异位骨化、压疮、关节挛缩等。

五、脊髓损伤后常见功能障碍

（一）运动功能障碍

表现为损伤平面及以下肌力减退或消失，肌肉张力异常，腱反射异常，出现病理反射等。

（二）感觉功能障碍

表现为损伤平面及以下肢体感觉减退、消失或过敏，也可表现为麻、胀、痛、冷、紧束等不适感。

（三）括约肌功能障碍

表现为小便失禁或潴留，大便失禁或便秘。

（四）自主神经功能障碍

表现为体温调节异常和发热、心动过缓、直立性低血压等。

第二节　康复评定

一、关节活动度测定

不让关节活动，可使肌肉及肌腱短缩，关节周围软组织的柔软性减少或消失，导致关节挛缩，活动范围减少。关节活动范围受限将成为生活动作的极大障碍。使用关节活动度测定仪测定并记录。

二、感觉测定

感觉评定用于确定感觉平面。大致分为浅部感觉测定、深部感觉测定和固有感觉测定等使用器械或徒手检查并记录。

三、呼吸测定

脊髓损伤患者（特别是颈髓损伤患者）中，由于贮备肺活量低下而引起咳痰能力及耐久性低下，这对功能训练的内容或质量将产生较大的影响。对呼吸型和咳嗽的力量进行评定，对最大呼气及吸气时，胸廓扩张以及肺活量进行测定。

四、功能独立性测定

为了反映脊髓损伤对个体患者的影响，评估患者功能恢复的变化和通过治疗所取得的进步,必须要有一个标准的日常生活能力的测定,即功能独立性测定(FIM),包括评价入院时、住院中、出院时 6 个方面的内容、18 个项目。每一项按完成情况评为 7 个等级,最高为 7 级,最低 1 级,最后计算 FIM 总分。FIM 基本反映了患者的生活能力及需要借助依赖的程度,体现出脊髓损伤后主要的功能障碍在患者生活能力方面表现。

五、神经平面评定

神经平面是指身体双侧保留正常运动和感觉功能的最低脊髓节段水平。例如 T_{10} 损伤,意味着 $C_1 \sim T_{10}$ 节段运动和感觉功能完好,$T_{11} \sim S_5$ 节段有损伤。评定神经平面时,应注意:

(一)神经平面

主要以运动平面(ML)为诊断依据,但 $T_2 \sim L_1$ 节段,运动平面难以确定,主要以感觉平面(SL)来确定。

(二)运动平面和感觉平面

通过检查关键肌的徒手肌力和关键点的痛觉(针刺觉)和轻触觉确定(表 6-2、表 6-3)。关键肌指确定神经平面的标志性肌肉。由于一根神经支配多块肌肉和一块肌肉受多根神经支配的特性,因此根据神经节段与肌肉的关系,将肌力 3 级的关键肌所在平面作为运动平面,该平面以上关键肌的肌力必须为 5 级。美国脊髓损伤学会根据神经支配的特点,选出一些关键肌和关键点,通过对这些肌肉和感觉点的检查,迅速确定损伤水平,评定方法如下:

表 6-2　脊髓损伤运动平面与关键肌

平面	关键肌
C_5	屈肘肌(肱二头肌、肱肌)
C_6	伸腕肌(桡侧腕伸肌)
C_7	伸肘肌(肱三头肌)
C_8	中指末节指屈肌(指深屈肌)
T_1	小指外展肌
L_2	屈髋肌(髂腰肌)
L_3	伸膝肌(股四头肌)
L_4	踝背伸肌(胫前肌)
L_5	趾长伸肌(拇长伸肌)
S_1	踝跖屈肌(腓肠肌、比目鱼肌)

C_4 平面可以采用膈肌作为运动平面的主要参考依据

表 6-3　脊髓损伤感觉平面与关键点

平面	关键点
C_2	枕骨粗隆

续表

平面	关键点
C_3	锁骨上窝
C_4	肩锁关节顶部
C_5	肘前窝外侧
C_6	拇指近节背侧皮肤
C_7	中指近节背侧皮肤
C_8	小指近节背侧皮肤
T_1	肘前窝内侧
T_2	腋窝顶部
T_3	第 3 肋间锁骨中线
T_4	第 4 肋间锁骨中线
T_5	第 5 肋间锁骨中线
T_6	第 6 肋间锁骨中线（剑突水平）
T_7	第 7 肋间锁骨中线
T_8	第 8 肋间锁骨中线
T_9	第 9 肋间锁骨中线
T_{10}	第 10 肋间锁骨中线（脐水平）
T_{11}	第 11 肋间锁骨中线（在 $T_{10} \sim T_{12}$ 的中点）
T_{12}	腹股沟韧带中部
L_1	$T_{12} \sim L_2$ 连线上 1/3 处
L_2	大腿前中部
L_3	股骨内上髁
L_4	内踝
L_5	足背第 3 跖趾关节
S_1	足跟外侧
S_2	腘窝中点
S_3	坐骨结节
$S_{4 \sim 5}$	肛周区

选查项目：本体感觉（位置觉和深压痛觉），建议查左右侧的示指和拇指

（三）损伤平面的记录

由于身体两侧的损伤平面可能不一致，评定时需要同时检查身体两侧的运动平面和感觉平面，并分别记录。

六、脊柱脊髓功能康复评定

(一)损伤程度的评定

根据美国脊髓损伤协会(ASIA)残损指数(AIS)损伤分级,是否为完全性损伤的评定以最低骶节($S_{4\sim5}$)有无残留功能为准。不完全脊髓损伤:骶段保留部分感觉和/或运动功能,即肛门黏膜皮肤连接处和深部肛门有感觉,或肛门外括约肌有自主收缩。完全性脊髓损伤:骶段感觉运动功能完全消失,可有部分保留区,但不超过 3 个节段。

1.完全损伤

第 4~5 骶髓节段无任何运动、感觉功能保留。

2.不完全损伤

脊髓功能损伤平面以下至第 4~5 骶髓节段,无运动功能而有感觉功能的残留。

3.不完全损伤

脊髓损伤平面以下,有运动功能保留,且大部分关键肌肌力小于 3 级。

4.不完全损伤

脊髓损伤平面以下有运动功能保留,且大部分关键肌的肌力均大于或等于 3 级。

5.正常

运动、感觉功能正常。

(二)脊髓休克评定

脊髓休克指脊髓受到外力作用后内损伤平面以下的脊髓神经功能完全丧失。休克期结束远端骶反射出现或损伤平面以下出现肌张力升高或病理征出现。

(三)运动评分

左右各 10 组关键肌,根据 MMT 肌力评分法肌力分 0~5 级,正常运动评分总分为 100 分。

(四)感觉评分

感觉功能正常为 2 分,异常为 1 分,消失为 0 分。左右各有 28 个感觉关键点,正常感觉功能总评分为 224(针刺觉 112 分,轻触觉 112 分)分。

七、躯体功能康复评定

躯体功能评定包括身体形态评定、关节活动度(ROM)评定、肌力评定、肌张力评定、感觉评定、平衡评定、步行评定、心血管评定、呼吸评定、疼痛评定等。本节重点介绍脊髓损伤专用评定量表。

脊髓损伤步行指数:脊髓损伤步行指数(Ⅰ)由 Ditunno 等人专门针对不完全性脊髓损伤患者提出,是第一个经国际多中心试验验证并被认可的针对脊髓损伤患者步行能力评定的量表,后修改为 WISCIⅡ。WISCIⅡ主要评估患者在康复机构内的步行能力。根据步行能力损害的严重程度,以患者在交替步态下,步行 10 米水平距离需要的设备、支具和身体帮助为基础将步行能力分为 21 级,从损伤最严重的 0 级(患者不能站立和步行)到 20 级(患者不需要设施和帮助可以步行 10 米以上),患者步行能力损害程度逐步减轻。其中,"设施""支具"和"身体帮助"分别指:"支具"指长腿或短腿支具,可为一个或两个,辅助下肢站立的夹板看作长支具,没有支具表示两腿均不使用支具;"助行器"指常规不带轮的硬助行器;"拐杖"指肘拐或腋杖;"手杖"指常规的直手杖;"两个人的身体帮助"指中等到最大程度的帮助,"一个人的身体帮助"指最小程度的帮助。判定步行功能的级别时,要求患者佩戴支具后安全且舒适地完成该级别要求的标准,如两名观察者判断级别不一致,则以低级别(损伤严重)为准。

WISCI Ⅱ 具有操作简单、节约时间、需要较少器械辅助及患者容易理解等优点,因此,该测试逐渐成为临床上评估脊髓损伤患者步行能力的主要方法之一(表 6-4)。但是,在使用过程中亦发现一些操作缺陷:评估时,要求患者在交替步态下完成一定距离,而往往很多脊髓损伤患者步行是利用身体摆动而非交替步态完成,这种步行方式不符合 WISCI Ⅱ 的规定;测试者在评估时需要考虑患者的安全性而可能人为地限制或帮助患者的移动。这种情况下,测试者可能会影响患者获得更高级别的步行指数;评估结果不能反映步行速度、步态质量或患者从坐到站过程中的帮助情况,也不能反映患者在环境中独立性的高低。

表 6-4　脊髓损伤步行指数 Ⅱ(WISC₁ Ⅱ)

级别	标准
0	不能站和/或参加辅助下的步行
1	在平行杠内走动,需要支具和两个人给予接触身体的帮助,步行距离小于 10m
2	在平行杠内走动,需要支具和两个人给予接触身体的帮助,步行 10m
3	在平行杠内走动,需要支具和一人给予接触身体的帮助,步行 10m
4	在平行杠内走动,不需要支具,但需要一人给予接触身体的帮助,步行 10m
5	在平行杠内走动,需要支具,但不需要帮助,步行 10m
6	利用助行器步行,需要支具和一人给予接触身体的帮助,步行 10m
7	利用双拐步行,需要支具和一人给予接触身体的帮助,步行 10m
8	利用助行器步行,不需要支具,但需要一人给予接触身体的帮助,步行 10m
9	利用助行器步行,需要支具,不需要帮助,步行 10m
10	利用一根手杖或拐杖步行,需要支具和一人给予接触身体的帮助,步行 10m
11	利用双拐步行,不需要支具,需要一人给予接触身体的帮助,步行 10m
12	利用双拐步行,需要支具,不需要帮助,步行 10m
13	利用助行器步行,不需要支具和帮助,步行 10m
14	利用一根手杖或拐杖步行,不需要支具,需要一人给予接触身体的帮助,步行 10m
15	利用一根手杖或拐杖步行,需要支具,不需要帮助,步行 10m
16	利用双拐步行,不需要支具和帮助,步行 10m

级别	标准
17	不需要步行设备,不需要支具,需要一人给予接触身体的帮助,步行10m
18	不需要步行设备,需要支具,不需要帮助,步行10m
19	利用一根手杖或拐杖,不需要支具和帮助,步行10m
20	不需要步行设备、支具和帮助,步行10m

10米步行试验、6分钟步行试验与WISCIⅡ具有很好的相关性,用于评定脊髓损伤患者的步行功能具有较好的效度和信度,但不适用于严重步行障碍者。对于不完全性脊髓损伤,伤后1个月内获得站立或功能性步行者,10米步行试验、6分钟步行试验与WISCIⅡ在伤后3个月内均能反映步行功能变化,但在3～6个月间,仅10m步行试验,6分钟步行试验能反映患者步行能力变化,同时,WISCIⅡ与10m步行试验、6分钟步行试验仅在伤后1个月内具有较好的相关性,随着病程延长,相关性逐渐降低。急性期脊髓损伤患者6分钟步行试验步行距离的增加与肌力增加、功能能力改善呈正相关。

脊髓损伤后,患者自然步态由于受到肌力及耐力下降、本体感觉减退、支具使用以及痉挛等影响而发生显著改变。WISCIⅡ适用于急性期或步行功能严重障碍的脊髓损伤患者在康复机构内进行;对于慢性脊髓损伤尤其是不完全性损伤者,应结合应用WISCIⅡ和10m步行试验、6分钟步行试验,以便更准确地反映步行功能的变化。

八、脊髓损伤后神经源性膀胱

(一)病因

不同疾病和外伤损害到控制下尿路(LUT)功能的神经系统,可能导致神经源性膀胱。其严重程度基本上取决于神经系统疾病变的部位和范围,例如周围神经病变(糖尿病、椎间盘疾病等)、脊髓损伤、脑桥以上病变(痴呆、基底神经节病变、脑血管病等)。

(二)临床表现

1.症状

可以有下尿路症状(LUTS)的所有表现,下尿路症状分为三类:储尿期、排尿期和排尿后症状。

(1)储尿期症状发生在膀胱储尿阶段,包括白天尿频、夜尿、尿急、尿失禁和膀胱异常感觉。

(2)排尿期症状发生在膀胱排尿阶段,包括排尿等待、尿线分叉、排尿间断、排尿犹豫、费力、排尿末滴沥。

2.体征

医生通过简单的方法,去证实和评估所观察到的症状。例如,一个典型的体征是咳嗽时漏尿,其观察方法有排尿次数尿量表、尿垫试验、经过验证的症状和生活质量问卷等,都可以用来证实和评估症状。

3.尿动力学表现

是尿动力学检查发现的现象。例如,非自主性逼尿肌收缩(逼尿肌过度活动)是尿动力学表现。尿动力学检查如下。

(1)自由尿流率和残余尿检测:为保证检查结果的可信程度,需要重复检查 2～3 次。可能发现尿流率降低、膀胱排空量小、间歇性排尿、排尿犹豫、残余尿等异常现象。

(2)充盈期膀胱测压:是定量测定充盈期膀胱功能的唯一方法。需要与影像检查等联合。

(3)逼尿肌漏尿点压力:对评估上尿路风险或继发性膀胱损害有重要意义。

(4)压力-流率检查:该检查反映排尿期逼尿肌与尿道肌或盆底肌的协调性。主要评估由于尿道固有的机械和解剖特点导致的机械梗阻程度,它对神经源性下尿路功能障碍的患者作用有限。

(5)影像尿动力学检查。

(三)治疗

治疗的主要目标及优先顺序是:保护上尿路、改善控尿功能、提供患者的生活质量、修复或部分修复下尿路功能。治疗方案如下。

(1)辅助膀胱排空。

(2)下尿路康复训练。

(3)药物治疗。

(4)神经电调节。

(5)外部装置的使用。

九、神经源性直肠

(一)定义

与排便相关的神经损伤后,由于排便低级中枢与高级中枢的联系中断,缺乏胃结肠反射,肠蠕动减慢,肠内容物水分吸收过多,最后导致排便障碍,称神经源性大肠功能障碍,多见于双侧性损伤,所以在脊髓损伤时较为多见。

(二)分类

1.反射性大肠

见于上运动神经元损伤,排便反射弧及中枢未受损,排便反射存在,可通过反射自动排便。但是缺乏主动控制能力,称反射性大肠。可用局部刺激(如栓剂或手指刺激)能排出大便,每次排便间隔时间基本固定。

2.迟缓性大肠

见于下运动神经元损伤,破坏了排便反射弧,无排便反射,直肠内外括约肌功能丧失,称迟缓性大肠。两次排便间隔期可有大便失禁。

（三）康复

1.急性及脊髓休克期处理

脊髓与马尾的完全性损伤等,可导致休克期反射性的肠道功能丧失,可引起食物的反流并可影像膈肌运动,因而四肢瘫患者可产生呼吸困难。持续时间 2～3 天或更长。监护的同时需要胃肠减压、肠外营养支持。必要时可用新斯的明 0.2～0.5mg 肌内注射,以帮助恢复肠道运动。

2.康复期处理

急性期过后,一旦肠鸣音恢复,预示着麻痹性肠梗阻的消失,无论损伤平面如何,都应进行肠道功能训练。坚持实施肠道计划、高纤维饮食、排便采取坐位、局部刺激、固定排便时间等。

十、心理功能评定

神经心理学评定是脊髓损伤患者评定的重要内容之一。脊髓损伤患者由于损伤后突然出现的一系列问题,导致患者生活难以自理,职业、经济、家庭关系受到影响,使得患者难以承受残疾,出现焦虑、抑郁等。常用量表包括焦虑自评量表(SAS),抑郁自评量表(SDS),综合医院焦虑抑郁量表(HAD),一般健康问卷(GHQ-28)等。

十一、社会功能评定

康复的最终目标,是使患者能够最大限度的恢复功能,回归家庭,回归社会。能否达到这一目标,除了躯体功能的良好状态外,社会功能的完好必不可少。社会功能是生活质量评定的一项重要内容,因此,社会功能既可作为单独的项目进行评定,也可以作为生活质量的一部分进行评定。

（一）日常生活活动能力评定

改良 Barthel 指数(MBI)广泛应用于日常生活活动(ADL)能力评定,是目前临床应用最广、研究最多的一种 ADL 能力的评定。该表不仅可以用来评定治疗前后的功能状况,还能预测治疗效果和预后。

（二）就业能力评定

就业能力评定是衡量患者社会功能的一个重要部分,可采用功能评估调查表进行评定。

（三）行为评定

社会行为计划量表,该评定表用于了解患者先前 1 个月的行为,主要考虑行为的程度和频度,更多考虑频度。

（四）脊髓损伤独立性评估(SCIM)

SCIM 经过两次修改,第 3 版(SCIM Ⅲ)已经过国际多个中心试验验证,证实是一个灵敏、可信、有效的量表,适用于不同文化背景的脊髓损伤患者功能能力评定(表 6-5)。SCIM Ⅲ反映脊髓损伤患者综合功能能力,主要关注患者进行日常生活活动的能力、残疾带来的经济负担,以及残疾对整体健康状况和舒适度的影响。评定内容为 17 项个体日常生活活动,按功能分为自我照顾、呼吸和括约肌管理、移动能力 3 部分,依据各部分在患者功能能力中所占比例,分值分别为自我照顾 0~20 分、呼吸和括约肌管理 0~40 分和移动能力 0~40 分,总分为 0~100 分。具体评分依据患者完成活动的难易程度和对辅助设施的依赖程度,即辅助设施依赖程度大、完成更困难者的得分越低,功能越差。

表 6-5　脊髓独立性评定(第 3 版,SCIMⅢ)

自我照顾(0~20 分)

1.进食(切、打开罐装食物,倒出食物,把食物送进嘴,握住装液体的杯子)

　0 分:需要照顾、胃造瘘术或完全帮助进食;

　1 分:需要部分帮助饮食或穿戴适应性用具;

　2 分:独立进食,需要帮助或适应性用具切、倒食物和/或开启罐装食物;

　3 分:独立饮食,不需要帮助或适应性用具。

2.沐浴(抹肥皂、洗、擦干身体和头、操纵水龙头)

A(上半身)

　0 分:完全依赖帮助;

　1 分:需要部分帮助;

　2 分:在特殊环境下(横木或椅子等)或使用适应性用具独立洗;

　3 分:独立洗,不需要使用适应性用具或特殊环境(横木或椅子等)。

B(下半身)

　0 分:完全依赖;

　1 分:需要部分帮助;

　2 分:在特殊环境下(横木或椅子等)或使用适应性用具独立洗;

　3 分:独立洗,不需要使用适应性用具或特殊环境。

3.穿脱衣服(衣服、鞋、永久矫形器、敷料)

A(上半身):

　0 分:完全依赖帮助;

　1 分:需要部分帮助穿、脱没有纽扣、拉链,花瓣的衣服;

　2 分:独立穿、脱没有纽扣、拉链、花瓣的衣服,需要使用适应性用具或在特殊环境下;

　3 分:独立穿、脱没有纽扣、拉链、花瓣的衣服,不需要使用适应性用具或特殊环境;仅在穿脱有纽扣、拉链、花瓣的衣服时需要帮助和适应性用具或特殊的环境;

　4 分:独立穿、脱任何衣服,不需要使用适应性用具或特殊的环境。

B(下半身):

　0 分:完全依赖帮助;

1 分:需要部分帮助穿脱没有纽扣、拉链的衣服和无鞋带的鞋;

2 分:独立穿脱没有纽扣、拉链的衣服和无鞋带的鞋,需要使用适应性用具或在特殊环境下穿脱;

3 分:独立穿脱没有纽扣、拉链的衣服和无鞋带的鞋,不需要使用适应性用具或在特殊环境下;仅在穿脱有纽扣,拉链的衣服和有鞋带的鞋时需要帮助和适应性用具或特殊的环境。

4 分:独立穿、脱衣服;不需要使用适应性用具或特殊环境:

4.修饰(洗手和脸、刷牙,梳头、剃须、使用化妆品)

0 分:完全依赖;

1 分:需要部分帮助:

2 分:使用适应性用具独立进行修饰;

3 分:不需要使用适应性用具独立进行修饰。

呼吸和括约肌管理(0~40 分)

5.呼吸

0 分:需要气管插管和持续或间断辅助通气;

2 分:气管插管下独自呼吸;需要氧气和较多的帮助进行咳嗽和处理气管插管;

4 分:气管插管下独自呼吸;需要氧气和较小的帮助进行咳嗽和处理气管插管;

6 分:不需要气管插管独立呼吸;需要氧气、面罩或间断辅助通气和较多的帮助进行咳嗽;

8 分:不需要气管插管独自呼吸;需要较少的帮助或刺激咳嗽;

10 分:不需要帮助和辅助设施独立呼吸。

6.括约肌管理——膀胱

0 分:内置导尿管;

3 分:残余尿量>100 毫升;无规律的导尿或辅助的间歇导尿;

6 分:残余尿量<100 毫升或间歇自我导尿;在使用排尿用具上需要帮助;

9 分:间歇自我导尿;使用外部排尿用具;不需要帮助使用排尿用具;

11 分:间歇自我导尿;导尿期间能自我控制;不需要使用外部排尿用具;

13 分:残余尿量<100 毫升;仅需要外部排尿;不需要帮助排尿;

15 分:残余尿量<100 毫升;能控制;不需要外用排尿用具。

7.括约肌管理——直肠

0 分:直肠活动节律紊乱或频率减少(<1 次/3 天);

5 分:直肠活动规律,但需要帮助(如应用栓剂);很少意外(失禁<2 次/月);

8 分:规律的直肠活动;不需要帮助,很少意外(失禁<2 次/月);

10 分:规律的直肠活动;不需要帮助,无意外(无失禁)。

8.使用厕所(会阴部清洁、便前便后衣服的整理、使用卫生纸或尿布)

0 分:完全依赖帮助;

1 分:需要部分帮助;不能自我清洁;

2 分:需要部分帮助;能自我清洁;

4 分:能独立使用厕所(完成所有任务),但需要适应性用具和特殊的环境(如横木);

5 分:能独立使用厕所完成所有任务,不需要适应性用具和特殊的环境。

移动(室内和厕所内)(0~40 分)

9.床上移动和预防压疮的活动

0 分:所有活动均需要帮助,在床上翻身、坐起、在轮椅上撑起,需要或不需要适应性用具,但不需要电动帮助;

2 分:不需要帮助完成上述 1 项活动;

4 分:不需要帮助完成上述 2~3 项活动;

6 分:独立进行所有床上活动和减压活动。

10.床—椅转移(锁轮椅、抬起足托、移动和调节臂托、转移、抬脚)

0 分:完全依赖;

1 分:需要部分帮助和/或监护和/或适应性用具(如滑板);

2 分:独立进行(或不需要轮椅)。

11.轮椅—厕所—浴盆转移(如使用厕所轮椅;转移来或去;使用普通轮椅;锁轮椅、抬起足托、移动和调节臂托、转移、抬脚)

0 分:完全依赖;

1 分:需要部分帮助和/或监护和/或适应性用具;

2 分:自理(或不需要轮椅)。

移动(室内和室外)

12.室内移动

0 分:完全依赖;

1 分:需要电动轮椅或部分帮助操纵手动轮椅;

2 分:在手动轮椅上独立移动;

3 分:步行(需要或不需要设施)时需要监护;

4 分:借助步行架或拐杖步行(摆动);

5 分:借助拐杖或两根手杖步行(交替步行);

6 分:借助一根手杖步行;

7 分:仅需要下肢矫形器步行;

8 分:不需要帮助步行。

13.适度距离的移动(10~100m)

0 分:完全依赖;

1分:需要电动轮椅或部分帮助操纵手动轮椅;

2分:在手动轮椅上独立移动;

3分:步行(需要或不需要设施)时需要监护;

4分:借助步行架或拐杖步行(摆动);

5分:借助拐杖或手杖步行(交替步行);

6分:借助一根手杖步行;

7分:仅需要下肢矫形器步行;

8分:不需要帮助步行。

14.室外移动(超过100m)

0分:完全依赖;

1分:需要电动轮椅或部分帮助操纵手动轮椅;

2分:在手动轮椅上独立移动;

3分:步行(需要或不需要设施)时需要监护;

4分:借助步行架或拐杖步行(摆动);

5分:借助拐杖或手杖步行(交替步行);

6分:借助一根手杖步行;

7分:仅需要下肢矫形器步行;

8分:不需要帮助步行。

15.上下楼梯

0分:不能上楼或下楼;

1分:在另一人的支持或监护下上下楼梯至少3级;

2分:借助扶栏的支持和/或拐杖或手杖上下楼梯至少3级;

3分:不需要任何支持和监护上下楼梯至少3级。

16.转移:轮椅-汽车间转移(接近汽车、锁轮椅、移去臂和足托、汽车与轮椅间的转移、带轮椅进出汽车)

0分:完全依赖;

1分:需要部分帮助和/或监护和/或适应性用具;

2分:独自转移;不需要适应性用具或轮椅。

17.转移:地面-轮椅间转移

0分:需要帮助;

1分:独自转移,需要或不需要适应性用具(或不需要轮椅)。

(五)生活质量

生活质量的提高是脊髓损伤康复的根本目标,也是评估康复效果的主要方法之一。脊髓损伤患者的生活质量与社会帮助程度、自然环境的便利性、卫生保健情况、收入状况、生活的满意度以及对人际关系、社区参与和职业工作的满意度密切相关。较低的生活满意度与疼痛、压疮、痉挛、收入低下、厌倦情绪、活动减少、工作不满意等有关。脊髓损伤的生活质量评定量表通常使用通用型量表。

十二、性功能障碍和生育

(一)概述

脊髓损伤后不仅肢体功能出现障碍,而且对性功能产生了很大的影响,同时也会造成患者的不育。脊髓损伤后由于躯体活动障碍从而影响性生活,同时这种改变也体现在知觉和感觉上,患者对于自身的认知以及心理方面产生的变化,造成的结果可能是永久性的。

(二)脊髓损伤患者的性功能

脊髓损伤后性功能与损伤的神经平面关系密切。男性的性功能主要为神经依赖性,脊髓损伤后引起的性功能障碍较女性严重。女性患者在脊髓损伤急性期多出现无月经,但以后月经及排卵将逐渐恢复。

(三)康复治疗

1.针对造精功能障碍

需要预防尿路感染;阴囊部位保持低温;注意阴囊和大腿内侧的紧密接触;定期进行人工射精排出精液防止精液流动停滞;服用改善精液性状的药物;有生育要求受伤后及时采精液氮保存。

2.针对勃起功能障碍

因为与脊髓损伤时间、脊髓损伤平面及其严重程度密切相关。所以系统全面的体格检查可以对勃起功能障碍的诊断提供病因学方面的证据。了解脊髓损伤平面及严重程度、有无球海绵体肌反射、肛门反射、会阴部鞍区的感觉、前列腺有无异常、外生殖器有无畸形、男性第二性征发育情况等。非手术治疗包括口服药物(万艾可)、真空负压吸引装置、尿道内给药(比法尔)和阴茎海绵体药物注射。手术治疗包括阴茎假体植入术,辅以心理治疗。

3.针对男性生育问题

由两方面因素决定:是否有勃起和射精功能障碍;精子数量和质量。这时可在获得精子的情况下选择阴道内人工授精,宫内人工授精,体外给养,配偶子宫内输送,胞质内精子注射。针对女性生育问题,最大问题是发生在妊娠期间和分娩时。女性脊髓损伤后通常不会影响到女性生殖系统。

(四)脊髓损伤后节育方法的选择

节育有助于计划生育。采用那种节育方法需要考虑几点因素:有效性、安全性和舒适性。可用方法有屏障法、安全期避孕、口服避孕药、缓释激素、宫内节育器、绝育术等。

第三节 康复治疗

一、临床治疗

（一）非手术治疗

伤后 6 小时内是关键时期，24 小时内为急性期，抓住尽早治疗的时机。

1.药物治疗

甲泼尼龙冲击疗法，每公斤体重 30mg 剂量一次给药，15 分钟静脉注射完毕，休息 45 分钟，在以后 23 小时内以 5.4mg/(kg·h)剂量持续静脉滴注，本法只适用于受伤后 8 小时以内的患者。其作用机制为大剂量甲泼尼龙能阻止类脂化合物的过氧化反应和稳定细胞膜，从而减轻外伤后神经细胞的变性，降低组织水肿，改善脊髓血流量，预防损伤后脊髓缺血进一步加重，促进新陈代谢和预防神经纤维变性。

2.高压氧治疗

根据动物实验，伤后 2 小时内进行高压氧治疗效果最好，这显然不适合于临床病例。根据实践经验，一般伤后 4~6 小时内应用也可收到良好的效果。高压氧用 0.2MPa 氧压，1.5 小时/次，10 次为 1 个疗程。

3.其他

自由基清除剂、改善微循环药物、兴奋性氢基酸受体阻滞剂等。

（二）手术治疗

手术只能解除对脊侧的压迫和恢复脊柱的稳定性，目前还无法使损伤的脊髓恢复功能。手术的途径和方式视骨折的类型和致压物的部位而定。手术的指征：①脊柱骨折—脱位有关节突交锁者；②脊柱骨折复位不满意，或仍有脊柱不稳定因素存在者；③影像学显示有碎骨片突入椎管内压迫脊髓者；④截瘫平面不断上升，提示椎管内有活动性出血者。MRI 显示脊髓内有出血者可在脊髓背侧正中切开脊髓至中央沟，清除血块与积液，有利于水肿的消退。手术后的效果术前难以预料，一般而言，手术后截瘫级别可至少提高一级，对于完全性瘫痪而言，提高～级并不能解决多少问题；对于不完全性瘫痪而言，提高一级意味着可能改善生活质量。为此，对于不完全性瘫痪者更应持积极态度，这一原则更适用于陈旧性病例。

二、脊髓损伤康复目标

每个患者的康复目标都有所不同。最有效的康复路线取决于：损伤的类型（疾病或创伤——颈段、胸段或腰段）；患者的现有功能水平；患者的需求和个体化目标；患者的社会经济学和环境状态。

（1）完全性脊髓损伤患者的康复目标为维持残存功能，并学会如何在以后的生活中防止并发症(意即如何适应新的生活方式)。这类患者需要足够的心理支持,还要对其房屋进行适应性修改,并提供相应的支具或其他永久性辅助器具以助行走、吃饭、写字等。

(2)不完全性损伤患者康复目标的设定则须针对其想要重获的功能,因为对他们而言,部分功能的恢复更有可能。

(3)短期目标应根据患者的现有情况每周制订一次。长期目标的制订则须根据评定结束后患者的主观愿望,每两周评价一次,如果没有达到目标,就要继续治疗或调整原定目标。

(4)如果能在正确评价的基础上进行有效的训练;最大限度地发挥残存功能,使患者早日回归家庭并重返社会。脊髓损伤后,通过患者及康复工作者的共同努力,依其损伤平面及轻重,其恢复程度只能达到如下的目标。完全性损伤及不完全性损伤的功能预后大不相同,在制订康复目标时要注意损伤水平(平面)以功能最大限度水平(平面)为准。

三、康复治疗前脊柱稳定性判断

脊柱如存在以下情况,需要对脊柱稳定性进行判断再行康复治疗,以免脊髓损伤进一步加重:

(1)两柱或三柱脊柱损伤;

(2)脊柱有脱位;

(3)椎体高度丧失超过 50%,成角超过 $20°$;

(4)脊椎内固定有松脱、断裂;

(5)负重状态下(坐起及站立)或活动时引起脊柱剧烈疼痛;

(6)神经功能受损进行性加重;

(7)脊柱手术 10~12 周内。

四、脊髓损伤平面与功能预后关系

脊髓损伤的平面及程度与功能预后之间存在较密切的联系,损伤平面越高、程度越重,保留的有用功能越少,预后越差,所以了解脊髓损伤平面与功能预后的关系对指导康复治疗有一定的参考作用(表 6-6)。

表 6-6　完全性脊髓损伤平面与功能预后的关系

脊髓平面(完全性)	功能预后
$C_1 \sim C_3$	ADL 完全依赖,呼吸机或膈肌起搏维持呼吸,可用声控方式操控某些活动
C_4	ADL 极重度依赖,用口棍或气控开关控制环境控制系统,用颌控或气控开关控制电动轮椅
C_5	ADL 重度依赖,用辅助器具自己进食,在他人帮助下完成从床到椅的转移,利用手摇杆控制电动轮椅,甚至平地短距离驱动普通轮椅
C_6	ADL 中度依赖,自己穿上衣,独立进行某些转移活动,利用大摩擦力的手轮圈,用手驱动轮椅

脊髓平面(完全性)	功能预后
C₇	ADL 轻度依赖,独立起坐、支撑、转移,二便需要部分协助,可驱动普通轮椅
C₈～T₁	ADL 极轻度依赖,独立起坐、支撑、转移,独立进行大小便,自由地使用普通轮椅,可驾驶残疾人专用汽车
T₂～T₆	ADL 基本自理,轮椅独立,应用 HKAFO、RGO 可站立
T₇～T₁₂	ADL 自理,应用 HKAFO 可站立,应用 RGO 扶双肘拐可治疗性步行
L₁～L₂	ADL 自理,借助 KAFO 和肘拐进行家庭功能性步行,长距离行动需要轮椅
L₃～L₅	ADL 自理,借助 AFO 和手杖进行社区性功能性步行,较少需要轮椅

上表是完全性脊髓损伤平面与功能预后的关系,不完全性脊髓损伤因为不同平面保留的运动功能不同,功能预后差别较大。

五、分期康复治疗

(一)早期康复治疗(4 周以内)

早期康复阶段包括卧床期和轮椅活动适应期,早期康复治疗应渐进性地进行床上和床边的康复,训练强度不宜过量,卧床期主要预防肌肉萎缩、关节挛缩等失用综合征及各种并发症,内容包括正确体位摆放及体位变换,肢体主被动关节活动度训练、呼吸训练、膀胱功能训练、中医治疗,预防深静脉血栓、肺部感染、异位骨化、压疮等早期并发症;轮椅活动适应期主要是使患者逐步过渡到离床活动,包括残存肌的肌力及耐力训练、坐位平衡训练、手功能训练、心理治疗等,在训练过程中注意监护心肺功能变化,保持脊柱稳定性。

(二)恢复期康复治疗(4～12 周)

患者脊柱与病情相对稳定,根据损伤部位可佩戴颈托或颈胸腰骶、胸腰骶部矫形器离床到康复训练室训练,在强化早期的有关训练的基础上,增加翻身、转移、平衡功能、斜床站立训练、轮椅功能训练及 ADL 训练等。康复护理中加强指导患者的膀胱、肠道功能训练,在治疗过程中注意控制痉挛、疼痛等。

(三)恢复后期康复治疗(12 周以后)

继续进行 ROM 训练、肌力训练、坐位平衡训练、手功能训练、ADL 训练,逐步进行站立、步行训练,高级轮椅功能训练,条件允许同时进行职业能力训练、家居社区环境适应性训练,最大限度地恢复患者功能独立。

六、直立适应训练

逐步从卧位转向半卧位或坐位,倾斜的高度每天逐渐增加,以无头晕等低血压症状为度。下肢可使用压力裤,同时可使用腹带,以减少静脉血淤滞。从仰卧位到直立位通常需要 1～3 周的适应期,适应时间的长短与损伤平面相关,起立床训练是常用的方法。

七、关节活动范围训练

关节活动范围训练是为了维持和恢复因各种原因所致的脊髓损伤患者关节活动范围功能障碍所使用的康复治疗方法。生命体征稳定之后就应立即开始全身各关节被动活动,1~2次/天,每一关节在各轴向活动若干次即可,以避免关节粘连、挛缩。进行被动活动时,动作尽量轻柔、缓慢、有节奏,活动范围应达到最大生理范围,但不可超过,以免拉伤肌肉和韧带。禁止同时屈曲腕关节和指关节,以免拉伤伸肌肌腱。下胸段或腰椎骨折时,屈髋屈膝运动应避免疼痛,不可造成椎体移位。腰椎平面以上损伤的患者,髋关节屈曲及腘绳肌牵伸较为重要,只有髋关节直腿屈曲达到或超过 90°时,才有可能独立坐在床上,这是各种转移训练和床上活动的基础。高位脊髓损伤患者为了防止关节僵硬和脱位,可以使用各类矫形器。

(一)体位摆放

很多脊髓损伤患者,受伤早期卧床时间较长,此时,为了防止患者软组织粘连和关节挛缩,应首先教会家属或护理人员正确摆放患者的肢体。患者仰卧位时,髋关节稍外展,膝关节腘窝处垫毛巾卷保持髋膝关节微屈,踝关节利用“丁”字鞋防止足下垂和髋关节内外旋,如果患者是高位的颈脊髓损伤,则还需要使肩关节轻度外展,肘关节小范围屈曲,掌心垫毛巾腕关节背屈 40°,五指微屈持毛巾卷。

(二)被动活动

脊髓损伤患者瘫痪肢体的被动活动,应在患者生命体征稳定以后,尽早进行。每一侧肢体从近端到远端应活动 15 分钟以上,即每次活动不少于半小时,每天两次,治疗师在做被动活动时,切忌暴力和超范围活动,到达患者的生理活动范围即可。如果在治疗过程中发现有阻力,应查明原因后再做被动活动,排除禁忌证后,做关节牵伸增大关节活动范围,动作要缓慢、轻柔、均匀,在不引起病情加重的情况下进行关节被动活动。

(三)主动活动

规律的日常生活活动可以非常有效地防止关节挛缩,保持正常关节活动范围。当患者生命体征稳定后,可以在治疗师和辅助具的帮助下,进行翻身、坐起、站立、转移、穿衣、如厕、洗漱等主动活动,这些日常生活活动均有多关节参与,是维护关节正常形态和功能不可缺少的训练方法,尤其是对有轻度关节粘连和肌肉痉挛的患者非常有利。

八、牵伸训练

牵伸训练是使病理性缩短的软组织延长的一种治疗方法。脊髓损伤患者牵伸训练主要针对的是痉挛或挛缩的肌肉,较常见的为腘绳肌、小腿三头肌和髋关节内收肌群。由于很大一部分脊髓损伤患者下肢感觉丧失或严重减退,因此,做牵伸训练时,必须注意以下一些原则:

(1)牵伸训练前一定要先评定患者,明确功能障碍的部位和等级,对适合牵伸的肌肉进行训练;

（2）牵伸训练时，让患者处于舒适的体位，必要时先进行放松训练和热疗；

（3）牵伸力量应轻柔、缓慢、持续，达到一定的力量，持续一定的时间，逐渐放松，休息片刻再重复牵伸；

（4）牵伸训练后，可用冷疗和冷敷，以减少牵伸所致的肌肉酸痛；

（5）在获得改善后的关节活动范围以内，必须辅以相应的主动训练，增加肌肉功能，增强肌肉之间的协调和平衡，防止肌肉再次挛缩。

脊髓损伤患者牵伸训练主要有两种训练方法：

（一）被动牵伸

是利用外界的力量（治疗师或者器械）来牵拉肌肉的一种方法，又分为手法被动牵伸和器械被动牵伸。被动牵伸时，最重要的是力量的对抗和保持，顺应性阻力是最佳的方法，不仅可以将患者肌肉的牵张反射降到最低限度，而且能够使痉挛的肌肉在最短的时间内，实现蠕变和应力松弛。手法被动牵伸训练需要治疗师较大体能，治疗师很难较长时间保持力量，在保证获得同样治疗效果的前提下，越来越多的被动牵伸训练可以通过器械来完成，采用重锤、沙袋、轮滑、矫形器等来进行牵伸，时间可达几十分钟，甚至数小时。

（二）自我牵伸

主要是利用身体自身的力量和身体的某一姿势来进行牵伸训练，例如长坐位时，我们可以利用躯干前倾牵伸腘绳肌；站斜板是利用身体重量来牵伸小腿三头肌；跪位顶臀躯干后伸，可以牵伸股四头肌和髂腰肌。

牵伸训练注意事项：

（1）脊髓损伤患者牵伸训练，针对的是患者的软组织痉挛或挛缩，而不适用于骨性关节活动障碍患者；

（2）由于脊髓损伤的大部分患者下肢感觉丧失或减退，因此，不能利用疼痛指标来防止牵伸过度，而应当观察患者被牵伸部位皮肤的颜色和温度，当被牵伸部位颜色变深，皮温比周围皮肤高时，应立即停止牵伸；

（3）部分脊髓损伤患者的痉挛和挛缩替代了关节的稳定性，成为功能活动的基础，这样的软组织不要轻易降低其张力；

（4）很多卧床时间较长的脊髓损伤患者，双下肢会合并骨质疏松，牵伸训练时一定要注意避免关节过度活动和暴力牵伸。

九、肌力训练

肌力训练是脊髓损伤物理治疗的重中之重。完全性损伤患者需要强大的残存肌肉力量代偿其失去的功能，完成日常生活活动。不完全性损伤患者，需要促进、改善、提高肌肉力量，恢复其日常生活功能。

训练方法：脊髓损伤患者肌力训练，如能够抗阻训练，优先进行抗阻训练；如不能行抗阻练习，尽量选择主动训练；如主动训练也不能进行，考虑助力运动和功能性电刺激。

训练原则:在肌力训练的过程中,为达到增强肌力的目的,训练时应遵循三条原则:

(一)超量负荷原则

即训练必须超过一定的负荷量和超过一定时间。例如,为了增强脊髓损伤患者的上肢力量,在他们的肩部增加负荷,负荷应略高于现有的肌力水平,使患者支撑身体时,非常吃力,一组运动只能部分地完成2~3次,半小时完成5组左右即比较疲劳,这种训练至少持续6周才能取得明显效果;

(二)阻力原则

阻力的施加是增强肌力的又一原则,阻力主要来自于肌肉本身的重量和纯粹外加的阻力,若在无阻力的情况下训练,将达不到增强肌力的目的;

(三)疲劳原则

即训练时应使肌肉感到疲劳但不应过度疲劳,使肌肉以较大程度收缩,并重复一定的次数或持续一定的时间以引起适度的肌肉疲劳,以达到增粗肌纤维、增强肌力的目的。训练中应严密观察,一次大运动量后,患者24小时以内可以有肌肉酸痛,主诉疲乏劳累,但一天以后症状应明显减轻或消失,如24小时以上持续表现运动速度减慢,肌肉力量和运动幅度下降,出现明显的不协调动作,或主诉疲乏劳累,应视为过度疲劳,应适度减少训练量或停止训练。如果患者训练完以后并没有任何疲劳表现或主诉,应适当增加训练强度,或延长训练时间。

训练方式:在训练内容的选择上,脊髓损伤患者优先选择功能性的训练,而不是单纯性的肌力训练。例如,一位患者他可以练习手持哑铃屈伸肘关节,也可以握拳或者利用三脚架支撑身体,通常优先选择支撑身体的训练,因为它更接近日常生活功能,使患者能够更快地实现独立转移的功能。

注意事项:避免持续的握力训练,防止血压过度增加;增加负荷训练时避免长时间憋气,以免加重心肺功能的负担;在训练中应协调好呼吸,出力时吸气,放松时将气体慢慢呼出;应在治疗师监督下进行负荷较重、危险性较大的训练;训练时的负荷量要缓慢逐渐增加。

十、耐力训练

耐力是指人体长时间持续进行某项特定任务的能力。脊髓损伤患者的某些日常生活活动需要持续较长时间,例如驱动轮椅步行。

训练负荷:脊髓损伤患者的耐力训练,训练强度相对较小,训练时的心率可控制在140~155次/分钟之间。这个训练强度对提高脊髓损伤患者的心脏功能、改进肌肉的供血和摄氧能力尤为有效。普通人耐力训练的适宜心率可通过公式:安静心率+(最大心率-安静心率)×60%来计算,脊髓损伤患者由于并发症、基础病、损伤平面、制动时间等限制,适宜心率要相应减小一点,但如果心率低于140次/分钟,心输出量将达不到较大值,摄入的氧气较少,会影响耐力训练的效果。

训练方式:完全性脊髓损伤患者,训练方式主要是驱动轮椅和上肢功率手摇车,不完全性脊髓损伤患者根据其损伤程度,可增加平板步行、功率自行车、上下台阶等训练。

训练时间:为了提高机体的耐力水平,训练时间不应少于 20 分钟,大多数脊髓损伤患者的耐力训练控制在 30~40 分钟左右,在实际训练中,患者一组训练分几次完成,一次训练心率恢复到 120 次/分钟左右,便可进行下一次训练了。

十一、运动控制训练

运动控制训练主要针对的是伴有运动控制障碍的脊髓损伤患者,以不完全性脊髓损伤患者居多,主要是因肌肉的神经控制异常,出现肌肉痉挛或过度活跃。

运动控制训练的治疗思路是以功能为核心,而非针对某块肌肉进行训练。所以,在训练时应注意几个要点:首先,要给患者设定一个目标来完成训练过程,不必担心最初的动作是否准确,只要患者能够完成即可,如果目标确实难以完成,则应降低目标,例如行走训练,可改为迈步或抬腿训练;其次要分解动作,单个训练,当患者能完成某一目标性任务之后,治疗师须仔细观察动作的速度、节奏和准确性,找出患者不能流畅、协调完成该动作的原因,确定是其中的哪一个分解动作,进行单独、反复训练;最后,注意相关动作训练,患者进行动作分解训练一段时间以后,需要分析患者运动控制障碍的因素,例如一些患者步行的步宽很大,说明患者有可能存在站立平衡问题,可以增加一些站位平衡的训练,有些患者迈步时,步幅很小,可适当增加跨步训练。

十二、坐位训练

正确的独立坐位是进行转移、轮椅和步行训练的前提。床上坐位可分为长坐位(伸膝)和短坐位(屈膝)。实现长坐位才能进行床上转移训练和穿裤、袜和鞋的训练,其前提是腘绳肌必须牵张度良好,髋关节屈曲活动范围超过 90°。坐位训练还应包括平衡训练,及躯干向前、后、左、右侧平衡以及旋转活动时的平衡。这种平衡训练与脑卒中和脑外伤训练相似。

十三、转移训练

为增强患者回归社会的信心,提高患者独立生活能力,减少患者对他人依赖,转移训练是脊髓损伤患者功能锻炼中必不可少的部分。包括辅助转移和独立转移,辅助转移是指患者在他人的帮助下转移体位,可有两人帮助和一人帮助,独立转移指患者独立完成转移动作,包括从卧位到坐位转移、床上或垫上横向和纵向转移、床至轮椅双向转移、轮椅至椅的双向转移以及轮椅至地面双向转移等。下面介绍脊髓损伤患者常用转移训练方法。

(一)卧位至长坐位转移

方法 1:患者仰卧位于治疗床上,双肘尽量贴近躯干两侧支撑身体,双上肢同时用力向一侧摆动,躯干转向该侧,一只手和对侧肘支撑床面,对侧肘伸展关节,支撑手移动使患者至长坐位。

方法 2：患者首先旋转身体至侧卧位，下方主动手转换为肘支撑，上方助力手协助支撑，回旋身体至长坐位。

（二）长坐位床上移动

患者长坐位于治疗床上，双手置于臀部稍前方，躯干前倾，上肢支撑躯干，充分伸展肘关节将臀部抬起，身体向前方移动，屈肘坐下，放平屈曲下肢，反复进行此动作完成移动。

（三）辅助下轮椅至床转移

患者端坐于轮椅上，治疗师推轮椅至 PT 床边，使轮椅侧面与床沿的夹角呈 30°～45° 左右，治疗师面对患者半蹲，双膝夹紧患者膝关节外侧方，患者双臂环抱治疗师颈部，治疗师双手托住患者臀部发力站起，带动患者身体旋转 90° 左右，缓慢下蹲，将患者置于床上。

（四）轮椅至床独立转移

方法 1：直面转移上床，患者驱动轮椅至床边，面对床，离床有一些距离，将外开式脚踏板打开，将两脚提至床上，再向前移动轮椅，使轮椅紧靠床沿，刹住闸。头部和躯干向前屈曲，两手撑住轮椅扶手向上支撑，使臀部离开椅垫，并向前移动。将两手放在床上后，继续支撑抬起臀部，向前移动直至臀部移至床面。

方法 2：斜靠位转移上床，驱动轮椅将轮椅斜靠床（轮椅侧面与床沿呈 30°～45° 夹角），刹住闸，将一只脚放在另一侧脚踏板上，用手将该脚踏板立起，然后将两脚放在地面上，把另一只脚踏板也立起，一只手放在床上，另一只手放在轮椅扶手上支撑，两臂同时用力支撑身体移至床面。

十四、站立训练

站立训练是恢复独立站立能力或者辅助站立能力的锻炼方法。脊髓损伤患者站立是行走的基础，因此，在步行训练之前，必须进行站立训练。对于长期卧床或高位脊髓损伤患者，为预防体位性低血压，可利用起立床将患者逐渐从水平位倾斜至垂直位，使患者达到站立状态。到达站立的稳定状态之后，患者就可以转移到平行杠内训练站立了。以下介绍几种脊髓损伤患者常见的平行杠内训练站立的方法：

（一）辅助下站起

患者坐在轮椅上，位于平行杠中间，治疗师坐在患者前方，用手托住患者的臀部，患者用双上肢勾住治疗师的颈部，治疗师用双膝固定住患者的双膝，治疗师重心后移同时将患者臀部向前上方托起，患者顺势站起，治疗师抱住患者臀部，双膝顶住患者的双膝，使其保持立位，患者双手虚抓平行杠。

（二）佩戴短腿矫形器站立

患者配戴好短腿矫形器坐在轮椅上，位于平行杠中间，将躯干尽量前屈，双手握杠，双手同时用力，将身体撑起，身体稍微前倾，用力使腿伸直至膝关节过伸，保持站立。

脊髓损伤患者每天的站立训练必不可少，它可以有效地预防体位性低血压、骨质疏松等并发症。

十五、步行训练

步行是涉及全身多关节、多肌群的一种周期性、移动性运动,正常步行是高度自动化的协调、均匀、稳定的运动,也是高度节能的运动。在步行训练之前,先要进行步态分析,确定髂腰肌、臀肌、股四头肌、腘绳肌等肌肉的功能状况。

完全性脊髓损伤患者步行的基本条件是上肢具有强大的支撑能力,躯干具有一定的控制力。如果要具有实用步行能力,则神经平面一般要在腰 2 水平以下,并可能需要短腿矫形器或辅助具。

不完全性损伤患者,由于损伤的类型不同、平面不同,步行条件千差万别,必须要根据残存肌力的情况确定步行的预后,不能一概而论。但是,步行训练的基础是坐位平衡、站位平衡、单腿站立平衡、重心转移、躯干控制和髋、膝、踝关节的控制协调能力,如果这些步行的基础训练未能达到较好效果,则步行结果往往欠佳。

不管是完全性还是不完全性损伤,患者的早期训练可以在平行杠内进行,包括四点步、二点步、两点步、摆至步和摆过步,并逐步过渡到利用助行器、双拐步行。但是,关键控制肌不能达到 3 级以上水平者,需要考虑使用适当的矫形器以代偿肌肉功能。

脊髓损伤患者步行训练的结局被分为功能性步行和治疗性步行。功能性步行是指终日穿戴矫形器并能耐受,能上下楼,能独立进行日常生活活动,能连续走 900 米;治疗性步行是指借助矫形器,只能在平地上短暂步行,不能实现独立的日常生活活动,步行时,须有人辅助或监护。

十六、轮椅训练

(一)轮椅的参数

轮椅是脊髓损伤患者的腿,大部分 L_3 以上完全性脊髓损伤患者长时间依赖轮椅,因此,配置一部个性化的轮椅对他们而言极为重要。配置轮椅时,要测量患者的身体尺寸、平时的着装、坐姿等,一部好的轮椅可以有效避免脊髓损伤患者后期并发症,如压疮、驼背、脊柱侧弯、肩袖损伤和腕管综合征等。

如下图所示,先认识一下轮椅的结构,一部长期使用的手动轮椅主要由框架、大轮、手轮圈、前脚轮、脚踏、扶手、坐垫、靠背、侧挡板、手握把、车闸,有些轮椅还会根据患者需要配置腿托、防后翻轮、小桌板等。

1.座位高度

即座位至地面之间的距离,测量坐下时足跟(或鞋跟)至腘窝的距离,再加 4 厘米。坐位太高,轮椅不能入桌旁;座位太低,膝关节过度屈曲,则坐骨承受重量过大,容易致压疮。

2.座位宽度

即轮椅坐垫的宽度,两侧挡板之间的距离,测量患者坐位时,两腿并拢最宽处,得到的结果加 0 至 4 厘米,坐垫宽度在患者穿冬装坐于轮椅上,两侧骨突部位不受压的情况下,可尽可能小。

3.座深长度

即座位前缘至靠背的距离,舒适正确坐姿,腰骶部紧贴靠背时,测量靠背至腘窝距离,减去2.5厘米可作为座深的长度,座深的合适长度一定是座位前缘不能压迫腘窝。

4.靠背高度

对于脊髓损伤患者而言,轮椅的座位高度比较灵活,从运动的角度出发,轮椅靠背应低于患者损伤平面1至2个平面,可以扩大身体的活动范围,充分发挥躯干运动灵活性;如果该脊髓损伤患者年龄较大或身体基础条件较差,则靠背高度大致为腋窝下5~10厘米,测量从座位到腋窝的距离时,要注意避开肩胛下角,即靠背上缘要低于肩胛下角;如果该患者是高位脊髓损伤,则视患者躯干平衡情况配置高靠背或颈托式轮椅。

5.座位角度

通常轮椅座位前缘比后缘高2厘米,角度3°左右,目的是让使用者的身体负荷更多地集中于轮椅的大轮,有利于躯干向前屈时,保持稳定,同时方便患者翘前轮,但是如果座位的角度过大,则容易发生轮椅后翻倒和骶位部压疮现象。

6.脚踏板高度

脚踏板的高度与座位的高度有关系,脚踏板与地面的高度至少要求有5厘米,脚踏板过高,同样也与座位角度过大一样,会造成坐骨结节、骶骨负重过大而引起压疮的发生,最为合适的是脚放在脚踏板上时,大腿与座位前缘之间有2.5厘米左右的空隙,同时,面对不同患者,脚踏板应可以升降。

7.扶手高度

扶手合适的高度为肩部放松的状态下,肘屈曲90°,扶手比肘高2.5厘米左右,但一定要将座垫的高度计算入内,即坐垫至鹰嘴距离加2.5厘米,扶手太高,患者推轮椅时双肩外展,易致肩痛,扶手太低,患者躯干前屈,易致驼背。

8.大轮轴位置

一般来说大轮轴的位置在背管的垂直下方,可稍靠前或后,如果大轮轴的位置靠前一些,则驱动轮椅较为轻快,转弯也灵活,但容易向后翻倒,需要较好控制身体重心的技术;如果大轮轴的位置后移一些,可使身体重心前移,轮椅不易向后翻倒,但手臂驱动轮椅的动作不合理,比较吃力。理想的大轮轴的位置是,患者正确坐姿坐于轮椅,后背紧贴靠背,上肢自然下垂,双手中指尖正好落于大轮轴的轴心。但是,如果患者损伤平面较高或身体基础条件较差,不能够很好控制轮椅,则建议大轮轴稍向后调,以增加轮椅的稳定性。

9.手握把的高度

轮椅的手握把是护理人员或家属操作轮椅时的抓握装置,手握把相对操作者太低,操作者必须躯干前屈才能控制轮椅,太高,操作者腕关节总是背屈,正确的手握把高度应与操作者的脐平齐。

10.轮椅坐垫

长期使用轮椅的脊髓损伤患者必须要加坐垫,坐垫的作用主要有①减震,来自地面的反作用力被相对平均分布到患者的臀部而不是集中到坐骨结节;②通气,由于坐垫内容物多是空气和流体、改善了患者臀部皮肤的通气性；③稳定，因为压力相对平均分布到臀部，增强了患者坐于轮椅上的躯干稳定性；④防压疮，由于压力相对平均分布和通气，大大降低了压疮的发生率。

11.其他

对于高位脊髓损伤患者，需要用高靠背轮椅，同时，为了防止体位性低血压，靠背应可调节角度使其处于半卧位或卧位；在患者驱动轮椅出门时，应把随身携带的必需品放在轮椅的坐垫下方，而不是我们传统放置的容易后翻的轮椅靠背后方；扶手、脚踏都应该是可以拆卸的，扶手最好设计成弯管风格，而不是普通挡板，有助于骶尾部、臀部、股骨大转子等处通气；大轮轴和小轮轴的轴距是可调的，建议脊髓损伤患者在有条件的情况下，使用半流体的硅胶坐垫和充气轮胎。

（二）轮椅的使用

1.轮椅的选择

高位截瘫患者的轮椅选择，首先要看他能否自己操纵轮椅。C_6 以上脊髓损伤的患者，通常使用电动轮椅，C_6 以下（含 C_6）患者一般使用手动轮椅。颈脊髓损伤患者大多合并手功能障碍，为了提高患者驱动轮椅的力量，可以在手轮圈缠上防滑胶皮或安装推手，然后戴上胶皮或防滑塑胶手套来增加手与手轮圈之间的摩擦力，这样可以保持上肢，特别是肩的活动能力（表 6-7）。

表 6-7　脊髓损伤患者轮椅的选择

损伤平面	损伤特点	需要轮椅类型
C_3	不能自主呼吸（膈肌和肋间肌均瘫痪），除头部能活动外，四肢和躯干均不能活动，日常生活完全不能自理	气控、声控电动轮椅，带有各种坐姿保持器的附件和装置
C_4	有自主呼吸（有膈肌运动），患者能颈部固定和旋转，患者生活全部靠别人辅助	声控、气控、颌控电动轮椅
C_5	可完成较好的膈肌运动，呼吸已不困难，但肺活量小。肩胛骨可上提，肩关节可上提，肘关节可屈曲（肱二头肌作用），但无肘关节伸展动作（肱三头肌瘫痪），没有腕关节背伸动作	高靠背手动电动轮椅
C_6	肩关节可以完成屈曲，伸展及内收，外展，旋转等动作。肘关节可以屈曲，但不能伸展。增加了腕关节的主动背伸功能，但屈指肌力弱。可完成上半身更衣动作，床上翻身，起坐及平面转移	可配备普通手动轮椅
C_7	肩关节除内收、外展、屈曲、伸展、旋转等动作外，亦可水平外展。肘关节亦可以伸展动作（肱三头肌作用），腕关节亦可屈曲，掌指关节可伸展，但是手的握力不良。除翻身、起坐外，尚可完成双上肢的支撑动作，可使臀部上提，从而较好的完成平面以外的转移动作，如从床到轮椅或从轮椅到便器的转移	普通手动轮椅（短距离）或手控式电动轮椅（长距离）

损伤平面	损伤特点	需要轮椅类型
$T_{1\sim2}$	部分肋间肌和上部躯干肌存在功能,手指功能正常(手内在肌和短拇外展肌正常)。上肢功能正常,可完成大部分日常生活和转移动作,但腰背肌力不足	手动/电动两用轮椅
$T_{6\sim7}$	肋间肌和上部躯干肌大部分存在功能,可独立由床上转移至轮椅,但是使用矫形器仍不能完成上下台阶动作	手动/电动轮椅
T_{12}	肋间肌、躯干肌和腹肌正常,躯干平衡功能好,使用膝踝足矫形器和拐可大步幅 4 点步行训练(功能性),可完成大部分生活动作	包括驾驶残疾人汽车,操纵轮椅过障碍。普通轮椅(包括运动轮椅)
L_1	腰方肌存在功能,可使骨盆上移	同上
L_2	髂腰肌存在功能,髋关节可主动屈曲、内收,使用 KAFO 可能做到实用性步行	同上
L_3	及以下的损伤患者一般不需要使用轮椅	

2.轮椅上正确坐姿

脊髓损伤患者,由于长时间坐轮椅导致关节变形、肌肉萎缩,所以要保持良好坐姿,即头颈需正直,脊柱也要伸直,保持正常的生理曲线,骨盆的位置要端正,不要倾斜;膝关节的位置要求髌骨正向前方,不要偏向一侧,如果两膝关节向内侧靠拢(髋关节内旋),可用枕头将两膝撑开,保持膝关节的位置端正;两脚尖也要正对前方,使脚后跟能够接触到脚踏板。

3.轮椅上减压

压疮是脊髓损伤患者常见并发症,卧床患者要求不少于 2 小时翻身 1 次,坐轮椅要求不少于半小时抬一次臀,上肢功能较好的脊髓损伤患者可以手握轮椅扶手抬臀,上肢功能较差患者,可以利用轮椅上姿势改变臀部的压力分布。

4.手握轮椅手轮圈的姿势

大拇指和大鱼际压扶在手轮圈正上方,示指、中指和环指在手轮圈铁管的下方,小指辅助在旁边,虚扶在轮圈上,如果五个手指都握紧手轮圈,就会导致手腕不灵活。所以,接触轮椅用力的部位是拇指、大鱼际、示指、中指和环指。肘关节不要向外展开过大,那样也会影响手腕的运动功能。

5.向前驱动轮椅时手和臂的动作

同时提肩、屈肘,用手握在躯干垂直线后方手轮圈上,然后伸肘,用大鱼际和拇指指腹紧压住手轮圈向前下方用力推动(手在手轮圈上用力的距离尽量长一些),由拇指指腹最后离开手轮圈。当手离开手轮圈后,两臂、两手要立即充分放松,并随惯性向下后方伸直划弧摆动,然后屈肘,手握住手轮圈成为下一个动作的开始。

6.驱动轮椅上下坡的姿势

上下坡时需要有较强的上肢肌力作为基础。上坡时身体前倾,双手分别置于手动圈顶部之后,腕关节背伸、肩关节屈曲并内收向前推动车轮。通过转换车轮方向,使之与斜坡相交还能使轮椅在斜坡上立足。下坡时伸展头部和肩部,并应用手制动,可将双手置于车轮前方或在维持腕关节背伸时将一掌骨顶在手动圈下方进行制动。

7.抬前轮练习

抬前轮技术要领是大多数脊髓损伤患者必须掌握的,掌握抬前轮技术之后,可克服外出路上所遇到的一些障碍。比如路上有一条仅5厘米深,宽5厘米的小沟,或一个5厘米高的台坎,轮椅的前脚轮直径为12厘米,如果不会抬前轮技术,那么这个沟、台坎就成为前脚轮很难越过的障碍。如果掌握了抬前轮技术,先将前脚轮抬起,然后只用两大轮向前行走到沟或台前,把前脚轮越过障碍物后着地,用轮椅的大轮去过沟和台就变得很容易。初练抬前轮,患者都会感到失去重心,非常害怕。首先要消除他们恐惧心理,这是练习掌握动作的先决条件。治疗师站在轮椅的后面,用两手扶住轮椅的两个扶手,告诉患者"请放心,有我在身体后面进行保护,不会向后翻倒。"告诉患者两手握紧手轮圈在基本位置,先向后拉至手轮圈的12点位左右,然后突然向前推手轮圈,向后拉和向前推的两个动作之间不能有停顿,这样轮椅的前脚轮就会向上抬起离开地面。让患者反复多次练习,体会怎样用力可以轻松抬起前轮。

8.抬着前轮向前行走、曲线行走、向左拐弯、向右拐弯、向左、右连续旋转

这些练习的目的是在动态中保持平衡。

9.上下台阶练习

上下台阶时需要有较强的上肢肌力作为基础。台阶的高度由低渐高进行训练。从静止位上台阶步骤如下:①开始位,前轮离台阶数公分,面对台阶。②先将前轮抬起置于台阶上。③驱动大轮向前将前脚轮放在台上。④双手置于驱动手轮恰当位置。⑤躯干前倾,双臂用力将轮椅摇上台,完成上台阶。而向后退下台阶和上面相反步骤:首先将躯干前倾,无腰、背肌功能者可将躯干靠近大腿,然后向后慢慢摇动轮椅大轮先下台,然后小轮着地。

在基本训练的基础上,为了进一步提高患者操纵轮椅的灵活性,增强上肢、躯干的力量,以及身体的耐力,还可以对患者进行轮椅篮球、乒乓球、羽毛球、轮椅竞速(长、短距离二种)、轮椅越障碍计时赛等轮椅体育运动项目的训练。

十七、物理因子治疗

脊髓损伤患者的理疗主要分为消炎、消肿、止痛、解痉和神经肌肉刺激五大类。

(一)消炎

脊髓损伤患者,损伤平面以下由于感觉和运动功能障碍,常见软组织急慢性炎症,损伤平面以上,由于承担身体负荷过重,易造成运动性劳损。根据炎症的性质和部位的深浅,可选用不同的理疗方法,急性炎症可使用无热量超短波、紫外线、微波治疗;慢性炎症可选用微热量超短波、抗生素药物离子导入、红外线(注:患者有感觉障碍,必须控制好红外线灯离皮肤的距离)等。

(二)消肿

脊髓损伤患者,由于损伤平面以下失神经支配,造成肌肉瘫痪,经常会出现下肢的肿胀,颈

脊髓损伤患者的上肢也会伴有肿胀。消肿的理疗有蜡疗、磁疗、温热量超短波、气压治疗和淋巴同流治疗等,但由于脊髓损伤患者的温度觉障碍问题,一般只选用气压治疗、淋巴回流和磁疗。

(三)止痛

完全性脊髓损伤患者,疼痛主要集中在损伤平面周围区域,不完全性脊髓损伤患者疼痛主要集中在肢体的远端,此外,患者日常生活活动大大增加了上肢的负荷,腕关节和肩关节运动劳损也较常见。理疗中镇痛疗法较多,磁疗、干扰电、间动电疗、经皮神经电刺激均具有显著的镇痛作用,而红外线、蜡疗、TDP、短波等有温热作用的物理因子,虽然也能镇痛,但对于有痛温觉障碍的脊髓损伤患者显然不适合。

(四)解痉

痉挛是脊髓损伤患者最常见的并发症之一,治疗痉挛的方法很多,例如理疗、牵伸、药物、神经阻滞和手术等,理疗在这些方法中往往起辅助作用,治疗师在给患者做牵伸训练之前做些温热疗法,如磁热振、熏蒸等,有条件的可以做水疗。

(五)神经肌肉刺激

神经肌肉刺激疗法,理论上是促进脊髓损伤患者瘫痪肢体功能恢复的重要方法之一。低频及中频电疗均可以兴奋神经和肌肉,常常用于萎缩的肌群。功能性电刺激疗法是最常用的刺激方法,是应用某种参数的电刺激作用于已丧失功能或功能低下的肢体,使其产生即时效应来代替或矫正肢体已丧失的功能。应用功能性电刺激去刺激运动神经肌肉的同时,也刺激着传入神经;经脊髓投射到高级中枢,从而影响本体感受机制,有助于皮质中枢兴奋痕迹的建立,进而又会对功能性电刺激所引起的步态和姿势的改善起永久性效应。这种运动功能的代偿性恢复或重建,对脊髓损伤患者的心理状态具有深刻影响,甚至可以影响到一些瘫痪患者整个生命和社会活动。功能性电刺激和一般的神经肌肉电刺激疗法有所不同,前者是对肢体已丧失功能的代替和矫正,后者是一种对失神经支配肌肉进行治疗的手段;前者的应用是以中枢神经病损引起的瘫痪,后者的治疗对象主要是外周神经病损引起的瘫痪。功能性电刺激分体表电极和植入性电极两种刺激方式,其中体表电极对皮肤的电阻较大,因此所需要的电流强度也大;植入性电极免除了皮肤的阻抗,其所需要的电流强度常较体表电极小,但操作复杂,常出现不良反应。

十八、作业治疗

就作业疗法而言,脊髓损伤患者的康复治疗目标应包括强化上肢(肩、肘、腕)肌力;维持、扩大关节活动度,预防关节挛缩;提高身体耐力;训练使用外力驱动型矫形器、腕关节驱动式抓握矫形器、自助具等特殊器具;达到最大限度的日常生活活动的自理;协助解决因身体障碍而产生的心理、社会的适应问题;恢复与家属、朋友的人际关系;重新就业等。

脊髓损伤患者很多日常生活活动动作都需要别人帮助,事实上不同节段的脊髓损伤与

ADL 活动有密切的关系。进食、更衣、梳洗和修饰、如厕、家务劳动等项目难度较大,作业治疗师不仅要对患者进行专门训练,而且在功能难以改善时还要进行环境控制、改造等。

C_5 损伤患者的腕关节以及手指的各种功能受到损害,所以双手的把持动作十分重要,与日常生活动作的独立性有十分密切的关系。例如,患者可以通过双手把持口杯以及牙刷、剃须刀等物体,独立进行饮水、刷牙和刮胡子等动作。为此,可采用双手夹住塑料球或其他物体,并将其移动到另外的位置,可根据患者恢复状况调整把持物体的重量及难度,以帮助提高腕及手的功能。

C_6 损伤的患者通过刻苦训练,大多能在辅助具的帮助下完成基本的日常生活和自我护理动作。这些动作包括洗脸、洗手、刷牙、梳头、刮胡子、剪指甲、穿脱衣服、吃饭、运用外用集尿器。完成这些活动所必需的动作能力包括移动能力、坐位或者站位平衡、上肢运动功能等。如坐位平衡能力有所改善以后,可开始进行更衣动作训练,对服装的要求:选择材料比较爽滑、轻便、样式简单、比较宽松的服装为宜(尤其是鞋子和袜子)。另外,在拉锁、袜口部位安装环扣十分有利于患者使用,裤子等使用松紧带最便于患者使用。

训练手功能的作业项目很多,如黏土塑像、陶土工艺、编织、刺绣、弹琴、书法、插板、打字、珠算、组装、分拣、下棋等,这些作业治疗项目都能够改善手的精细功能活动,训练创造性技巧。棋类、扑克、麻将等活动既有娱乐的作用,又是训练手指对粗、细、大、小、方、圆等不同规格、不同形状的物体抓握的良好机会。如果患者上肢力量差,可以借助固定型或动力型手功能支架悬吊前臂进行减重,使其上肢处于最大功能的位置,以最小的力最大化地发挥手残余功能。

当前,医学的进步使得一些新技术用于脊髓损伤患者的手功能的恢复,如肌腱转移手术,计算机虚拟取物技术,植入式功能性电刺激技术等,但是这些技术的运用仍然离不开作业治疗对手功能的训练,只有结合作业治疗手功能的恢复才能达到最佳的效果。

经过合理的训练以及对生活环境的改造,C_7、C_8 损伤的患者是可以实现利用轮椅的条件下生活自立。患者在床上能自己翻身、坐起和在床上移动;能自己进食,检查容易产生压疮部位的皮肤;能独立穿衣和进行个人卫生动作(但不能自换导尿管);能独立进行各种转移;能利用上肢给下肢做关节活动度活动。

文体治疗不仅有利于提高其日常生活和工作能力,使残疾人自身的能力和价值观得以体现,也可焕发出自强不息、奋发向上的精神,同时通过参加文体活动也提高了生活的乐趣。文体治疗的常用方法包括游泳、水中运动、各种球类、医疗体操等。

通过康复小组的共同努力,部分患者虽然截瘫、四肢瘫但仍有能力和机会从事教师、业务管理、企业管理等职业;截瘫患者上肢功能良好,通过工作和职业技能的培训,可以从事计算机操作、打字、文秘或技术工等工作。

环境物理结构的改造可以包括非房屋结构和房屋结构的改造。非房屋结构的改造指的是治疗师帮助患者找一些更安全的地方去存放可能引起绊倒危险的物品、家具,或重新摆放物件以腾出更多的空间方便日常的生活活动。房屋结构的改造,例如墙壁、地板、过道和楼梯的改造。改造的目的通常是为了增加活动的安全性,如在楼梯上增加斜坡、增加门的宽度以便于轮椅的通过、浴室和厕所环境设置的改造等。当然,还要顾及患者和家属的喜好和文化背景等因素。否则环境改造可能会给患者和家属带来新的问题或造成新的障碍。

物件的改造包括使物件更实用,易于使用或更易于拿取。在考虑物件的实用性时,必须要注意物件的外观不能太怪异和唐突,但同时又要有效地弥补环境的缺陷和不足。例如,一些脊髓损伤患者不太乐意使用外形庞大的轮椅升降机,他们更乐意使用电梯。另一方面,物件的使用要配合患者的感觉运动能力和认知功能水平,例如,在楼梯上加装高度适合的扶手,可以弥补患者肌力和关节活动度的不足。

考虑到作业活动的改造时,可以从五个方面考虑。①调整作业活动的复杂程度:作业活动的复杂程度与活动所需的技巧水平以及活动的程序有关,治疗师可以对这两个方面进行调节以适合患者的功能状况。②调整活动的时间界限:包括调整活动所需的时间和时间上的安排,使得活动简单化或复杂化。例如,为活动编排好流程,事先设定好活动的步骤以及所需的时间。③对活动的要求进行调节:例如,根据患者的活动能力,对活动的数量和质量上的要求进行调整。④对活动的结果或趣味性进行调节:例如,有些活动要强调其结果,有些活动则侧重于强调其过程的有趣程度。⑤调整活动的社会属性:也就是说,治疗师对活动的合作性和竞争程度进行调整,活动可以是单独也可以是合作的形式进行。

十九、心理治疗

心理康复包括心理和行为两方面,几乎所有脊髓损伤患者在伤后都有严重心理障碍,包括极度压抑或忧郁、烦躁,甚至发生精神分裂症。因此康复治疗时必须向患者进行耐心细致的心理康复,以达到真正地回归家庭,回归社会。

(一)支持性心理治疗

对于患者的问题给予鼓励性的回答,帮助患者建立信心,挖掘自己的潜能,积极参加康复训练。家庭和社会都要给予理解和支持,帮助学习和掌握一定的生活技能,给患者创造自理的机会。

(二)认知行为治疗

对于多数脊髓损伤的患者来说,不同程度的性功能和生育功能障碍,是影响患者的心理和生活质量的主要原因之一。帮助他们解决这些问题,是改善情绪,促进其主动康复,提高生活质量的重要措施。

(三)回归家庭和社会

脊髓损伤的患者可以根据脊髓损伤平面的不同,通过利用自助器具或轮椅,尽量达到ADL的自理,扩大生活活动的范围,回归家庭和社会。应针对各个患者的功能障碍给予相应的指导,同时要指导家属的护理和家庭环境的调整,制订周密的出院计划。

通过心理康复,给予心理上的援助,使脊髓损伤患者从完全依赖、被他人照顾的"患者角色"中挣脱出来,发挥自己最大的潜能,掌握独立生活的能力以及一定的专业知识、技能,承担他们力所能及的家庭和社会义务。

二十、传统康复治疗

脊髓损伤患者总的治疗原则应根据患者在疾病的早、中、晚期症状及表现的不同而区别对待。在疾病的早期,主要是以气滞血瘀为主,属实证,治宜"结者散之,留者攻之",故治疗应以活血化瘀为治疗大法;而在疾病的中、后期,属虚证,治疗则主要以补气血、益肝肾、强筋骨为主。

针灸可减轻或缓解疼痛。针刺可以激活神经元的活动,从而释放出 5-羟色胺、内源性鸦片样物质、乙酰胆碱等神经递质,加强了镇痛作用。若在激痛点进行针刺,对治疗肌肉疼痛有效。针灸治疗可以用体针、耳针,也可以用电针。

推拿和按摩对关节或脊柱进行推拿治疗,有助于最大限度的牵伸肌肉,改善异常收缩,减轻活动时的疼痛。推拿和按摩可以帮助放松紧张的肌肉和减轻触痛点的疼痛。

除此之外,传统体育康复法、气功康复法(如放松功、细碎易筋经)、饮食康复法、自然康复法、娱乐康复法均可以根据患者的损伤程度、损伤时期适时采用,起到相应的治疗作用;

二十一、矫形器与辅助具应用

脊髓损伤患者在急救阶段,凡是怀疑脊髓伤的患者在急救阶段即应重视矫形器的使用,例如应用颈托、脊柱和四肢固定装置等急救用具保持平卧体位,避免转运过程中的二次脊髓损伤。后期康复阶段应用矫形器的主要目的是帮助患者实现移动,辅助患者进行站立、步行,提高患者日常生活自理能力,改善患者心理状态,减少由于长期卧床而可能出现的并发症,改善患者生活质量,帮助患者回归家庭和社会。

根据脊髓损伤患者功能障碍的程度和日常生活能力训练的结果,为了代偿患者丧失的功能,提高日常生活能力水平,作业治疗师的重要工作内容之一是为患者设计制作或购买自助器具,并指导患者熟练地使用这些器具,以方便患者在器具的帮助下能完成日常生活的一些动作如梳洗、剪指甲、取物、穿着鞋袜、备餐、进食、洗澡、步行等。

患者卧床期间,要根据患者的功能水平改制呼唤铃,设法将其尽可能接近患者,并将开关设计为利用按动、呼吸等方式以便患者操作;另外,最好将电视、收音机、阅读台及阅读灯等的开关也设计成为患者能够自行控制的形式。C_4 以上损伤患者可以借助口棒或者头棒,利用头颈部的运动进行电脑键盘操作、调控电视遥控器、阅读翻页等。C_5 损伤的患者通常利用前臂平衡矫形器(BFO)和 armsling 等上肢悬吊装置,帮助患者对上肢和前臂的控制,使得手向口和头方向的移动变得容易,从而使患者有可能完成打字、进食、个人卫生、上衣穿脱动作。C_6、C_7 损伤患者适用特殊的书写自助具、键盘操作自助具和剃须自助具。功能更好一些的患者可以将笔、调羹或牙刷的把手加粗加长,以便于抓握和使用。

脊髓损伤患者在康复训练中使用合适的矫形器和辅助用品用具,是完成日常生活活动的必需条件,尤其在作业治疗中。患者使用矫形器能够独立地完成日常生活动作,除了能增强自信心和改善心理状态外,也为回归家庭和社会创造了条件,这是康复的最终目的。

由于不同的脊髓损伤水平面功能障碍不同,残存的功能也不同。因此,选用的矫形器和辅助用品用具也不尽相同。在临床康复治疗中,需要根据患者脊髓损伤平面、患者康复情况、当地康复治疗水平和患者自身经济水平等量身定制,没有一种"最好"的矫形器和辅助用品用具,而要根据患者个体化情况应用合适的矫形器和辅助用品用具,使患者残存能力得到最大限度的发挥(表6-8)。

表 6-8　根据损伤平面试用的矫形器及辅助器

损伤平面	矫形器适配	辅助器具适配
C_3	无	呼吸机、高靠背轮椅、吹吸气控制的环境控制器
C_4	上肢平衡式前臂矫形器(BFO)、长对掌矫形器、背侧腕手矫形器	高靠背电动轮椅、吹吸气控制的环境控制器
C_5	背侧弹性伸腕矫形器、对掌矫形器	高靠背电动轮椅
C_6	恩根型矫形器(WHO)、万能生活袖带	普通手动轮椅
C_7	万能袖带	手动式轮椅或手控式电动轮椅、按键式环境控制系统
C_8	躯干髋膝踝足矫形器 THKAFO(双拐治疗性小步幅步行训练)	普通轮椅、残疾人专用汽车
$T_{1\sim3}$	髋膝踝足矫形器 HKAFO(双拐治疗性大步幅步行训练)	普通轮椅、残疾人专用汽车
$T_{4\sim9}$	交互式步行矫形器(RGO、ARGO)	普通轮椅、残疾人专用汽车
$T_{10\sim11}$	截瘫行走器 WALKABOUT	普通轮椅、残疾人专用汽车
$T_{12}\sim L_2$	膝踝足矫形器 KAFO	普通轮椅、残疾人专用汽车
$L_3\sim S_2$	踝足矫形器 AFO	残疾人专用汽车

对患者及家属的培训也相当重要,教会他们如何正确穿脱和使用矫形器和辅助用品用具,使其科学安全地应用矫形器和辅助用品用具,充分发挥矫形器和辅助用品用具的作用。根据治疗需要确定穿戴矫形器的时间,有的患者需要持续穿戴,有的只须训练、工作时穿戴。同时对大部分患者来说,由于使用矫形器是一个较长时间的过程,做好矫形器的维护与保养是保证治疗、充分发挥矫形器作用、延长矫形器使用寿命的重要措施。在患者治疗的过程中,嘱咐患者做到:按要求穿戴矫形器;保持矫形器干燥,防潮防锈,保持矫形器清洁;在金属关节部位经常涂抹润滑油;暂不使用时,将矫形器放在安全的地方,防止重物的挤压;避免矫形器接触到锐器;不要把矫形器在高温下烘烤,尤其是低温热塑材料;不要用高浓度洗涤剂清洗,更不能接触化学物品;若发现松动、破损等问题,应及时送交制作部门处理。

二十二、康复机器人

康复机器人技术是一种新的运动神经康复治疗技术,作为医疗机器人的一个重要分支,贯穿了康复医学、生物力学、机械学、电子学、材料学、计算机科学以及机器人学等诸多领域。为了更好地促进运动康复和实现运动控制,自动化和机器人辅助的运动康复从20世纪90年代开始出现。康复机器人将机器人技术应用于康复医疗领域,不仅可以将康复医师从繁重的训练任务中解放出来,减轻医疗人员的负担,而且还可以详细客观地记录训练过程中的治疗数据,供康复医师分析和评定康复训练效果。根据康复医学理论和人机合作机器人原理,在一套由计算机控制的步态模拟控制系统的控制下,帮助患者模拟正常人的步行规律进行康复训练,锻炼下肢肌肉,恢复神经系统对行走功能的控制能力,达到恢复下肢运动功能的目的。

康复机器人具有如下特点:①是一种自动执行指令的机器;②具有人的功能;③可以协助康复医疗,而不是取代;④具有运动反馈;⑤安全、实用、有效。

一种被称为LOKOMAT的康复机器人能对脊髓损伤患者的踏车训练进行自动控制,并且通过视觉、触觉和听觉反馈模式来进行跨越障碍物训练,满意度可达80%。在机器人辅助康复训练方面已经建立了小规模应用。今后研发的步态机器人应能将干扰感觉信息输入最小化,易化正确的感觉信息输入和步态力学,并智能化地根据外界变化同步作出辅助量大小调整;还可为机器人配以合适的生物信息检测系统,实现生物反馈控制,以提高康复效果。

二十三、驾驶技术训练

残疾人汽车驾驶座位改成可以伸出车外的轮椅转移台,患者只需要把轮椅驶上转移台后操控相应按钮,转移台就会自动固定好轮椅并转移至驾驶位置,然后他们就可以借助改装好的驾驶设备驾驶汽车。一些厂家基于人性化考虑设计了可以伸出车外的汽车座椅,更加方便下肢力量不足的残疾人或老年人。

如驾驶座位保留,上文中提及的平面转移技术和非平面转移技术可以应用于轮椅和汽车的转移中。在该转移过程中,患者先将轮椅最大可能地靠近汽车放置,将脚踏和扶手移开,一侧上肢向前侧方置于汽车的坐垫之上,身体前倾,通过该侧上肢支撑和头颈下方扭转实现转移,在上车后,将轮椅折叠放置在身旁或身后。汽车至轮椅的转移过程相反。

第七章 神经系统疾病的护理

第一节 三叉神经痛的护理

一、概念

三叉神经痛可能为致病因子使三叉神经脱髓鞘而产生异位冲动或伪突触传递所致。通过对该类患者进行三叉神经感觉根切断术,活检时发现神经节内节细胞消失,神经纤维脱髓鞘或髓鞘增厚,轴突变细或消失;或发现部分患者颅后窝小的异常血管团压迫三叉神经根或延髓外侧面,手术解除压迫后可治愈。

二、护理评估

(一)健康史评估

(1)原发性三叉神经痛是一种病因尚不明确的疾病,但三叉神经痛可继发于脑桥、小脑脚占位病变压迫三叉神经以及多发硬化等所致。因此,应询问患者是否患有多发硬化,检查有无占位性病变,每次面部疼痛有无诱因。

(2)评估患者年龄:此病多发生于中老年人,40岁以上起病者占70%～80%,女略多于男,约2∶1～3∶1。

(二)临床观察与评估

(1)评估疼痛的部位、性质、程度、时间:通常疼痛无预兆,大多数人单侧,开始和停止都很突然,间歇期可完全正常。发作表现为电击样、针刺样、刀割样或撕裂样的剧烈疼痛,每次数秒至1～2分钟,疼痛以面颊、上下颌及舌部最为明显;口角、鼻翼、颊部和舌部为敏感区,轻触即可诱发,称为扳机点;当碰及触发点如洗脸、刷牙时疼痛发作,或当因咀嚼、呵欠和讲话等引起疼痛,以致患者不敢做这些动作,表现为面色憔悴、精神抑郁和情绪低落。

(2)严重者伴有面部肌肉的反复性抽搐、口角牵向患侧,称为痛性抽搐。并可伴有面部发红、皮温增高、结膜充血和流泪等。严重者可昼夜发作,夜不成眠或睡后痛醒。

(3)病程可呈周期性,每次发作期可为数日、数周或数月不等;缓解期亦可数日至数年不等。病程愈长,发作愈频繁愈重。神经系统检查一般无阳性体征。

(4)心理评估:使用焦虑量表评估患者的焦虑程度。

三、患者问题

1.疼痛

主要由于三叉神经受损引起面颊、上下颌及舌疼痛。

2.焦虑

与疼痛反复、频繁发作有关。

四、护理目标

(1)患者自感疼痛减轻或缓解。

(2)患者述舒适感增加,焦虑症状减轻。

五、护理措施

(一)治疗护理

1.药物治疗

原发性三叉神经痛首选卡马西平治疗,卡马西平的副作用为头晕、嗜睡、口干、恶心、皮疹、再生障碍性贫血、肝功能损害、智力和体力衰弱等,护理者必须注意观察,每1～2个月复查肝功和血常规,偶有皮疹、肝功能损害和白细胞减少,须停药;也可按医生建议单独或联合使用苯妥英钠、氯硝西泮、巴氯芬、野木瓜等治疗。

2.封闭治疗

三叉神经封闭是注射药物于三叉神经分支或三叉神经半月节上,阻断其传导,导致面部感觉丧失,获得一段时间的止痛效果。注射药物有无水乙醇、甘油等。封闭术的止痛效果往往不够满意,远期疗效较差,还有可能引起角膜溃疡、失明、脑神经损害、动脉损伤等并发症,且对三叉神经第一支疼痛不适用。但对全身状况差不能耐受手术的患者、鉴别诊断以及为手术创造条件的过渡性治疗仍有一定的价值。

3.经皮选择性半月神经节射频电凝治疗

在X线监视下或经CT导向将射频电极针经皮插入半月神经节,通电加热至65～75℃,维持1分钟。可选择性地破坏节后无髓鞘的传导痛温觉的Aβ和C细纤维,保留有髓鞘的传导触觉的Aa和粗纤维,疗效可达90%以上。但有面部感觉异常、角膜炎、咀嚼无力、复视和带状疱疹等并发症。长期随访复发率为21%～28%,但重复应用仍有效。本方法尤其适用于年老体弱不适合手术治疗的患者、手术治疗后复发者以及不愿意接受手术治疗的患者。

射频电凝治疗后并发症的观察护理:观察患者的恶心、呕吐反应,随时处理污物,遵医嘱补液补钾;询问患者有无局部皮肤感觉减退,观察其是否有同侧角膜反射迟钝、咀嚼无力、面部异样不适感觉,并注意给患者进餐软食,洗脸水温要适宜;如有术中穿刺方向偏内、偏深误伤视神经引起视力减退、复视等合并症,应积极遵医嘱给予治疗并防止患者活动摔伤、碰伤。

4.外科治疗

(1)三叉神经周围支切除及抽除术:两者手术较简单,因神经再生而容易复发,故有效时间短,目前较少采用,仅限于第一支疼痛者姑息使用。

(2)三叉神经感觉根切断术:经枕下入路三叉神经感觉根切断术,三叉神经痛均适用此种入路,手术操作较复杂,危险性大,术后反应较多,但常可发现病因,可很好保护运动根及保留部分面部和角膜触觉,复发率低,至今仍广泛使用。

(3)三叉神经脊束切断术:此手术危险性太大,术后并发症严重,现很少采用。

(4)微血管减压术:已知大约有 85%～96% 的三叉神经痛患者是由于三叉神经根存在血管压迫所致,用手术方法将压迫神经的血管从三叉神经根部移开,疼痛则会消失,这就是微血管减压术。因为微血管减压术是针对三叉神经痛的主要病因进行治疗,去除血管对神经的压迫后,约 90% 的患者疼痛可以完全消失,面部感觉完全保留,而达到彻底根治的目的。微血管减压术可以保留三叉神经功能,运用显微外科技术进行手术,减小了手术创伤,很少遗留永久性神经功能障碍,术中手术探查可以发现引起三叉神经痛的少见病因,如影像学未发现的小肿瘤、蛛网膜增厚及粘连等,因而成为原发性三叉神经痛的首选手术治疗方法。

三叉神经微血管减压术的手术适应证:正规药物治疗一段时间后,药物效果不明显或疗效明显减退的患者;药物过敏或严重副作用不能耐受;疼痛严重,影响工作、生活和休息者。

微血管减压术治疗三叉神经痛的临床有效率为 90%～98%。影响其疗效的因素很多,其中压迫血管的类型、神经受压的程度及减压方式的不同对其临床治疗和预后的判断有着重要的意义。微血管减压术治疗三叉神经痛也存在 5%～10% 的复发率,不同术者和手术方法的不同差异很大。研究表明,患者的性别、年龄、疼痛的指数、疼痛部位、病程、近期疗效及压迫血管的类型可能与复发存在一定的联系。导致三叉神经痛术后复发的主要原因有:①病程大于 8 年;②静脉为压迫因素;③术后无即刻症状消失者。三叉神经痛复发最多见于术后 2 年内,2 年后复发率明显降低。

(二)心理支持

由于本病为突然、发作的反复的阵发性剧痛,易出现精神抑郁和情绪低落等表现,护士应关心、理解、体谅患者,帮助其减轻心理压力,增强战胜疾病的信心。

六、健康教育

指导患者生活有规律,合理休息、娱乐;鼓励患者运用指导式想象、听音乐、阅读报刊等分散注意力,消除紧张情绪。

第二节 短暂性脑缺血发作的护理

一、概述

短暂性脑缺血发作（TIA）是由于某种因素造成的脑动脉一过性或短暂性供血障碍，导致相应供血区局灶性神经功能缺损或视网膜功能障碍。有关 TIA 的病因和发病机制的学说有微栓塞、脑血管痉挛、狭窄或受压、血流动力学改变及其他。动脉粥样硬化是引起 TIA 最主要的原因。主动脉弓、颈总动脉和颅内大血管动脉粥样斑块脱落，引起动脉微栓塞、血流动力学危象、血管痉挛、血管的机械性梗阻等，导致了脑神经元的代谢需求与局部血液循环所能提供的氧及其他营养物之间骤然供不应求，从而导致血液异常，表现出相应症状。TIA 患者发生卒中的概率明显高于一般人群，一次 TIA 发作后 1 个月内发生脑卒中的概率是 4%～8%，1 年内 12%～13%，5 年内 24%～29%。根据受累血管不同 TIA 分为两大类：颈内动脉系统和椎-基底动脉系统 TIA。

二、护理评估

（一）健康评估

询问患者病史及起病原因，如患者发病季节是否为秋冬季节，发病年龄是中老年，发病前是否患有高血压、动脉粥样硬化、心脏病、糖尿病和血脂异常等疾病？发病前是否摔倒过，双眼是否出现视物不清，发病时有无一过性的神志不清，发病时间是否很短（几分钟）。多数患者病前有基础疾病。

（二）临床症状评估与观察

TIA 的发作好发于中年以后，50～70 岁多见，男性多于女性。起病突然，历时短暂，症状和体征出现后迅速达高峰，持续时间为数秒至数分钟、数小时，24 小时内完全恢复正常而无后遗症。各个患者的局灶性神经功能缺失症状，常按一定的血管支配而反复刻板地出现，多则一日数次，少则数周、数月甚至数年才发作一次，椎-基底动脉系统的 TIA 发作较频繁。

（三）诊断性检查评估

1.CT 和 MRI

多数无阳性发现。几天后 MRI 可有缺血改变。在 TIA 发作时 MRI 弥散加权成像和灌注加权成像可显示脑局部缺血性改变；SPECT 和 PET 检查可发现局部脑血流量减少和脑代谢率降低。

2.经颈、颅多普勒超声（TCD）

是利用超声反射的频移信号组成的灰阶频谱，来提供脑血管系统的血流动力学资料的技术，检查可发现颅内大动脉狭窄。

3.数字减影全脑血管造影(DSA)

数字减影全脑血管造影是评估颅内外血管病变最为准确的诊断方法。通过导管或穿刺针将含有碘的显影剂注入选定的动脉或静脉,把需要检查部位的影像数据分别输入电子计算机的两个存储器中。随即给予减法指令,电子计算机将从造影后的数据中减去造影前的数据。经模—数转换系统成为只显影血管影像的减影片图像,消除周围软组织和骨质等干扰。根据对比剂注入动脉或静脉的途径不同,可分为动脉 DSA 和静脉 DSA 两种方式。目前,以动脉DSA 常用。

4.数字减影全脑血管造影术并发症

(1)低血压及心率减慢:由于颈动脉窦受压、股动脉压迫止血,颈动脉窦冲动抑制交感神经元并降低外周血管的交感神经兴奋性,导致全身血压下降;颈动脉窦压力感受器受到刺激也可能增加迷走神经张力,造成心动过缓。造影后低血压可能是由于对比剂扩张外周血管和抑制心肌收缩共同作用所致,患者常伴有恶心和呕吐,但与一般休克征不同,其四肢温暖,且对补液治疗反应较佳,仅少数患者须加用缩血管药物治疗。

(2)过度灌注综合征:过度灌注综合征是造影术后常见且严重病症之一,常表现为头痛、局部性和(或)全身性震颤,严重者可出现治疗侧脑出血。故在临床护理中应及时观察相应症状、先兆表现等,予心电监护,严密监测血压等变化,将平均动脉压控制在基础血压水平以下10%～20%。做好患者与家属的心理疏导和解释工作,以取得合作。

(3)急性脑梗死:术后脑梗死常因栓子脱落、栓塞致支架内血栓形成而造成,在护理时应严密观察患者的神志、瞳孔、言语及肢体活动等情况,加强巡视,及早发现及时处理,为溶栓治疗赢得时机。

(4)脑血管痉挛:颈动脉分叉上方的颈内动脉对机械性刺激非常敏感,在介入治疗中,当颈动脉极度迁曲的情况下,支架远端对血管弯曲处的刺激常导致血管痉挛,带来严重后果。护理中应密切观察患者的神志,询问有无头痛、头晕等症状,有利于判断脑血管痉挛是否存在,为配合医生处理,积极做好准备。一般临床对血管痉挛常规采用预防性用药,通常以尼莫地平1mg/h 微泵推注,在用药过程中应严格掌握速度及监测血压的变化。

(5)对比剂肾病:对比剂在药物中毒所致的肾功能不全仅次于氨基糖苷类抗生素,通常以血肌酐升高大于或等于 20%～50% 为标准,可引起血尿、蛋白尿、少尿等情况。因此术后指导患者多饮水,遵医嘱予以补液治疗,以利对比剂从肾脏中排泄。同时应经常询问患者有无腰酸、腰胀痛的症状,有无全身水肿等,并观察尿色、尿量的变化,准确记录出入液量。协助医生定期监测肾功能。

(6)下肢动脉血栓形成:由于术后患肢制动、穿刺处加压包扎、血流缓慢等均可导致血栓形成,如出现肢端苍白、腿刺痛、麻木、皮温下降,则提示动脉血栓的可能。因此,护理中应密切观察足背动脉搏动及穿刺侧肢体温度和色泽,加压包扎的松紧度要适宜,既要达到止血的目的,又要避免血栓形成。

(7)出血的可能:术中、术后常规使用抗凝药,对于凝血功能差的患者极易引起出血。因此,术后应密切观察有无头痛、呕吐、血压升高、呼吸、脉搏变慢等颅内出血、颅高压等症状。还应密切注意有无局部出血倾向,观察有无鼻出血、齿龈出血、大小便颜色及皮肤、黏膜有无出血点、瘀斑等。协助医生定期监测凝血功能和血生化。

5.其他

血生化检查血液成分或血液流变学检查。

三、护理问题

1.肢体麻木、无力

由于神经功能缺失所致。

2.潜在并发症

脑梗死。

四、护理目标

(1)患者住院期间未出现跌倒、坠床的伤害。

(2)护士密切观察患者病情变化,及时通知医生处理。

五、护理措施

(一)监测生命体征变化

(1)注意患者主诉,准确观察发作时神经缺如症状的特点、时间,如出现意识丧失、肢体无力加重等表现,及时通知医生给予药物处理。

(2)完善护理记录,观察不同系统 TIA 发作的特点、发作频率、神经缺失症状是否加重等,警惕脑卒中的发生。

(二)安全护理措施的实施

(1)使用警示牌提示患者,贴于床头呼吸带处,如小心跌倒、防止坠床。

(2)楼道内行走、如厕、沐浴有人陪伴,穿防滑鞋,卫生员清洁地面后及时提示患者。

(3)呼叫器置于床头,告知患者如出现头晕、肢体无力等表现及时通知医护人员。

(三)治疗护理

1.常用的药物治疗

(1)抗血小板聚集药物:抗血小板聚集药物能阻止血小板活化、黏附和聚集,防止血栓形成,减少 TIA 复发。可选用阿司匹林、噻氯匹定。

(2)抗凝药物:不应作为 TIA 患者的常规治疗,对于伴发房颤和冠心病的 TIA 患者(感染性心内膜炎除外),建议使用抗凝治疗。可选用肝素、低分子肝素皮下注射。

(3)钙拮抗剂:能阻止细胞内钙超载,防止血管痉挛,增加血流量,改善微循环。可选用尼莫地平。

2.应用抗凝药物观察护理

脑卒中抗凝治疗很重要,临床中部分患者接受单纯抗凝治疗、部分患者接受联合抗凝治疗。对于大量使用抗凝药物的患者,观察与护理操作尤为重要。

(1)用药告知患者及家属的注意事项:使用抗凝药物期间,进行所有有创操作均应签字确认,告知患者及家属有出血的危险,告知患者用药后的注意事项,如输液拔针后延长按压时间(5分钟左右),应用抗凝药物期间,对于下鼻饲、尿管等患者有可能出现血尿、鼻腔出血等,家属不宜擅自动这些管路。

(2)医护人员为患者作各种操作时减少出血的注意事项:①观察皮肤、黏膜、牙龈、鼻腔、耳道、消化道有无出血,注意尿液颜色有无血尿。定时监测凝血功能变化,注意纤维蛋白原波动,及时报告医生,并遵医嘱随时调整药物剂量。②使用低分子肝素类药物须进行皮下注射,严格遵守脐周注射规则,以减少注射后脐周皮下出血而致的发绀、瘀斑。③选择肢体操作:抗凝治疗患者进行各项操作时,均应引起注意。对于输液患者避免同侧肢体进行抽血,采血侧肢体抽血完毕后延长按压时间,同时避免在该侧肢体进行血压测量或其他操作,避免瘀斑或血肿的形成。对于肢体穿刺后瘀斑形成部位多的患者,减少在发绀、瘀斑处穿刺。④进行有创操作注意动作轻柔,减少对患者的损伤。⑤完善各种记录,准确描述皮肤情况。

3.其他治疗

针对可能存在的危险因素进行有效治疗。对于颈动脉狭窄超过70%的患者可进行颈动脉内膜剥脱术。

六、健康教育

(1)药物指导:按时、按量服药,定期监测凝血功能。

(2)饮食指导:指导患者了解肥胖、吸烟酗酒及饮食因素与脑血管病的关系,改变不合理饮食习惯,选择低盐、低脂、充足蛋白质和丰富维生素饮食。少食甜食、限制钠盐,戒烟酒,合理运动。

(3)保持心态平衡,定期复查。

第三节　脑梗死的护理

脑梗死是指脑部血液供应障碍、缺血、缺氧引起脑组织坏死软化而言。临床常见的主要有脑血栓、脑栓塞。其原因有两种:①脑动脉壁由于动脉粥样硬化或其他因素造成管腔狭窄,甚至闭塞而导致局灶脑梗死,称为脑血栓形成。②身体其他部位的栓子脱落,进入脑循环,导致某一脑血管阻塞而形成局灶脑梗死,称为脑栓塞。

一、临床表现

1.中风先兆

一侧面部或上下肢麻木无力、口角歪斜、流涎,突然出现语言表达困难或不能理解他人的语言,突然感觉眩晕、摇晃不稳,短暂意识不清或嗜睡,出现难以忍受的头痛,头痛由间断性变为持续性或伴有恶心、呕吐等都是脑梗死的危险信号。

2.不同部位的病变表现出不同的临床症状

(1)颈动脉系统动脉硬化性脑梗死:表现为对侧肢体瘫痪或感觉障碍。

(2)主侧半球病变常伴有不同程度的失语、失读、失写、失认和顶叶综合征;非主侧半球病变常有对偏瘫侧肢体失认。患者的两眼向病灶侧凝视。

(3)病灶侧单眼失明伴对侧肢体运动或感觉障碍提醒颈内动脉病变。

(4)瘫痪和感觉障碍限于面部和上肢,以大脑中动脉供应缺血的可能性大。

(5)椎-基底动脉系统动脉硬化性脑梗死主要表现为眩晕、眼球震颤、复视、同侧偏盲、皮质性失明、眼肌麻痹、发音不清、吞咽困难、肢体共济失调、交叉性瘫痪或感觉障碍、四肢瘫痪,也可有头痛和程度不等的意识障碍。

二、评估要点

1.一般情况

观察生命体征有无异常,询问患者既往史(有无高血压或动脉粥样硬化)、过敏史、家族史等,了解对疾病的认识。

2.专科情况

(1)发病先兆:突发肢体无力、麻木或瘫痪,视物模糊、视力下降或视物成双、眩晕、平衡失调、步态不稳、头痛等。

(2)意识状况:神志恍惚、嗜睡、谵妄、昏睡、昏迷。

(3)肢体的肌力、肌张力:偏瘫。

3.实验室及其他检查

血液生化学检查、血液流变学检查,CT 检查一般于 24~48h 出现低密度灶。

三、护理诊断

1.生活自理缺陷

与偏瘫有关。

2.清理呼吸道无效

与肺部感染、分泌物过多、咳嗽无力或疲乏、意识障碍、认知障碍有关。

3.肢体活动障碍

与偏瘫、意识障碍、神经肌肉障碍有关。

4.语言沟通障碍

与语言中枢功能受损有关。

5.有发生压疮的危险

与肢体瘫痪、长期卧床、年老消瘦、营养不良、感知改变、大小便失禁有关。

6.有外伤的危险

与躁动、意识障碍有关。

7.有误吸的危险

与吞咽障碍有关。

8.潜在并发症

肺部感染、泌尿系统感染。

四、护理措施

(1)协助患者完成自理活动,鼓励患者寻求帮助。

(2)将患者经常使用的物品放在易拿取的地方,以方便患者随时取用。

(3)信号灯放在患者手边,听到铃声立即予以答复。

(4)恢复期,鼓励患者独立完成生活自理活动,以增进患者自我照顾的能力和信心,以适应回归家庭和社会的需要,提高生存质量。

(5)卧床期间协助患者完成生活护理

①穿衣/修饰自理缺陷

a.指导患者穿衣时先穿患侧,后穿健侧;脱衣时先脱健侧,后脱患侧。

b.鼓励患者穿较宽松柔软的衣服,使穿脱方便和穿着舒服。

c.穿不用系带的鞋。

d.患者换衣裤时,注意用屏风遮挡,并可适当摇高床头;需要时帮助患者。

②如厕自理缺陷

a.如厕时需有人陪护,给予必要的帮助。

b.手纸放在患者伸手可及之处,必要时帮助患者穿脱衣服。

c.如厕时注意安全,防止跌倒。

d.鼓励患者养成定时排便的习惯,保持大便通畅。必要时协助其在床上排便。

③进食自理缺陷

a.保持进食场所安静、清洁,进食时避免更换床单、整理床单位等护理活动。

b.给患者充足的进食时间,进食速度宜慢。

c.有吞咽困难的患者,宜进半流质饮食或流质饮食。

d.对不能由口进食的患者必要时给予鼻饲流食,口腔护理 2 次/d。

e.尽可能鼓励患者用健侧手协助进食。

五、应急措施

1.脑疝的护理

脱水降颅压,保持呼吸道通畅。

2.呼吸道感染的护理

及时清理呼吸道的分泌物,必要时置口咽通气道或行气管切开术。

3.应激性溃疡

注意患者的呕吐物性质,鼻饲者于每餐喂食前先抽吸胃液观察。

六、健康教育

(1)积极治疗基础病,如高血压、高脂血症、糖尿病。

(2)健康四项原则,合理膳食、适量运动、戒烟限酒、心理平衡。

①低盐、低糖、低脂,高维生素、高纤维素、高蛋白饮食(食盐摄入量每天小于 6g)。

②不吸烟少喝酒。

③慢跑、快走、打太极拳等运动。

④坚持 3 个半分钟、3 个半小时:醒了躺半分钟、坐半分钟、两腿下垂床边等半分钟;每天早上锻炼半小时、午睡半小时、晚上散步半小时。

⑤保持平和的心态和乐观的生活态度。

⑥定期复查,一旦出现前驱症状,应及早处理。

第四节　脑出血的护理

一、概述

脑出血是指原发性非外伤性脑实质内出血。急性期病死率为 30%～40%,约 80%发生于大脑半球,以基底节区为主,其余 20%发生于脑干和小脑。多见于 50 岁以上的中老年人,多在情绪激动、劳动或活动以及暴冷时发病,发病后症状在数分钟至数小时内达到高峰。高血压和动脉硬化是脑出血的主要原因。

二、临床表现

临床症状的轻重主要取决于出血量和出血部位。

1.基底节区出血

壳核是最常见的出血部位,占高血压性脑出血的 50%～60%,损伤内囊可引起对侧偏瘫和偏身感觉障碍,出血量大时很快昏迷;丘脑出血可出现精神障碍和中枢性高热;尾状核出血少见。

2.脑叶出血

一般以顶叶多见,其次为颞叶、枕叶及额叶。可有头痛、呕吐、癫痫发作等表现,而昏迷较少见。

3.脑桥出血

突然头痛、呕吐、眩晕、复视、交叉性瘫或偏瘫、四肢瘫等;出血量大于 5mL 时,患者很快昏迷,可呈去大脑性强直,两侧瞳孔呈针尖样,常在 48h 内死亡。

4.小脑出血

发病突然,眩晕和共济失调明显,可伴有频繁呕吐及枕部疼痛。大量出血可导致枕骨大孔疝而死亡。

5.脑室出血

分为继发性和原发性两类。前者多见于脑出血破入脑室系统所致,多数昏迷较深,常伴强直性抽搐;后者少见,为脑室壁内血管自身破裂出血引起。脑室出血本身无局限性神经症状,仅三脑室出血影响丘脑时,可见双眼球向下方凝视。

6.蛛网膜下腔出血(SAH)

是指脑底部或脑表面血管破裂后流入蛛网膜下腔引起相应症状,又称为原发性蛛网膜下腔出血。老年患者头痛、脑膜刺激征等临床表现不典型,但精神症状可较明显。

7.辅助检查

头颅 CT 是确诊的首选检查,可准确显示出血部位、大小、脑水肿情况及是否破入脑室,还可初步判断颅内动脉瘤位置、有无继发性脑梗死等。MRI 对幕下出血的检出率优于 CT。脑脊液检查对蛛网膜下腔出血诊断意义大。

三、治疗原则

脱水治疗降低颅内压,减轻脑水肿;控制血压,卧床休息,避免用力和情绪激动,防止再出血;抗感染,预防并发症;促进神经功能恢复,减轻继发性损害,预防复发、降低病死率。

四、护理评估

评估患者意识状态,检查瞳孔大小、对光反射和生命体征;有无吞咽困难、排尿排便障碍及肢体瘫痪;询问家族史与脑血管病、高血压、糖尿病病史;评估患者的心理反应和家庭支持等情况。

五、护理要点及措施

(1)严格卧床休息,满足患者生活需要。急性期卧床休息 4~6 周,抬高床头 15°~30°。保持病房安静,避免各种刺激,避免患者精神紧张、情绪波动;意识障碍、躁动患者加床挡,必要时使用约束带。

(2)严密观察意识、瞳孔、生命体征、血氧饱和度的变化,避免再次出血。本病出血再发率较高,以 5~11d 为高峰。大便困难时遵医嘱用通便药,监测血压变化,突然升高或下降均应及时报告医生。

(3)应用脱水药物的观察与护理。选择粗直血管、大号头皮针快速静滴甘露醇,要防止药物外渗,监测排尿情况和脱水效果、准确记录出入量。

(4)保持呼吸道通畅,做好抢救准备。遵医嘱吸氧,定时翻身、叩背,必要时吸痰,可应用口咽管预防舌后坠,备口腔护理包,做好气管插管准备。

(5)保证营养供给。能自行进食者选择高蛋白、高维生素软饭、半流或糊状食物,饮水量充足,进食后保持坐位 30～60min,防止食物反流。不能经口进食者留置胃管鼻饲。

(6)预防并发症。正确摆放患肢,协助翻身叩背,必要时使用气垫床、垫圈等,保持床单位清洁干燥,保持大便通畅,避免情绪波动和用力,进行下肢主动和被动运动。预防肺部感染、压疮、深静脉血栓和脑疝。

六、健康教育

1.指导康复锻炼和自我护理

教会照料者正确摆放、变换患者体位,教会患者床上被动活动。尽量将物品摆放在患侧,家属与其交谈时尽量坐在患者的患侧。

2.做好饮食指导

教会照料者选择适当的饮食、选择合适的进食体位、发生呛咳时的处理等。鼓励患者进食高蛋白、高维生素、富含纤维的清淡饮食,多饮水,多吃新鲜蔬菜、水果、谷物类、鱼类和豆类。

3.做好生活指导

指导患者保持情绪稳定,避免大喜大悲;大便不畅时,应用通便药物,避免用力大便;尽量做自己力所能及的事情,不要过多依赖家人。戒烟限酒。

4.告知患者定期复诊,预防疾病复发

指导患者根据医嘱按时按量服用药物,监测血压、体温、脉搏;出现头晕、头痛、呕吐等异常时及时来院就诊。

第五节　蛛网膜下腔出血的护理

蛛网膜下腔出血是指脑表面血管破裂,血液进入蛛网膜下腔,或脑实质出血血液穿破脑组织进入脑室及蛛网膜下腔而言。蛛网膜下腔出血临床上发病急骤,以剧烈头痛为初始表现。各个年龄组均有发病,半数患者有不同程度的意识障碍。

一、临床表现

(1)绝大多数都有情绪激动、过度疲劳、排便用力、咳嗽、饮酒等诱因。

(2)主要的临床表现为突发的剧烈头痛、呕吐、面色苍白、全身冷汗、意识障碍等。少数患者可出现精神症状、头昏、眩晕、颈背及下肢疼痛等。

(3)查体可见最具特征性的颈项强直等脑膜刺激征,少数患者可见偏瘫、偏盲、失语等。

(4)腰椎穿刺可见均匀一致的血性脑脊液。

二、评估要点

1.一般情况

观察生命体征有无异常,询问患者既往史,了解有无颅内动脉瘤、脑血管畸形和高血压、动脉粥样硬化病史,有无血液病、糖尿病、冠心病、颅内肿瘤、脑炎、抗凝治疗史、过敏史及家族史等。评估患者的心理状态,了解有无恐惧、紧张、焦虑及绝望的心理以及对疾病的认识。

2.专科情况

(1)询问起病缓急及起病时的情况,了解有无明显诱因和前驱症状。

(2)了解起病时的症状特征。是否突然剧烈头痛、呕吐;有无面色苍白、全身冷汗;有无眩晕、抽搐、颈背或下肢疼痛;有无意识或精神障碍。

(3)检查患者的意识状态,观察神志是否清楚,瞳孔是否正大等圆。有无烦躁不安、定向力障碍等精神症状。

(4)脑膜刺激征是否阳性;有无肢体功能障碍和失语;有无眼睑下垂等一侧动眼神经麻痹的表现。

(5)有无发热、多汗、皮肤黏膜充血、腹痛、血压波动等下丘脑受损的症状。

3.实验室及其他检查

(1)腰椎穿刺检查脑脊液压力是否增高,外观是否为均匀血性,镜检有无大量红细胞。

(2)CT 检查脑沟、脑池及蛛网膜下腔有无高密度影。

(3)脑血管造影或 DSA,对脑血管畸形和动脉瘤明确显示。

三、护理诊断

1.疼痛

与脑水肿、颅内高压、出血刺激脑膜或继发性脑血管痉挛有关。

2.昏迷及意识障碍

与蛛网膜下腔出血后的脑血管痉挛、脑水肿、脑代谢障碍等有关。

3.发热

与感染或体温调节中枢障碍、吸收热等有关。

4.自理能力缺陷

与意识障碍、偏瘫或医源性限制(绝对卧床)有关。

5.便秘

与蛛网膜下腔出血绝对卧床休息、不习惯床上排便、进食量减少、肠蠕动缓慢有关。

6.再出血危险

与动脉瘤或动静脉畸形,随时有再出血可能有关。

7.潜在肺部感染

与长期卧床呼吸道分泌物排出不畅有关。

8.潜在并发症

脑疝。

四、护理措施

1.颅内高压、头痛的护理

绝对卧床休息，一般为 4～6 周，床头抬高 15°～20°，有利于颅内静脉回流，并保持病室安静。遵医嘱给予降颅内压，如 20％甘露醇 125mL 快速静滴，必要时给予镇静止痛药，如口服安定等。同时，静滴时要合理使用和保护静脉，因患者输液时间长，静脉穿刺时应有计划地从四肢远端到近心端，并观察药物有无外渗。

2.昏迷及意识障碍的护理

对昏迷期患者加用床档，防止坠床；对躁动不安者，可用镇静剂，以免病情加重。

3.密切观察生命体征

注意意识及瞳孔的变化，有否头痛加剧，如有异常及时汇报医生。1 周内血压应保持在 20.0～21.3/12.0～13.3kPa(150～160/90～100mmHg)为宜，不宜过低，以防引起脑供血不足、低血容量而诱发脑梗死。

4.高热患者的护理

每 4h 测量体温、脉搏、呼吸 1 次。一般中度发热无感染征象者可能为吸收热，只要密切观察不需特殊处理。若体温过高，应及时采取物理降温，在头部体表大血管处放置冰袋，用 50％酒精和温水擦浴，必要时采用冬眠疗法。注意液体及能量的补充，成人每天在 2000mL 左右。同时加强皮肤及口腔的护理，大量出汗者，应及时更换床单及衣裤，避免受凉；每日用生理盐水棉球做口腔护理 2～3 次，口唇干燥者涂液状石蜡。

5.防止压疮发生

昏迷状态并伴有肢体瘫痪，应及时做好皮肤清洁护理。每 2h 翻身 1 次，使用气垫床、防压疮贴膜，促进局部血液循环，保持床单位干燥、清洁、平整。

6.保持大小便通畅

昏迷患者出现反射性尿失禁时，使用接尿器或留置尿管，保持尿路通畅和外阴部清洁，每日行膀胱冲洗 2 次，避免尿路感染及排尿困难。为保持大便通畅，可给予缓泻剂，如番泻叶 2g 分次冲泡口服，必要时用开塞露或肥皂水灌肠，以大便呈糊状较好。蛛网膜下腔出血保持大便通畅，以免因排便过度用力引起再度出血或脑疝形成。

7.饮食护理

加强营养，避免食用生、冷、硬食物，应食质软、易消化、营养丰富的食物。对昏迷患者给予鼻饲流质食物。

8.防止并发症的发生

保持呼吸道通畅，及时清除呼吸道分泌物或呕吐物，拍背、咳痰。对昏迷患者及时吸痰及氧气吸入，不仅能预防肺部感染，还可改善或纠正脑缺氧，减轻脑水肿。

9.心理护理

耐心了解患者的心理活动,做好患者的思想工作,解除心理障碍,满足患者的各种生活需求。给患者多讲与疾病相关的知识。在治疗操作、生活护理、基础护理上千方百计为患者排忧解难,对不同性格的患者采取与其相适应的心理护理,使其树立战胜疾病的信心。

10.恢复期的护理

根据患者的自理能力制定自理活动计划。帮助偏瘫患者进行肢体被动性活动,应循序渐进,鼓励患者独立完成自理活动。对有语言障碍的患者,护理人员态度要和蔼可亲,借助手势和口型与患者沟通,进行语言功能训练。

五、健康教育

1.入院教育

(1)指导患者和家属正确对待病情,支持与配合治疗护理计划。

(2)告知患者头痛的原因与颅压高、血液刺激脑膜或脑血管痉挛有关,随着出血停止、血肿吸收,头痛会逐渐缓解,以消除患者紧张、恐惧心理,增强战胜疾病的信心。

2.住院指导

(1)告知患者绝对卧床休息、保持环境安静,尽量减少探视以防再出血的意义。

(2)指导患者避免精神紧张、情绪波动、用力排便、屏气、剧烈咳嗽及血压过高等诱发因素。

3.出院指导

(1)保持情绪稳定,合理安排休息与活动量,避免过度激动、剧烈活动、重体力劳动等一切不良刺激,避免再次出血。

(2)给予高蛋白、富含维生素的饮食,多吃水果蔬菜,养成良好的排便习惯。

(3)告知本病治疗与预后的有关知识,指导患者配合检查,明确病因和尽早手术,解除顾虑。

(4)女患者1~2年内避免妊娠和分娩。

(5)按医嘱定期门诊复诊。

第六节 急性脊髓炎的护理

一、概述

急性脊髓炎是各种感染后变态反应引起的急性横贯性脊髓炎性病变,又称为急性横贯性脊髓炎。本病病因未明,认为可能是病毒感染后所诱发的自身免疫性疾病,而不是病毒感染的直接作用。病理改变是受累脊髓肿胀质地变软、充血或有炎性渗出物,严重损害可软化形成空腔,可分为感染后脊髓炎、疫苗接种后脊髓炎、脱髓鞘性脊髓炎、坏死性脊髓炎和副肿瘤脊髓炎等。

二、护理评估

(一)健康评估

询问患者病史及起病原因,多数患者出现脊髓症状前 1~2 周常有上呼吸道感染或胃肠道感染、发热、腹泻等病毒感染症状。如患者的发病季节,是否为夏秋季? 发病前有无患过胃肠道或呼吸道感染? 或近期曾有过腹泻、病毒性感冒? 发病前是否接种疫苗?

(二)临床症状评估与观察

(1)评估患者肌无力特点:多为急性起病,常在数小时至 2~3 天内发展到完全性瘫痪。双下肢麻木无力、病变部位根痛或病变节段束带感,进而发展为脊髓完全性横贯性损害,截瘫肢体的肌张力低、腱反射消失、病理征阴性、腹壁反射及提睾反射消失。上升性脊髓炎上升之延髓,出现吞咽困难、构音不清、交流困难、呼吸困难,甚至死亡。

(2)评估患者有无感觉异常、感觉异常的特点:病变节段以下所有的感觉丧失,可在感觉消失平面上缘有一感觉过敏区或束带样感觉异常,随病情恢复,感觉平面逐步下降,但较运动功能恢复慢,也不明显。

(3)评估患者自主神经症状,早期为大小便潴留,无膀胱充盈感,呈无张力性神经源性膀胱,膀胱可因充盈过度而出现充盈性尿失禁;随着脊髓功能恢复,膀胱容量缩小,尿液充盈到 300~400mL 时即自主排尿,称反射性神经源性膀胱。损害平面以下无汗或少汗、皮肤脱屑及水肿、指甲松脆和角化过度等。

(三)诊断性检查评估

(1)外周血检查:急性期外周血白细胞正常或轻度增高;压颈试验通畅,少数病例脊髓水肿严重可有不完全梗阻,2~3 周后出现梗阻可能系由于脊髓蛛网膜粘连。

(2)脑脊液压力正常,外观无色透明,白细胞数正常或增高[(10~100)×10^6/L],淋巴细胞为主;蛋白含量正常或轻度增高,糖、氯化物正常。

(3)影像学检查:脊髓 X 线检查正常。脊髓 MRI 的典型改变是病变部位脊髓增粗,病变节段髓内斑点状或片状长 T_1、长 T_2 信号,常为多发,或有融合,强度不均;恢复期可恢复正常,但也有脊髓 MRI 始终未显示异常者。

三、护理问题

1.呼吸困难
由于高位脊髓病变引起呼吸肌麻痹所致。

2.感知障碍
由于脊髓病变水平以下感觉缺失与脊髓损害所致。

3.失用综合征
由于神经损伤脊髓休克引起的四肢瘫所致。

4.压疮、尿路感染

由于自主神经功能障碍致排便失禁或潴留所致。

5.焦虑、恐惧

由于患者大部分为青壮年,运动障碍引起脊髓休克;呼吸肌麻痹引起呼吸困难带来的濒死感所致。

四、护理目标

(1)护士密切观察患者呼吸变化,维持患者正常呼吸功能。

(2)患者肢体保持良肢位,未出现失用综合征。

(3)患者未出现压疮、烫伤、冻伤、误吸。

(4)患者排便养成规律。

(5)患者、家属焦虑减轻。

五、护理措施

(一)维持患者正常的呼吸功能

(1)严密观察呼吸频率、深度,是否有呼吸困难、咳嗽无力,随时询问患者有无胸闷、气短,并监测生命体征变化、血氧饱和度、血气指标。

(2)保持呼吸道通畅痰鸣音出现鼓励患者进行有效咳痰,必要时吸痰,定时翻身叩背,雾化吸入,减轻或消除肺部感染。舌后坠者,给予口咽通气道使用。

(3)改善缺氧状态脊髓高位损伤或出现呼吸困难时,可给予低流量吸氧(鼻导管、面罩吸氧),及时发现患者有无胸闷、气短、烦躁、发绀等缺氧症状,遵医嘱及时抢救。

(二)做好皮肤护理、排泄护理,预防压疮、烫伤、冻伤、误吸

(1)保证皮肤的完整性,每班认真床头交接,检查皮肤,观察有无发红等情况。保持床单位清洁干燥,每1~2小时翻身一次,对于受压部位(脚踝、足踝、骶尾、骨突出等)要严密观察,必要时应用气垫床、使用楔形垫。

(2)排尿困难的护理

①对于尿失禁患者根据患者不同情况定时给予便器协助排尿,锻炼恢复自主排尿功能。

②对于尿潴留患者给予留置导尿,根据患者不同情况定时规律地夹闭、开放尿管,以维持膀胱充盈、收缩功能,或诱导刺激膀胱收缩,锻炼膀胱功能。

③对于留置导尿患者,应每日清洁尿道口,观察尿液颜色、性质、量是否正常,根据情况留取化验;定时更换尿管,注意无菌操作。

(3)排便困难患者的护理

①对于便秘患者应保证适当的高纤维饮食与水分的摄入,根据患者自身排便习惯,给予通便药或开塞露,无效时给予不保留灌肠,养成排便习惯。

②对于便失禁患者,选择易消化、吸收的高营养低排泄要素饮食,同时指导患者练习腹肌加压与肛门括约肌收缩,掌握进食后的排便时间规律,随时清洁肛周皮肤,维持会阴、肛门周围皮肤清洁、干燥,观察有无淹红、破溃,出现臀红等情况者应及时应用药物。

(4)保证喂养及时,防止呛咳误吸的发生,出现吞咽困难早期给予半流质食物,当病变严重明显出现呛咳等表现时给予鼻饲饮食,注意抬高床头。

(5)了解患者是一侧痛、温觉障碍,或病变节段以下感觉障碍或自主神经功能障碍。根据感觉障碍情况有针对性地护理。输液以健侧肢体为主,观察输液处皮肤情况,防止外渗。给予洗漱、浸泡时,水温勿过热而造成烫伤,禁止使用热水袋。用冰袋时间不宜过长,防止冻伤。

(三)帮助患者恢复瘫痪肢体的功能恢复

(1)防治瘫痪肢体失用综合征发生,早期进行功能锻炼并在翻身运动后做好良肢位摆放。

(2)物理治疗师实施物理治疗,进行自理能力训练。

(3)可穿弹力袜防止下肢深静脉血栓形成。

(四)用药治疗护理

1.常用的药物治疗

①皮质类固醇激素:急性期可采用大剂量甲泼尼龙短程冲击疗法,500～1000mg 静脉滴注,每日一次,连续 3～5 次。②免疫球蛋白:成人每次用量 15～20g,静脉滴注每日一次,连续 3～5 次为一疗程。③抗生素:可预防和治疗泌尿道或呼吸道感染。④B 族维生素:有助于神经功能恢复。⑤甲基酪氨酸:可对抗酪氨酸羟化酶,减少去甲肾上腺素的合成,预防出血性坏死的发生。

2.应用免疫球蛋白的注意事项。

3.应用皮质类固醇激素的注意事项

激素大剂量、长时间使用会出现相应的不良临床症状,如面色潮红、情绪激动、入睡困难甚至心律增快等,要告知患者出现不适随时告知。此外,不宜随意停减药量,必须按时使用,否则会加重病情。

六、健康教育

(1)生活与康复指导:肢体锻炼、加强营养、适当体育锻炼增强体质。

(2)预防尿路感染:告知患者表现,鼓励多饮水,保持会阴清洁,定时更换尿管。

(3)药物指导:按时按量服药,定时复诊。

(4)注意安全,防止受凉感冒、疲劳等。

第七节 多发性硬化病的护理

一、概述

多发性硬化(MS)是一种以中枢神经系统白质脱髓鞘为特征的自身免疫性疾病。本病多见于青壮年,其特点为空间上的多发性(即散在分布于中枢神经系统的多数病灶)及其在时间上的多发性(即病程中的缓解复发)。关于本病的病因及发病机制目前尚不完全清楚,目前主要有四种学说:①病毒感染,机体抗病毒免疫反应引起组织损伤和炎性反应。②免疫反应。③遗传因素,多发性硬化有家族易感性。④环境因素,某些环境因素在多发性硬化的发病中同样起重要作用,如 MS 发病率与高纬度寒冷地区有关。病变最常侵犯的部位是脑室周围的白质、视神经、脊髓和脑干传导束以及小脑白质等处,因此会出现运动障碍、感觉异常、语言、括约肌功能障碍等临床表现。流行病学调查本病好发于北半球的寒冷与温带地区,我国属中发地区。发病年龄多在 20~40 岁,女性稍多,男女比例约为 2~3∶1。

二、护理评估

(一)健康史评估

评估患者健康史时询问其有无病毒感染史,家族中有无患此病者,患者的出生地域、气候、生活环境。如果患者出生于原籍,但生活于异地,应询问其在出生地和成长地的生活年限,患者的首次发病年龄。

(二)临床症状评估

多发硬化表现不一,临床常见病程可分为复发缓解型、原发进展型、进展复发型、继发进展型及良性型五类。由于 MS 可累及视神经、脊髓、脑干、小脑及大脑半球的白质,病灶散在多发,因此易出现不同的临床症状谱。

1.评估患者有无感觉障碍

常由脊髓后索或脊髓丘脑束病损引起,最常见的症状为疼痛或感觉异常,如麻木感、束带感、烧灼感或痛温觉减退、缺失,以肢体为主,可有深感觉障碍。此外,被动屈颈时会诱导出刺痛感或闪电样感觉,从颈部放射至背部,称之为莱米尔特征。

2.评估患者运动障碍的特点

首发症状多有肢体无力、运动障碍。可有皮质脊髓束损害引起的痉挛性瘫痪、偏瘫、截瘫、四肢瘫;小脑或脊髓小脑通路病损引起的小脑性共济失调;深感觉障碍引起的感觉性共济失调。

3.评估患者视觉障碍的特点

多有缓解-复发的特点,早期眼底无改变,后期可见视神经萎缩和球后视神经炎。表现为视力减退或视野缺损,但很少致盲。首次发病较易缓解,反复发作可致视盘颞侧偏白,或遗留颞侧视盘苍白。

4.评估患者有无膀胱功能障碍

包括尿急或尿不畅、排空不全、尿失禁等。

5.评估患者有无脑干症状

某些多发性硬化患者可有脑干损害的体征,包括眼球震颤和核间性眼肌麻痹引起复视、面部感觉缺失、面瘫、构音障碍、眩晕、球麻痹等。

6.评估患者有无其他

精神症状、痴呆及认知功能障碍。

(7)对于反复发作者,每次发作住院要评估患者发作原因,如是否有感冒、发热、感染、外伤、手术、拔牙、妊娠、分娩、过劳、精神紧张、药物过敏和寒冷等诱因。

(三)诊断性检查评估

1.脑脊液检查

①单核细胞数:超过 $50 \times 10^6/L$ 则多发性硬化的可能性很小。②鞘内 IgG 合成是临床诊断多发性硬化的一项重要辅助指标。③寡克隆(OB)IgG 带是诊断多发性硬化的一项非常重要的指标,85%～95%的多发硬化患者可在脑脊液中检出。CSF 中存在寡克隆 IgG 带而血清中缺如,提示寡克隆 IgG 是鞘内合成,支持多发硬化诊断。④细胞学:可发现免疫活性细胞,如激活型淋巴细胞、浆细胞和激活型单核细胞。

2.电生理检查

用于多发性硬化诊断的电生理检查均无特异性,应结合临床全面分析。①视觉诱发电位(VEP):75%～90%的临床确诊且伴眼部症状的多发性硬化患者存在 VEP 异常。②脑干听觉诱发电位(BAEP):对伴脑干症状的临床可疑多发性硬化,BAEP 异常则说明脑干确有病灶。③体感诱发电位(SEP):异常表现为潜伏期延长或波形改变。

3.影像学检查

磁共振成像(MRI):MRI 是检测多发性硬化最有效的辅助诊断手段,多发性硬化的特征性表现为白质内多发长 T_1、长 T_2 异常信号,脑内病灶直径常＜1.0cm,一般为 0.3～1.0cm,散在分布于脑室周围、脑干与小脑,少数在灰白质交界处。脑室旁病灶呈椭圆形或线条形,其长轴与头颅矢状位垂直,具有一定的诊断价值。

三、护理问题

1.肢体发冷、蚁走感、烧灼样疼痛

与脊神经根部的脱髓鞘病灶有关。

2.视觉障碍

由于球后视神经功能障碍而致的视神经炎所引起。

3.肢体无力或瘫痪、走路不稳

与中枢神经系统多发病灶有关。

4.精神心理异常

由于疾病的反复发作、预后不良,以及中枢神经多灶性脱髓鞘,颞叶、额叶病变所致。

5.排尿困难

由于脊髓功能损伤所致。

四、护理措施

(一)密切观察患者感知觉异常的程度变化,保证其日常生活的安全性

1.视力障碍的护理

保持环境的安全性,如病房宽敞、地面平整无障碍物,光线充足;日常生活用品放在患者视觉较好的一侧,反复和患者交待物品的位置;活动时用眼罩遮挡另一只眼,当眶周疼痛并感疲劳时,嘱患者闭目休息或轻揉眼部。

2.肢体感觉异常的护理

(1)预防烫伤:患者洗漱时注意水温的测试,比正常感觉的水温再低20℃为宜;沐浴室内的热水管上一定要有醒目标识,以防患者不慎触及而烫伤;保暖时禁用热水袋。

(2)减轻异常感觉所带来的不适,穿宽松肥大的棉制衣服以防止束带感加重;凉水擦拭四肢以减轻烧灼感;给患者静脉输液时选择肢体感觉相对完整肢体的大血管,最好给予静脉留置输液,并定时巡视输液肢体有无肿胀及肤色异常等。

(3)缓解感觉异常的训练指导:①对于感觉麻木的患者给予痛、温度觉刺激;②对于痛性痉挛的患者给予肢体的主动被动运动及按摩、针灸配合药物治疗,减少痉挛的发生。

(二)提高患者活动能力的护理,保证其安全

(1)环境安全:除光线、地面要求外,还要注意带轮床要随时锁住轮锁,以防患者靠坐时,床不稳定滑走,使其摔伤;摇床把随时收起,以防绊倒患者等。

(2)对于能行走的患者,鼓励患者每日行走,进行主动锻炼,但要以未感疲劳为宜;行走不稳的患者应使用助行器,或有人搀扶、看护,以防摔伤。

(3)对于卧床患者,定时更换体位,帮助患者被动肢体活动,并保持其良肢位,防止关节变形而导致功能丧失。

(三)并发症的护理

1.排便困难的护理

应多食用粗纤维食物,促进肠蠕动而利于排便;遵医嘱应用缓泻剂;养成定时排便的习惯。运用排便刺激法诱导排便,即排便前先使用开塞露,然后用手刺激肛周10~15分钟,再协助患者坐在便器上利用重力排便。

2.排尿异常的护理

留置导尿协助排尿。注意定时夹闭尿管,预防泌尿系感染。

（四）心理护理

由于多发性硬化患者以青壮年多见，而且此病有复发、进展加重的病程，约60％的患者在病程中有抑郁体验，自杀率是同年对照组的7.5倍，因此做好患者的心理护理很重要。

1.认识患者的心理需求

①安全感的需要：患者对所住的地方有安全感，对照顾他们的人有信心是解决和疾病有关问题的基础。②被需要：患者日益衰弱的时候，自认为自己是别人的负担，他们需要重建信心，知道自己被爱、被需要。③自尊心的需要：虽然由于疾病和身体日益衰退而丧失各种能力，但患者仍需要被别人尊重，保持良好的自我形象。④信赖的需要。

2.满足患者的需要

①做好基础护理，最大限度地满足患者的生活需要，使患者感到舒适；巡视病房，有时间陪伴在患者身旁，使其获得安全感。②患者既面对着反复住院、病情进行性加重的现实，又在生活的希望驱使下，不断否定疾病的发展，所以他反复向医护人员询问："我的症状怎么加重了？是加重了吗？"这就需要护士耐心倾听患者的反复诉说，有时虽然为其解决不了问题，但能缓解患者的压力。③随着患者病情的逐渐发展，为尊重其身体及心理的独立性，护理患者的过程中应经历从协助到帮助再到给予的循序渐进的过程，最大限度地让患者做力所能及的事情，这样使他不至于感到自己活着没有价值或自己是别人的负担等。

3.保证环境安全

发现患者有自杀倾向应有专人看护，以防自杀。

五、健康教育

1.预防复发

避免感冒、发热、外伤、手术、拔牙、过度紧张、药物过敏及寒冷；热敷、热水浴、理疗等使体温增高而诱发本病。

2.运动训练

如游泳是最理想的运动方式，有浮力支持和低温环境。

第八节　视神经脊髓炎的护理

视神经脊髓炎（NMO）是一种视神经和脊髓同时或相继受累的急性或亚急性起病的炎性脱髓鞘疾病。表现为视神经炎以及脊髓炎，该病由 Devic 首次描述，又称 Devic 病或 Devic 综合征，有学者认为视神经脊髓炎是多发性硬化的一个变异型。本病多发于青壮年，男女均可罹患。

一、专科护理

（一）护理要点

急性期注意观察患者的视力变化，做好眼部的护理，防止用眼过度，满足患者的基本生活需要，做好安全防护。脊髓损害时根据病变部位的不同，观察患者有无肢体瘫痪、麻木、痉挛、皮肤营养障碍、膀胱功能障碍等。患者出现截瘫时密切观察病变平面的变化，保持患者呼吸道通畅，患者出现呼吸困难、吞咽困难时及时给予相应的护理措施。

（二）主要护理问题

1.生活自理缺陷

与视力丧失或截瘫等有关。

2.感知改变

视觉与视神经损伤有关。

3.有受伤害的危险

与短时间内失明或截瘫有关。

4.知识缺乏

缺乏本病的相关知识。

（三）护理措施

1.一般护理

（1）环境：病室环境安静，光线明暗适宜，床铺设有床档，地面无障碍物，去除门槛。床单位清洁、干燥、无渣屑，生活必需品置于伸手可及处。

（2）生活护理：满足患者的基本需要，协助患者清洁卫生，预防感染。卧床的患者给予气垫床保护皮肤，指导或协助患者取舒适体位，保持肢体功能位，定时更换体位，防止压疮的发生。协助患者被动运动，防止肌肉萎缩。视力部分或全部丧失时做好眼部保护，防止并发症。

（3）饮食护理：给予高蛋白、高维生素、易消化吸收的饮食，多食蔬菜、水果及富含纤维素的食物，保证热量与水分的摄入，预防便秘的发生。

（4）病情观察：急性起病时视力可在数小时或数日内丧失，注意评估患者的视力变化，有无疼痛、视神经盘水肿、视神经萎缩。出现截瘫时，病变平面是否上升，有无尿潴留、尿失禁等自主神经症状。

2.用药护理

指导患者了解常用药物、用法、不良反应及注意事项等。首选药物为大剂量皮质类固醇，如甲泼尼龙或地塞米松冲击疗法，使用时严密观察不良反应，如继发感染，血压、血糖、尿糖的变化等。

3.心理护理

因视力部分或全部丧失，可出现焦虑、急躁等情绪，告知患者本病多数患者视力在数日或数周后可恢复,要积极配合治疗;出现运动、感觉及自主神经功能损害时,应稳定患者的情绪,帮助患者树立战胜疾病的信心。

4.康复护理

(1)急性期康复:保持良好的肢体功能位置,协助被动运动和按摩,促进血液循环,防止关节畸形和肌肉萎缩,定时更换体位,预防压疮的发生。

(2)恢复期康复:根据患者的病情,制订恢复期康复计划,由易入难,循序渐进,如翻身训练、坐起训练、转移训练、站立训练、步行训练等。

二、健康指导

(一)疾病知识指导

1.流行病学

本病在我国多见,男女均可发病,女性稍多,多见于 20~40 岁,一般急性或亚急性起病。

2.形成的主要原因

病因及发病机制目前尚不完全清楚,可能是多发性硬化的一种临床亚型或临床上的一个阶段。

3.主要症状

起病前可有上呼吸道或消化道的感染史,少数患者有低热、头痛、咽痛、周身不适等前驱症状,同时或相继出现视神经损害及脊髓损害。在短时间内连续出现较严重的视神经炎和脊髓炎预示为单相病程,也可有缓解—复发,多数复发病程间隔期约 5 个月左右。

(1)视神经损害表现:为视神经炎及球后视神经炎,双眼同时或先后受累。急性起病时,受累侧眼数小时或数日内视力部分或完全丧失,伴眼球胀痛。视神经炎眼底检查可见早期有视神经盘水肿,晚期有视神经萎缩;球后视神经炎眼底检查可见早期眼底正常,晚期视神经萎缩。大部分患者视力可在数日或数周后有显著恢复。

(2)脊髓损害表现:临床常表现为播散性脊髓炎,体征呈不对称和不完全性。首发症状多为肢体麻木、肩痛或背痛,继而出现截瘫或四肢瘫,感觉障碍等。自主神经损害时可出现尿便异常、皮肤营养障碍等。

4.常用检查项目

脑脊液检查、诱发电位、MRI 检查等。

5.治疗

首选皮质类固醇治疗,大剂量冲击疗法,再改为口服逐渐减量至停药。皮质类固醇治疗无效时,可用血浆置换来改善症状。出现运动、感觉和自主神经功能障碍时对症治疗。

6.预后

多因连续发作而加剧,预后与脊髓炎的严重程度及并发症有关。

(二)日常生活指导

进行功能锻炼的同时,保证足够的休息,劳逸结合。鼓励患者保持情绪平稳,防止感冒、外伤、疲劳等诱发因素,加强营养,增强机体抵抗力。

(三)用药指导

对药物的使用进行详细的指导,做好药物不良反应与病情变化的区分。应用皮质类固醇药物时注意观察药物效果及不良反应。口服给药时,按时服用,不能擅自减量、加量,甚至停药,防止"反跳现象"的发生。

(四)饮食指导

保持营养均衡,保证热量与水分的摄入,多食新鲜的蔬菜和水果,减少并发症的发生。

(五)预防复发

遵医嘱正确用药,定期门诊复查,预防各类诱发因素的发生,适量运动,如出现病情变化及时就诊。

第九节　癫痫的护理

一、概述

癫痫是一组由大脑神经元异常放电所引起的、以短暂中枢神经系统功能失常为特征的慢性脑部疾病,具有突然发生、反复和短暂发作的特点。大脑皮质神经元过度放电是各种癫痫发作的病理基础,任何导致大脑神经元异常放电的致病因素均可能诱发癫痫。根据病变累及大脑的部位,临床上可表现为运动、感觉、意识、行为和自主神经等不同程度的障碍。

二、护理评估

(一)健康史评估

1.家族遗传史

家系调查结果显示,特发性癫痫近亲中患病率为 2%～6%,明显高于一般人群的0.5%～1%,应询问患者的家族中是否有人患癫痫病。

2.胎儿期母亲病理因素

孕期妊娠中毒症、精神创伤、腹部外伤、接受放射线、服用药物、接触有害化学物以及感染性疾病等都增加了胎儿出生后患癫痫的危险。

3.出生史

出生时的病理因素如各种原因引起的难产、早产、产伤都可能增加癫痫的危险。

4.既往史

(1)高热惊厥史是癫痫的一个危险因素。患癫痫者有过热性惊厥史的多于正常人,但绝不能认为高热惊厥就会发展成癫痫,并且年龄越大发生的高热惊厥与癫痫的关系越大,故应询问患者多大年龄时出现了高热、惊厥,以及其每年发作次数。

(2)神经系统疾病:大部分症状性癫痫是由中枢神经系统疾病引起的。既往曾患有重度脑外伤、精神发育迟滞、脑瘫、脑肿瘤、颅内感染继发癫痫的危险性最大,脑血管病、老年期痴呆、复杂性热惊厥次之。患者以前是否患过以上疾病一定询问清楚。

(3)服药史:是否服用中枢兴奋药,如戊四氮、贝美格、抗抑郁药丙米嗪等;服用抗癫痫药物种类、服法、多少年、是否服用中药(多种抗癫痫药同用可相互作用而影响其代谢,控制一种类型的癫痫的同时又诱发另外一类型的癫痫发作)。

(4)社会经济地位:询问患者出生地、文化程度、职业;生活地的医疗资源与信息,以了解患者对疾病的认识程度。研究发现,缺乏医疗保健的农村及穷苦的人群是癫痫的高危人群。

5.影响癫痫发作的可以改变的诱因

发热、失眠、疲劳、饥饿、便秘、饮酒、停药、闪光、感情冲动和一过性代谢紊乱等都能激发发作。过度换气对失神发作、过度饮水对癫痫的全面强直—阵挛性发作类型、闪光对癫痫的肌阵挛类型均有诱发作用。

上述诱因可以提出以下问题:

(1)服药是否有医生指导?能否坚持正确、规律服药?有无漏服、停服?

(2)睡眠是否规律、睡眠质量如何?

(3)饮食是否规律?有无过度饮水的习惯?排便习惯如何?

(4)有无饮酒嗜好?患癫痫后是否还在饮酒?是否有其他嗜好?

(5)个性是否容易紧张、急躁、情绪化?这些情绪多在什么状态下表现?

(二)临床症状评估与观察

1.部分性发作

根据发作时是否有意识障碍可分为两型。

(1)单纯性部分发作:除具有癫痫的共性外,发作时意识始终存在,发作后能复述发作的生动细节是其主要特征,包括部分运动性发作、感觉性发作、眩晕性自主神经性发作、精神性发作。

(2)复杂部分性发作:发作起始出现精神症状或特殊感觉症状,随后出现意识障碍、自动症和遗忘症,有时发作开始即为意识障碍。先兆或始发症状可包括单纯部分性发作的各种症状,特别是错觉、幻觉等精神症状及特殊感觉症状。复杂部分性发作是在先兆之后,患者部分性或完全性对环境接触不良,做出一些表面上似有目的的动作即自动症,它是在痫性发作期或发作后意识障碍和遗忘状态下发生的行为。

2.全面性发作的特征

发作时伴有意识障碍或意识障碍为首发症状,神经元痫性放电起源于双侧大脑半球。包括失神发作、肌阵挛发作、强直性发作、强直-阵挛发作、无张力性发作;其中强直-阵挛发作即全面性强直-阵挛发作(GTCS)也称大发作,是最常见的发作类型之一,以意识丧失和全面对称性抽搐为特征。发作可分三期。①强直期:患者突然意识丧失,跌倒在地,全身骨骼肌呈持续性收缩;上睑抬起,眼球上窜,喉部痉挛,发出叫声;口先强张,而后突闭,可能咬破舌尖;颈部和躯干先屈曲而后反张,上肢先上举后旋再变为内收前旋,下肢自屈曲转变为强烈伸直,强直期持续 10～20 秒后,在肢端出现细微的震颤。②阵挛期:震颤幅度增大并延及全身成为间歇性痉挛,即进入阵挛期;每次痉挛都继有短促的肌张力松弛,阵挛频率由快变慢,松弛期逐渐延长,本期持续约 1/2～1 分钟;最后一次强烈阵挛后,抽搐突然终止,所有肌肉松弛;在以上两期中可见心率加快,血压升高,汗液、唾液和支气管分泌物增多,瞳孔扩大等自主神经征象;呼吸暂时中断,皮肤自苍白转为发绀,瞳孔散大、对光反射及深、浅反射消失,病理反射阳性。③惊厥后期:阵挛期以后尚有短暂的强直痉挛,造成牙关紧闭和大小便失禁;呼吸首先恢复,心率、血压、瞳孔等恢复正常,肌张力松弛,意识逐渐清醒,自发作开始至意识恢复约历时 5～10 分钟;清醒后常感到头晕、头痛、全身酸痛和疲乏无力,对抽搐全无记忆;不少患者发作后进入昏睡,个别患者在完全清醒前有自动症或暴怒、惊恐等情感反应。

(三)诊断性检查评估

诊断癫痫所作的检查包括脑电图(EEG)、视频脑电(V-EEG)、电子计算机断层扫描(CT)及磁共振成像(MRI)、单光子发射计算机断层扫描(SPECT)、正电子断层扫描(PET)、颅内脑电记录技术,其中视频脑电对临床上癫痫诊断及致痫灶定位的帮助最大。

(四)视频脑电图检查

1.目的

视频脑电图是借助电子放大技术,通过计算机描记脑部自发性生物电位,同时结合视频技术监测患者的临床表现,以研究大脑功能有无障碍。

2.视频脑电图检查前准备与护理

(1)检查前 3 天停服一切对脑电影响大的药物,并在医生指导下减药或停用抗癫痫药物。但对长期服药的患者来说,停药可能导致癫痫发作,甚至可致癫痫持续性状态的出现。因此,不能停药的应在申请单上注明药物名称、剂量、用药情况等。

(2)检查前一天要剃头、洗头,不能用头油及护发素(女性患者的头发最好不要过肩,否则有可能会影响结果)。安放电极时还需要用 95% 乙醇或丙酮擦净头皮,使电极与头皮有良好的接触。

(3)检查前一天晚上少睡觉或不睡觉(至少后夜不睡觉)。

(4)检查当天不要空腹(要求吃饱吃好)。

(5)做好卫生宣教。要详细讲解此项检查的重要性,特别是停药后患者可出现癫痫发作,以及检查中的注意事项,取得患者的合作。对于不合作的患者,应详细向患者家属讲解检查中的注意事项。

(6)告知患者检查时穿衣服要适度,过多过热易造成脑电极浅漂移和电极滑脱,影响分析检查时需要患者和衣睡觉,不能盖被子;不要穿毛衣或人造纤维类衣服,可造成静电干扰。

(7)当日早晨正常进食,切不可空腹,以免血糖过低影响脑电图的结果。

(8)调整受检查者的精神状态。如在检查过程中精神紧张、焦虑不安、思考问题时,可使 α 波减少或消失,β 波增多。精神紧张可使汗腺分泌增多和肌肉收缩而致伪差增多。对于不合作的小儿、精神病患者,可在检查前给予适量快速催化或镇静剂,常用10%水合氯醛。

(9)检查前还须排空膀胱。

3.视频脑电图检查中配合与护理

(1)每个电极安放处都必须用95%乙醇认真擦拭,并且必须在乙醇挥发后才能安装。电极表面必须干燥。

(2)检查过程中要注意观察患者的每项活动,每隔1小时记录一次。观察患者的内容包括闭目静坐、卧床、散步吃饭、看电视、读书、排便、睡眠及其他活动。记录时要写明时间、患者的活动状态等。

(3)检查过程中,特别要向患者问清有无头痛、恶心、抽搐发作及其他不适症状等。嘱咐患者每日入睡前闭目、深呼吸平静心神,以免异常脑电波干扰。

(4)检查过程中若有癫痫发作应及时呼唤患者姓名,了解意识状况并通知医生。保护好患者,避免发生意外,同时详细记录癫痫发作的起始时间、持续时间、抽搐开始部位,以及扩展抽搐后肢体有无瘫痪、意识改变、瞳孔改变、大小便失禁等。对发作中尚清醒的患者,要向其询问姓名、简单的计算及刚才发生的事情,以便鉴别是复杂的部分性发作,还是简单的部分性发作。

(5)遇到癫痫发作的患者,首先要保证呼吸道通畅,防止舌咬伤,防止坠床及受伤。若持续发作,应据医嘱进行抗惊厥处理和吸氧等。

(6)患者在发作过程中告知照顾者不得靠近患者,以免影响摄像效果。癫痫发作时切勿用力按压患者肢体、胸部,避免发生骨折。

(7)患者每次入睡前嘱其闭目静坐,同时深呼吸平静心神,以免异常脑电波干扰。

(8)检查过程中避免牵拉电极线,倘若有电极脱落应及时按原部位粘牢。

(9)保证室内温度适宜。温度过高,患者出汗,头皮上电极易脱落;温度过低,在安放电极时粘胶不易干,粘不牢。

4.视频脑电图检查后的护理

(1)检查后协助患者洗净头发。

(2)检查后协助患者至轮椅或平车上安返病房,嘱其卧床休息。

(3)嘱患者或家属3天后取检查结果。

5.结果

临床上对癫痫诊断及致痫灶定位的帮助最大,对脑炎、脑肿瘤、脑血管疾病及睡眠障碍等疾病也有一定的诊断价值。还应用于脑血管疾病脑功能的评价;颅内占位病变(肿瘤、脓肿、血肿)的定位诊断;脑外伤脑损伤的评定;大脑弥漫性病变(脱髓鞘病)的脑功能评价;肝性脑病的早期诊断;代谢性脑病的脑功能评价;手术及麻醉监测;药物监测;昏迷及脑死亡评分。

三、患者问题

1.短暂的意识障碍

缺氧、呼吸抑制所致。

2.短暂的呼吸道不通畅

表现在痫性发作的强直期,患者全身骨骼肌呈强直收缩,引起喉肌痉挛、呼吸暂停、发绀以致窒息,并发出尖声吼叫。

3.意外伤害

(1)跌伤、碰伤:痫性发作时,强直期患者突然意识丧失、全身骨骼肌呈持续性收缩、强直抽搐或失张力性发作所致。

(2)舌咬伤:痫性发作时喉肌、闭口肌群、咀嚼肌痉挛所致口先强张而后突闭造成舌咬伤。

4.头晕、头疼、全身酸痛、疲乏无力

由于癫痫发作时患者极度缺氧,体内大量乳酸分泌,能量耗竭,患者在痫性发作后,出现头晕、头疼、全身酸痛、疲乏无力的症状。

5.短暂的尿失禁

癫痫发作时自主意识丧失所致。

6.精神障碍

癫痫患者由于脑发育不全、长期反复癫痫发作所致的脑损伤、长期服用抗癫痫药物、社会心理因素等造成患者在癫痫发作前、中、后出现精神障碍。如精神运动性发作、自动症;精神分裂症如错觉、幻觉、妄想、强迫症;发作性情感障碍,表现为焦虑、抑郁症;癫痫性人格、智能障碍。很多癫痫患者伴有人格、智能障碍,有学者报道,癫痫开始发作年龄越早,发作频率越多,智能改变越大,大发作、颞叶病灶最易引起性格和智能改变。

四、护理目标

(1)患者及家属认识到安全保护是防止意外伤害的前提。

(2)患者家属掌握了发作期安全保护的方法。

(3)患者在住院期间癫痫大发作时未出现意外伤害。

(4)患者及家属认识到正确服药的意义。

(5)患者能说出所服药物的正确方法及注意事项。

(6)患者愿意学习生活技能;患者掌握了一定的生活技能。

五、护理措施

(一)癫痫大发作后缓解期的安全护理

密切观察患者的意识状态、瞳孔恢复情况,有无头痛、疲乏或自动症;保持呼吸道通畅;给予吸氧,纠正缺氧状态;协助患者取舒适体位于床上,并加用床挡,防止坠床;室内外保持安静,减少护理治疗操作对患者的打扰.保证患者充足的睡眠、休息;保证患者床单位清洁、干燥。

(二)患者住院期间的预防性安全护理

(1)室外环境保持安静,门窗隔音;病房应远离嘈杂的街道、闹市、噪声轰鸣的工厂和车间。

探视时应限制家属人数。

（2）室内光线柔和、无刺激；地方宽敞、无障碍、墙角设计为弧形、墙壁有软壁布包装，地面铺软胶地毯；床间距应在 6m 以上，床两侧有床档，床档应有床挡套包裹；有轮床应四轮内固定。危险物品远离患者，如床旁桌上不能放置暖瓶、热水杯等。

（3）定时正确评估，预见性观察与判断是防止患者发生意外的关键。

入院时一定按评估内容仔细询问知情人（患儿父母、成人配偶等）患者癫痫发作史，根据患者癫痫病史掌握患者的临床表现，分析发作规律，预测容易发作的时间。

入院后注意患者异常行为的观察，有些精神障碍发生在痉挛发作前数小时至数天，主要表现为情感和认知改变，如焦虑、紧张、易激怒、极度抑郁、激越、淡漠、思维紊乱、语言不连贯或一段时间的愚笨等；有些精神障碍既可是癫痫发作的先兆也可单独发生，如幻觉，看见闪光，听见嗡嗡声；记忆障碍、似曾相识；思维障碍表现为思维中断、强制性思维等。护理人员通过和患者沟通交流，耐心倾听患者的表达，仔细观察其行为，预见性判断患者有无危险，并采取安全保护措施。

（4）使用防止意外发生的警示牌：通过评估，对有癫痫发作史、外伤史的患者，在室内床头显著位置示"谨防摔倒、小心舌咬伤、小心跌伤"等警示牌警示，随时提醒患者本人、家属、医务人员患者有癫痫发作的可能，时刻做好防止发生意外的准备。

（5）使用防护用具：患者病室外活动或到相关科室做检查时要戴安全帽、随身携带安全卡（注明患者姓名、年龄、所住病区、诊断）；患者床旁应配有震动感应碰铃，使患者独自就寝癫痫突然发作时呼救别人之用；床旁桌抽屉中备有特制牙垫，为防止癫痫发作时舌咬伤之用。

（三）药物治疗安全的护理

早期治疗，正确用药，控制癫痫发作，减少意外发生，提高其生活质量。

1.一般原则

（1）注意用药时机：临床上癫痫的诊断一经确立，还应确定其发作类型，并及时服用抗癫痫药物控制发作。但首次发作的患者在调查病因之前，不宜过早用药，应等到下次发作再决定是否用药。

（2）注意用药教育：用药前应向患者及其家人说明癫痫治疗的长期性、药物毒副作用及生活中注意事项。根据所用抗癫痫药物的毒副作用，初步确定患者的用药时间和预后。

（3）注意用药方法：①病因明确者应进行病因治疗。②根据发作类型选择抗癫痫药物，因癫痫类型与药物治疗的关系密切。③根据血药浓度给药：由于药物吸收、分布及代谢的个体差异可影响药物的疗效，用药应采取个体化原则。多数抗癫痫药血药浓度与药效相关性明显大于剂量与药效相关性，因此，应进行药物监测（TDM），即测定血药浓度，可提高用药的有效性和安全性。④坚持先单用后联合的给药方法：约 80% 癫痫患者单药治疗有效，不良反应较小，故应提倡单药治疗，切勿滥用多种药物。若单用一种药物出现严重不良反应时，或剂量已经足量但仍不能控制发作，则须换用第二种化学结构相同的药物。若仍控制不了癫痫的发作，须联合治疗才能较好地控制发作。

（4）注意用药时间：长期坚持用药，抗癫痫药物控制发作后必须坚持长期服用，除非出现严重不良反应，不宜随意减量或停药，以免诱发癫痫持续状态。

（5）注意用药剂量：应自小剂量开始，缓慢增量至能满意控制发作而无不良反应或反应很轻的最低有效剂量。①增减药物：增药可适当的快，减药一定要慢，必须逐一增减，以利于确切评估疗效和毒副作用。②停药：应遵循缓慢和逐渐减量的原则，一般应在完全控制发作 4～5 年后，根据患者情况逐渐减量，一般需要半年甚至一年的时间才能完全停用，绝对不能突然停药。③换药：应在第二种药逐渐增加至合适剂量，然后逐渐停用第一种抗癫痫药，同时监控血药浓度。

（6）注意用药配伍：合用两种或多种抗癫痫药常可使药效降低，易致慢性中毒而使发作加频。传统抗癫痫药都经肝脏代谢，通过竞争抑制另一种药的代谢。

2.服药时的注意事项

（1）抗癫痫药不能停服，如因忘记而漏服，一般可在下一次服药时补上，但对于那些短半衰期的药物如安定类最好不要两次药物同服。

（2）缓释片不可研碎服如德巴金、卡马西平。

（3）饮食与服药时间：胃内食物可能会稀释或吸附药物，或与药物结合；而胃肠道的食物可影响肠黏膜毛细血管的血流量，从而影响药物的吸收。如丙戊酸钠餐后吸收延缓易于餐前服用；苯妥英钠与食物同服其吸收加快，卡马西平和食物同服可增加其吸收，则此两种药易和食物同服。

（4）抗癫痫药物可加速维生素 D 的代谢，长期服用可引起软骨病、甲状腺功能低下，使儿童发育迟滞，因此长期服药期间注意在医生指导下补充维生素 D 和甲状腺素片。

（5）服药期间定期查血常规、血红蛋白、肝功能，随时观察有无牙龈出血、牙龈炎等，及时治疗。所有抗癫痫药物都有不良反应，以剂量相关性不良反应最常见，通常发生于用药初始或增量时，与血药浓度有关；多数常见的不良反应为短暂性的，缓慢减量即可明显减少。进食时服药可减少恶心；严重的特异反应如皮疹、粒细胞缺乏症、血小板缺乏、再生障碍性贫血和肝功能衰竭等可威胁生命，几乎所有抗癫痫药物都有此可能；特异反应与剂量无关，也难以预测。约 1/4 以上的癫痫患者转氨酶轻度增高，但并不发展为肝炎或肝功衰竭。

（四）攻击性行为的护理

易激惹、易冲动及性格改变是癫痫伴发精神障碍患者最突出的特点，而且此类患者的攻击行为往往出现突然且无目的，攻击工具常随手而得，因而造成防范的困难。护理手段：①对新入院的患者询问病史、病情、既往有无攻击行为，对在病区内出现的攻击行为应认真记录，尤其对有严重攻击行为的患者应作为护理的重点并设专人看管。②严重的攻击行为仅仅起因于小小的争吵，及时处理是预防攻击行为的重要环节。发现患者间有矛盾时，为了避免冲突升级，在劝架时应表面上"偏向"容易出现攻击行为的一方，待双方情绪稳定下来之后再从心理上解决患者之间的问题。切忌当着两个患者的面讲谁是谁非。③对爱管事的病友，应教育他们讲话和气，不用暴力或不文明的方式管制病友。④发现有不满情绪时，鼓励患者讲出自己的不满而使其情绪得到宣泄,以免引发为冲动行为。⑤在与患者接触交谈时,要讲究语言艺术,要设法满足其合理要求,与其建立良好的护患关系。⑥对有妄想幻觉的患者,可采取转移其注意力暂时中断妄想思维的方法,帮助患者回到现实中来,并根据妄想幻觉的内容,预防各种意外。

六、健康教育

由社区及医院医护人员组织、建立的病友会、咨询网站、科普讲座班等社会团体,并定期组织活动,给家属一个互相传递信息、互相交流护理经验的场所;使患者有一个互相鼓励、互相支持的团体,勇敢面对人生。

1.患者出院前应给其本人或家属做生活指导

培养良好的生活习惯,控制癫痫性发作的可变诱因,减少癫痫发作引起的意外伤害。

(1)职业选择:有的职业不适于癫痫患者,如驾驶员、高空作业、经常出差、电焊工、礼花炮手、车工(操作机器、大型电器)等危险、有强光电刺激、易疲劳、生活不规律的职业。

(2)工作、生活中应减少精神、感觉刺激:最好不去舞厅、迪厅、游戏厅,避免强烈的声、光刺激;禁食对味觉、嗅觉强刺激的食品如辣椒、芥末等;禁食某些兴奋性食物和饮料如可乐、咖啡等;禁忌游泳;蒸桑拿、洗澡时间不宜过长,以防过度缺氧诱发癫痫发作。

(3)改掉不良生活习惯,生活规律:禁忌酗酒;不能过度饮水,一次的饮水量不得超过200mL;禁忌长时间观看录像而彻夜不眠;进餐、睡眠切记要定时、有规律,避免由于不良习惯造成的饥饿、睡眠不足、便秘、劳累等;另外,换季节时一定要预防感冒。

(4)外出时随身携带有姓名、住址、联系电话及病史的个人资料,以备发作时及时联系与处理。

2.用药指导、安全知识指导等如前所述。

3.婚育知识教育

(1)禁止近亲婚配和生育。

(2)患特发性癫痫、又有明显家族史的女性婚后劝其不生育;患特发性癫痫,又有广泛异常EEG,其中同胞也有类似异常 EEG 者,可与正常人结婚,但应禁止生育。

(3)婚者双方均有癫痫,或一方患癫痫,另一方有家族史,应禁止结婚。

(4)癫痫患者可以和正常人结婚,能否生育听从医生指导。

第十节　帕金森病的护理

一、概述

帕金森病(PD)又名震颤麻痹,是一种常见的中老年人神经系统变性疾病,60 岁以上人群中患病率为 1000/10 万,并随年龄增长而增高,两性发病差异不大。目前已查明 PD 的主要病变是脑内的黑质变性,但引起黑质变性的原因不明。临床上以静止性震颤、运动迟缓、肌强直和姿势步态异常为主要特征。

二、护理评估

（一）健康史评估

（1）询问患者职业。农民的发病率较高，主要是他们与杀虫剂、除草剂接触有关。

（2）评估患者家族中有无患此病的人，PD与家族遗传有关，患者的家族发病率为7.5%～94.5%。

（3）评估患者居住、生活、工作的环境，农业环境中神经毒物（杀虫剂、除草剂），工业环境中暴露重金属等是PD的重要危险因素。

（二）临床观察评估

帕金森病常为50岁以上的中老年人发病，发病年龄平均为55岁，男性稍多，起病缓慢，进行性发展。首发症状多为动作不灵活与震颤。随着病程的发展，可逐渐出现下列症状和体征。

1.震颤

常为首发症状，多由一侧上肢远端（手指）开始，逐渐扩展到同侧下肢及对侧肢体，下颌、口唇、舌及头部通常最后受累。典型表现是静止性震颤，拇指与屈曲的食指间呈"搓丸样"动作，安静或休息时出现或明显，随意运动时减轻或停止，紧张时加剧，入睡后消失。

2.肌强直

肌强直表现为屈肌和伸肌同时受累，被动运动关节时始终保持增高的阻力，类似弯曲软铅管的感觉，故称"铅管样强直"；部分患者因伴有震颤，检查时可感到在均匀的阻力中出现断续停顿，如同转动齿轮感，称为"齿轮样强直"，是由于肌强直与静止性震颤叠加所致。

3.运动迟缓

表现为随意动作减少，包括行动困难和运动迟缓，并因肌张力增高，姿势反射障碍而表现一系列特征性运动症状，如起床、翻身、步行、方向变换等运动迟缓；面部表情肌活动减少，常常双眼凝视，瞬目运动减少，呈现"面具"脸；手指做精细动作如扣钮、系鞋带等困难；书写时字越写越小，呈现"写字过小征"。

4.姿势步态异常

站立时呈屈曲体姿，步态障碍甚为突出。患者自坐位、卧位起立困难，迈步后即以极小的步伐向前冲去，越走越快，不能及时停步或转弯，称慌张步态。

5.其他症状

反复轻敲眉弓上缘可诱发眨眼不止。口、咽、腭肌运动障碍，讲话缓慢，语音低沉、单调，流涎，严重时可有吞咽困难。还有顽固性便秘、直立性低血压等；睡眠障碍；部分患者疾病晚期可出现认知功能减退、抑郁和视幻觉等，但常不严重。

（三）诊断性检查评估

1.头颅CT

CT可显示脑部不同程度的脑萎缩表现。

2.生化检测

采用高效液相色谱(HPLC)可检测到脑脊液和尿中 HVA 含量降低。

3.基因检测

DNA 印迹技术、PCR、DNA 序列分析等在少数家族性 PD 患者可能会发现基因突变。

4.功能显像检测

采用 PET 或 SPECT 与特定的放射性核素检测,可发现 PD 患者脑内 DAT 功能显著降低,且疾病早期即可发现,D2 型 DA 受体(D2R)活性在疾病早期超敏、后期低敏,以及 DA 递质合成减少。对 PD 的早期诊断、鉴别诊断及病情进展监测均有一定的价值。

三、护理问题

1.运动障碍

帕金森病患者由于其基底核或黑质发生病变,以致负责运动的锥体外束发生功能障碍,患者运动的随意肌失去了协调与控制,产生运动障碍并随之带来一定的意外伤害。

(1)跌倒:震颤、关节僵硬、动作迟缓,协调功能障碍常是患者摔倒的原因。

(2)误吸:舌头、唇、颈部肌肉和眼睑亦有明显的震颤及吞咽困难。

2.营养摄取不足

患者常因手、头不自主的震颤,进食时动作太慢,常常无法独立吃完一顿饭,以致未能摄取日常所需热量,因此,约有 70% 的患者有体重减轻的现象。

3.便秘

由于药物的副作用、缺乏运动、胃肠道中缺乏唾液(因吞咽能力丧失,唾液由口角流出),液体摄入不足及肛门括约肌无力,所以大多数患者有便秘。

4.尿潴留

吞咽功能障碍以致水分摄取不足,贮存在膀胱的尿液不足 $200 \sim 300mL$ 则不会有排尿的冲动感;排尿括约肌无力引起尿潴留。

5.精神障碍

疾病使患者运动障碍,协调功能不良、顺口角流唾液,而且又无法进行日常生活的活动,因此患者会有心情抑郁、产生敌意、罪恶感或无助感等情绪反应。由于外观的改变,有些患者还会发生因自我形象的改变而造成与社会隔离的问题。

6.认知障碍。

四、护理目标

(1)患者未发生跌倒或跌倒次数减少。

(2)患者有足够的营养;患者进食水时不发生呛咳。

(3)患者排便能维持正常。

(4)患者能维持部分自我照顾的能力。

（5）患者及家属的焦虑症状减轻。

五、护理措施

（一）安全护理

（1）安全配备：由于患者行动不便，在病房楼梯两旁、楼道、门把附近的墙上，增设沙发或木制的扶手，以增加患者开、关门的安全性；配置牢固且高度适中的坐厕、沙发或椅，以利于患者坐下或站起，并在厕所、浴室增设可供扶持之物，使患者排便及穿脱衣服方便；应给患者配置助行器辅助设备；呼叫器置于患者床旁，日常生活用品放在患者伸手可及处。

（2）定时巡视，主动了解患者的需要，既要指导和鼓励患者增强自我照顾能力，做力所能及的事情，又要适当协助患者洗漱、进食、沐浴、如厕等。

（3）防止患者自伤：患者动作笨拙，常有失误，应谨防其进食时烫伤。端碗持筷困难者尽量选择不易打碎的不锈钢餐具，避免使用玻璃和陶瓷制品。

（二）饮食护理

（1）增加饮食中的热量、蛋白质的含量及容易咀嚼的食物；吃饭少量多餐。定时监测体重变化；在饮食中增加纤维与液体的摄取，以预防便秘。

（2）进食时，营造愉快的气氛，因患者吞咽困难及无法控制唾液，所以有的患者喜欢单独进食；应将食物事先切成小块或磨研，并给予粗大把手的叉子或汤匙，使患者易于把持；给予患者充分的进食时间，若进食中食物冷却了，应予以温热。

（3）吞咽障碍严重者，吞咽可能极为困难，在进食或饮水时有呛咳的危险，而造成吸入性肺炎，故不要勉强进食，可改为鼻饲喂养。

（三）保持排便畅通

给患者摄取足够的营养与水分，并教导患者解便与排尿时，吸气后闭气，利用增加腹压的方法解便与排尿。另外，依患者的习惯，在进食后半小时应试着坐于马桶上排便。

（四）运动护理

告之患者运动锻炼的目的在于防止和推迟关节僵直和肢体挛缩，与患者和家属共同制订锻炼计划，以克服运动障碍的不良影响。

（1）尽量参与各种形式的活动，如散步、太极拳、床边体操等，注意保持身体和各关节的活动强度与最大活动范围。

（2）对于已出现某些功能障碍或坐起已感到困难的患者，要有目的有计划地锻炼。告诉患者知难而退或由他人包办只会加速功能衰退。如患者感到坐立位变化有困难，应每天做完一般运动后，反复练习起坐动作。

（3）必须指导患者注意姿势，以预防畸形。应小心观察头与颈部是否有弯曲的倾向。正确姿势有助于头、颈直立。躺于床上时，不应垫枕头，且患者应定期俯卧。

（4）本病常使患者起步困难和步行时突然僵住，因此嘱患者步行时思想要放松，尽量跨大步伐;向前走时脚要抬高,双臂摆动,目视前方而不要注视地面;转弯时,不要碎步移动,否则会失去平衡;护士和家属在协助患者行走时,不要强行拖着患者走;当患者感到脚粘在地上时,可告诉患者先向后退一步,再往前走,这样会比直接向前容易。

(5)过度震颤者让他坐在有扶手的椅子上,手抓着椅臂,可以稍加控制震颤。

(6)晚期患者出现显著的运动障碍时,要帮助患者活动关节,按摩四肢肌肉,注意动作轻柔,勿给患者造成疼痛。

(7)鼓励患者尽量试着独立完成日常生活的活动,自己安排娱乐活动,培养兴趣。

(8)让患者穿轻便宽松的衣服,可减少流汗与活动的束缚。

(五)合并抑郁症的护理

帕金森病患者的抑郁与帕金森疾病程度呈正相关,即患者的运动障碍愈重对其神经心理的影响愈严重。在护理患者时要教会患者一些心理调适技巧:重视自己的优点和成就;尽量维持过去的兴趣和爱好,积极参加文体活动,寻找业余爱好;向医生、护士及家人倾诉内心想法,疏泄郁闷,获得安慰和同情。

(六)睡眠异常的护理

1.创造良好的睡眠环境

建议 PD 患者要有舒适的睡眠环境,如室温和光线适宜;床褥不宜太软,以免翻身困难;为运动过缓和僵直较重的患者提供方便上下床的设施;卧室内放尿壶及便器,有利于患者夜间如厕等。避免在有限的睡眠时间内实施影响患者睡眠的医疗护理操作,必须进行的治疗和护理操作应穿插于患者的自然觉醒时,以减少被动觉醒次数。

2.睡眠卫生教育

指导患者养成良好的睡眠习惯和方式,建立比较规律的活动和休息时间表。

3.睡眠行为干预

(1)刺激控制疗法:①只在有睡意时才上床;②床及卧室只用于睡眠,不能在床上阅读、看电视或工作;③若上床 15～20 分钟不能入睡,则应考虑换别的房间,仅在又有睡意时才上床(目的是重建卧室与睡眠间的关系);④无论夜间睡多久,清晨应准时起床;⑤白天不打瞌睡。

(2)睡眠限制疗法:教导患者缩短在床上的时间及实际的睡眠时间,直到允许躺在床上的时间与期望维持的有效睡眠时间一样长。当睡眠效率超过 90% 时,允许增加 15～20 分钟卧床时间,睡眠效率低于 80%,应减少 15～20 分钟卧床时间,睡眠效率 80%～90% 则保持卧床时间不变。最终,通过周期性调整卧床时间直至达到适度的睡眠时间。

(3)依据睡眠障碍的不同类型和药物的半衰期遵医嘱有的放矢地选择镇静催眠药物,并主动告知患者及家属使用镇静催眠药的原则,即最小剂量、间断、短期用药,注意停药反弹、规律停药等。

(七)治疗指导

药物不良反应的观察:

(1)遵医嘱准时给药,预防或减少"开关"现象、剂末现象、异动症的发生。

(2)药物治疗初起可出现胃肠不适,表现为恶心、呕吐等,有些患者可出现幻觉。但这些副作用可以通过逐步增加剂量或降低剂量的办法得到克服。特别值得指出的是,有一部分患者过分担心药物的副作用,表现为尽量推迟使用治疗帕金森病的药物,或过分地减少药物的服用量,这不仅对疾病的症状改善没有好处,长期如此将导致患者的心、肺、消化系统等出现严重问题。

(3)精神症状:服用安坦、金刚烷胺药物后,患者易出现幻觉,当患者表述一些离谱事时,护士应考虑到是服药引起的幻觉,立即报告医生,遵医嘱给予停药或减药,以防其发生意外。

(八)功能神经外科手术治疗护理

1.手术方法

外科治疗方法目前主要有神经核团细胞毁损手术与脑深部电刺激器埋置手术两种方式,原理是为了抑制脑细胞的异常活动,达到改善症状的目的。

2.手术适应证

诊断明确的原发性帕金森病患者都是手术治疗的适合人群,尤其是对左旋多巴(美多巴或息宁)长期服用以后疗效减退,出现了"开关"波动现象、异动症和"剂末"恶化效应的患者。

3.手术并发症

因手术靶点的不同,会有不同的并发症。苍白球腹后部(PVP)切开术可能出现偏盲或视野缺损,丘脑腹外侧核(VIM)毁损术可出现感觉异常如嘴唇、指尖麻木等,丘脑底核(STN)毁损术可引起偏瘫。

4.手术前护理

(1)术前教育:相关知识教育。

(2)术前准备:术前一天头颅备皮;对术中术后应用的抗生素遵医嘱做好皮试;嘱患者晚12:00后开始禁食水药;嘱患者清洁个人卫生,并在术前晨起为患者换好干净衣服。

(3)术前30分钟给予患者术前哌替啶25mg肌内注射;并将一片美巴多备好交至接手术者以便术后备用。

(4)患者离病房后为其备好麻醉床、无菌小巾、一次性吸痰管、心电监护。

5.手术后护理

(1)交接患者:术中是否顺利、有无特殊情况发生、术后意识状态、伤口的引流情况等。

(2)安置患者于麻醉床上,头枕于无菌小巾上,取平卧位,嘱患者卧床2天,减少活动,以防诱发颅内出血;嘱患者禁食、水、药6小时后逐渐改为流食、半流食、普通饮食。

(3)术后治疗效果观察:原有症状改善情况并记录。

(4)术后并发症的观察:术后患者会出现脑功能障碍、脑水肿、颅内感染、颅内出血等合并症,因此术后严密观察患者神志、瞳孔变化,有无高热、头疼、恶心、呕吐等症状;有无偏盲、视野变窄及感知觉异常;观察患者伤口有无出血及分泌物等。

(5)心电监测、颅脑监测24小时,低流量吸氧6小时。

(九)给予患者及家属心理的支持

对于心情抑郁的患者,应鼓励其说出对别人依赖感的感受。对于怀有敌意、罪恶感或无助感的患者,应给予帮助与支持,提供良好的照顾。寻找患者有兴趣的活动,鼓励患者参与。

六、健康教育

(1)指导术后服药,针对手术的患者,要让患者认识到手术虽然改善运动障碍,但体内多巴胺缺乏客观存在,仍须继续服药。

(2)指导日常生活中的运动训练告知患者运动锻炼的目的在于防止和推迟关节僵直和肢体挛缩,与患者和家属共同制订锻炼计划,以克服运动障碍的不良影响。

①关节活动度的训练:脊柱、肩、肘、腕、指、髋、膝、踝及趾等各部位都应进行活动度训练。对于脊柱,主要进行前屈后伸、左右侧屈及旋转运动。

②肌力训练:上肢可进行哑铃操或徒手训练;下肢股四头肌的力量和膝关节控制能力密切相关,可进行蹲马步或反复起坐练习;腰背肌可进行仰卧位的桥式运动或俯卧位的燕式运动;腹肌力量较差行仰卧起坐训练。

③姿势转换训练:必须指导患者注意姿势,以预防畸形。应小心观察头与颈部是否有弯曲的倾向。正确姿势有助于头、颈直立。躺于床上时,不应垫枕头,且患者应定期俯卧。注意翻身、卧位转为坐位、坐位转为站位训练。

④重心转移和平衡训练:训练坐位平衡时可让患者重心在两臀间交替转移,也可训练重心的前后移动;训练站立平衡时双足分开 5～10cm,让患者从前后方或侧方取物,待稳定后便可突然施加推或拉外力,最好能诱发患者完成迈步反射。

⑤步行步态训练:对于下肢起步困难者,最初可用脚踢患者的足跟部向前,用膝盖推挤患者腘窝使之迈出第一步,以后可在患者足前地上放一矮小障碍物,提醒患者迈过时方能起步。抬腿低可进行抬高腿练习,步距短的患者行走时予以提醒;步频快则应给予节律提示。对于上下肢动作不协调的患者,一开始嘱患者做一些站立相的两臂摆动,幅度可较大;还可站于患者身后,两人左、右手分别共握一根体操棒,然后喊口令一起往前走,手的摆动频率由治疗师通过体操棒传给患者。

⑥让患者穿轻便宽松的衣服,可减少流汗与活动的束缚。

参考文献

[1]王伟,卜碧涛,朱遂强.神经内科疾病诊疗指南[M].3 版.北京:科学出版社,2019.

[2]王晨,王捷.内科疾病学[M].北京:高等教育出版社,2019.

[3]熊颖,孙卫军,黄伟.慢病诊治与中医康复[M].武汉:湖北科学技术出版社,2018.

[4]郑麒.神经内科疾病治疗与康复[M].上海:上海交通大学出版社,2018.

[5]张云书.神经系统疾病诊疗与康复[M].北京:科学技术文献出版社,2018.

[6]张建宁.神经外科学高级教程[M].北京:人民军医出版社,2015.

[7]周建新.神经外科重症监测与治疗[M].北京:人民卫生出版社,2013.

[8]王萌,张继新.外科护理[M].北京:科学出版社,2016.

[9]冯志仙.外科护理常规[M].浙江:浙江大学出版社,2013.

[10]王金爱.神经精神科护理指导手册[M].长沙:湖南科学技术出版社,2008.

[11]席淑华.急危重症护理[M].上海:复旦大学出版社,2015.

[12]倪洪波,罗文俊.外科护理[M].湖北:湖北科学技术出版社,2010.

[13]谢庆环.外科常见病护理与风险防范[M].北京:科学技术文献出版社,2010.

[14]姚美英.常见病护理指要[M].北京:人民军医出版社,2015.

[15]毛红云,李红波.临床常见疾病的护理常规与健康教育[M].武汉:华中科技大学出版社,2017.

[16]梁英梅,王慰,张德瑞.临床常见病诊疗与护理[M].北京:军事医学科学出版社,2011.

[17]魏鹏绪.脑性瘫痪的康复治疗技术[M].北京:中国医药科技出版社,2019.

[18]励建安.康复治疗技术新进展[M].北京:人民军医出版社,2015.

[19]雷胜龙,戴其军,瞿联霞.中医康复性理论研究[M].昆明:云南科技出版社,2017.